运动技术诊断概论

李世明　著

科学出版社
北　京

内 容 简 介

本书较为系统地概述了运动技术诊断的理论与方法，以及在实践中的应用。全书共分九章，包括绪论、运动技术诊断的思维方式、运动技术诊断的生物基础、运动技术诊断的力学原理、运动技术诊断的测量技术、运动技术诊断的分析方法、运动技术诊断的数据处理、运动技术诊断的案例解析、展望。

本书可作为体育专业、理工科专业高年级本科生及研究生的教学用书，也可作为体育专业或具有理工科背景的教师、科研人员的参考用书。

图书在版编目（CIP）数据

运动技术诊断概论/李世明著. —北京：科学出版社，2014. 1

ISBN 978-7-03-039373-9

Ⅰ. ①运… Ⅱ. ①李… Ⅲ. ①运动系统疾病-诊断 Ⅳ. ①R680.4

中国版本图书馆 CIP 数据核字(2013)第 309629 号

责任编辑：李 悦 焦惠丛/ 责任校对：张怡君

责任印制：赵 博 / 封面设计：铭轩堂设计公司

科学出版社 出版

北京东黄城根北街 16 号

邮政编码：100717

http://www.sciencep.com

北京厚诚则铭印刷科技有限公司印刷

科学出版社发行 各地新华书店经销

*

2014 年 1 月第 一 版 开本：720 × 1000 (B5)

2025 年 1 月第七次印刷 印张：17 1/4

字数：350 000

定价：92.00 元

(如有印装质量问题，我社负责调换)

序　一

随着现代科学技术的迅猛发展，基于运动技术分析与诊断的运动技能优化在激发人体潜能、挑战人类极限的竞技体育领域发挥着越来越重要的作用，同时运动技术诊断在大众健康领域的作用也得到了广泛认同与高度重视，正不断为改善人类身体机能、提升生活品质提供强有力的技术支撑。运动技术诊断在竞技与健身两大领域的成功案例与日俱增，体现了该学科具有很强的科学性与实用性，展现了自身的价值与魅力。

得益于运动技术诊断测试方法、手段的长足进步，近些年来，运动技术诊断在实践上得到了快速发展。譬如，运动学解析从人工判读发展到自动识别，极大提高了技术分析结果的反馈速度；动力学信息获取从对足底宏观整体的了解发展到对微观细节的把握，有效延展了技术分析的广度和深度；肌电学测试从有线连接发展到无线遥测乃至表面电极的有源发射，极大方便了技术测试的实施。然而，在运动技术测试方法与手段日臻完善的同时，对运动技术诊断理论体系的构建却没有得到足够的重视，这个缺失成为制约学科发展再上新台阶的“瓶颈”。那么，如何搭建运动技术诊断的学科框架呢？李世明博士笔耕不辍、历经数年撰写的又一部倾心力作《运动技术诊断概论》一书对此做了有益的尝试与初步的回答。

当李世明博士请我为该书作序时，作为他的博士后合作导师，在欣喜之余更备感荣幸。李世明博士勤于学习、善于思考、勇于探索、敏于创新，我十分钦羡于他立身治学、德才兼修的学风与人格魅力，以及不畏艰难的创业精神和解决问题的超常能力。该书首先着眼于运动技术诊断学科框架的宏观搭建，从绪论到展望，中间涵盖了运动技术诊断的思维方式、生物基础、力学原理、测量技术、分析方法、数据处理、案例解析七个模块，框架体系脉络清晰、结构合理。其次，该书着力于章节内容的微观描述，在参阅国内外大量文献资料的基础之上，精工提炼、细心推敲，既瞄准学科前沿、把握学术动态，又注重理论的系统性、方法的实践性。该书阐释了当前运动技术诊断领域许多有价值的热点问题，也凝聚了作者自己近些年来所取得的重要研究成果。

该书提出了运动技术诊断未来发展的七个方向：标准化测试、实时化反馈、综合化诊断、智能化决策、有效化训练、多元化应用、创新化探索。展望未来的运动技术诊断，对人类挑战极限与创造健康生活的贡献必将愈来愈大，还需要更多专家学者共同为之努力。同时，也希望李世明博士不骄不躁不放弃、乐思乐做乐奉献，为运动技术诊断的美好明天做出更大的贡献。

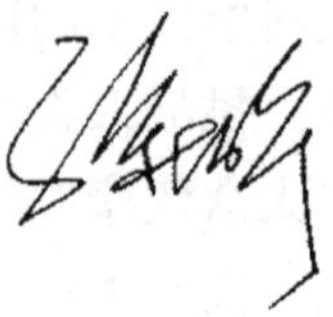

中国科学院合肥物质科学研究院 研究员

2013 年 9 月

序　二

70 多年前，马斯洛提出“人的需求金字塔”理论，依序是：欲望、安全的满足、归属感，以及尊重与被尊重的追求，最终在于追求自我实现；这个理论到了今天，在心理学及管理学这两个领域上，依然还是经典，这也证明了这个理论的价值。

人类的进步和发展，多有赖于这些少数追求自我实现的人。李世明博士由研究生开始，就长期以运动生物力学为主轴开始他的研究，自 2004 年开始出版一系列运动生物力学有关的著作及教材，我个人认为他就是一位具有超越自我特质的学者。李博士的博士后合作导师孙怡宁教授和我相熟，孙教授是一位不断追求自我超越的系统化实践家。李博士在孙教授的精神引导下，再加上长期的坚持，我们可以从他在运动生物力学的研究成果中看到可观之处。而且，运动技术诊断的应用更可以扩大到大众健康领域。

当年我们引进西方系统化的运动分析技术，也是因为想要提升国人健康医疗的能力。在 2000 年左右，偶尔看到探索频道（Discovery Channel）介绍欧美先进国家的医疗制度及运作的一系列报告，看到脑瘫的幼儿如何在早疗的过程中，有系统地运用运动、动力及肌电量测的运动生物力学及诊断技术分析，而提供医师们的一个完整又准确的参考数据，从而做出非常正确的诊断，以及对应的处置。这些经过早期疗愈的孩子，不会再如过去般要等到长大后，才再治疗，以致占用到多数倍的国家医疗资源。由于成效非常具体，所以其政府的健保单位，以极大的力度鼓励导入，而使医疗质量大幅提高。

这种综合运动学、动力学及肌电学的全观量测方式，当然不是任何只凭经验的诊断方式可以相比，例如，人类的下肢就有 63 个自由度（运动、下半身），运动过程中的相互作用无法只凭经验来判断或诊断，更没有人能同时准确地抓到其准确的时间和幅值，更何况频率响应。而且，这种智能化量测的重要价值，目的还不是只为了解决眼下的问题，在每次的个别量测与分析时，更要有系统化的思维同时为未来的需求做出努力。在知识经济的时代，其真正的价值在于对未来知识的提取（knowledge discovery）能大幅加速。

李博士在该书中归纳了各种运动技术理论，并提出了运动技术诊断应朝标准化测试、实时化反馈、综合化诊断、智能化决策、有效化训练、多元化应用、创新化探索七个方向发展，我甚为认同。因为，我们引进西方的科技方法及工具，目的不是照单全收，而是掌握其精髓，毕竟西方人和中国人在许多常模上，都有明显的差异，在拥有十三亿人口的资源下，为国人建立自己的准确模型，有赖于大家共同的努力。

我们这些年来，也组织了一个团队，将运动生物力学之步态分析应用在发展“量产客制化”的一些产品上，这个商业模式在提供健康生活的需求方面，照顾了人们的需求，也在根本上结合了标准化、实时化、综合化、智能化、有效化及多元化。这也体现了李博士的远见。

这本书除了综整李博士在运动领域的长期资料收集及实践内化的心得及创想之外，还可以应用到其他与人体运动有关的健康事实及领域的发展，因此特地为文推荐。

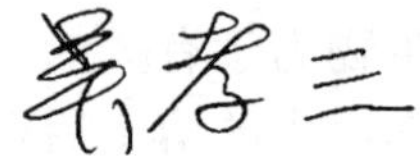

中华多元智慧发展学会 理事长
山卫科技股份有限公司 董事长
2013 年 9 月

前　言

运动技术诊断是运动生物力学学科中的一个非常重要的研究领域，同等程度的概念还有运动技术分析、运动技术最优（佳）化等，是指对运动技术的表现进行观察、记录、分析、评定，找出存在问题，制定相应策略，修正技术不足，挖掘人体潜能，最终实现运动技术最优化。随着现代科学技术的迅猛发展，以及竞技体育、大众健康的迫切需要，运动技术诊断的理论体系及方法、手段在近几十年内已渐趋成形，在现代社会中发挥着愈来愈重要的作用。

本书共分九章：第一章绪论，介绍了运动技术诊断的概念、任务、分类、特点、历程；第二章运动技术诊断的思维方式，介绍了运动技术诊断的联系观、发展观、矛盾论；第三章运动技术诊断的生物基础，介绍了人体惯性参数、人体力学特性；第四章运动技术诊断的力学原理，介绍了基础性力学原理、类群性力学原理、专项性力学原理；第五章运动技术诊断的测量技术，介绍了运动学测量技术、动力学测量技术、肌电学测量技术；第六章运动技术诊断的分析方法，介绍了定性分析方法、定量分析方法、仿真分析方法；第七章运动技术诊断的数据处理，介绍了统计学、灰分析、最优化、ANN模型；第八章运动技术诊断的案例解析，介绍了铅球、足球、健美操、脑瘫步态的技术诊断；第九章展望，从七个方面对运动技术诊断未来的发展方向作了前瞻性的阐述，即标准化测试、实时化反馈、综合化诊断、智能化决策、有效化训练、多元化应用、创新化探索。当然，本书不是“大全”，还只是“概论”，仅为抛砖引玉之作，其体系待完善，框架待延伸，内涵待充实，外延待拓展。

本书在撰写过程中参考、引用了国内外许多专家学者的独到论断，在此对编著者和出版者一并表示诚挚的谢意！同时，本书也凝聚了我多年来所取得的研究成果，并参考了我前期独立撰写的著作、教材：《人体运动环节重量参数测量新思路》（北京体育大学出版社，2004）、《运动生物力学理论与方法》（科学出版社，2006）、《实用体育多元分析方法》（人民体育出版社，2007）、《运动生物力学英汉双语教程》（人民体育出版社，2008）；以及我参编的全国统编教材：《运动生物力学》（高等教育出版社，2008）、《运动生物力学实验》（高等教育出版社，2008）、《体育统计学》（人民体育出版社，2011）等；另外，还参考了我主持的山东省双语教学示范课程《运动生物力学》。

衷心感谢我的硕士生导师——原中国体育科学学会运动生物力学分会副主任委员、北京体育大学运动人体科学学院刘学贞教授，博士生导师——原国际体育科学与教育理事会执委、中国体育科学学会副理事长、北京体育大学校长金季春教授，博士后合作导师——中国科学院合肥物质科学研究院孙怡宁研究员，访问学者合作导师——美国伊利诺伊大学芝加哥分校应用健康科学学院 Yi-Chung Pai 教授，感谢他（她）们对我的赏识与指导，他（她）们的学术思想将启迪我一生的学术追求！感谢美国伊利诺伊大学芝加哥分校 Feng Yang 博士、Tanvi Bhatt 博士，中国科学院合肥物质科学研究院马祖长博士、周旭副研究员。同时，也要感谢我在鲁东大学体育学院指导的研究生们——部义峰、韩静、熊安竹、曹志飞、高金栋、刘镇铭、周世孝、杨蕊菡、孟超、杨林林、隋连香、于云飞、车海明、杨涛、姜丽、周博、唐丽萍、矫杰、康平、宋蕾蕾对我的理解与信任，他（她）们在我的指导下在运动技术诊断领域做了许多有价值的探索，为本书的撰写提供了大量素材、奠定了坚实基础；2012 年，我荣获了山东省第三届优秀研究生指导教师称号。本书是理论与方法的对接、思想与实践的集成、继承与创新的结晶，因此，诚挚地感谢上述所有人员为本书所做的重要贡献。

鲁东大学为本书的研究提供了良好条件；中国科学院合肥物质科学研究院为我从事博士后研究创建了良好的科研平台，对本书的研究与出版给予了大力支持。同时，本书的研究得到了山东省研究生教育创新计划项目“提高理论层次、加强实践环节、注重能力培养——《运动技术诊断学》研究”（SDYY08078）、中国博士后科学基金面上资助“基于多源信息融合的人体滑倒生物力学机理研究”（2012M511427）、中国博士后科学基金特别资助“基于时频分析的人体下肢关节力矩-肌电定量关系研究”（2013T60630）等课题的资助；本书的出版还得到了山卫集团-宏卫科技公司(AEC)、奇石乐中国有限公司、爱尔思康科技（北京）有限公司、美国魔神运动分析技术公司北京代表处、北京健乐世纪体育器材有限公司、维拓启创（北京）信息技术有限公司、北京冠一科仪商贸有限公司、安徽埃力智能科技有限公司、BTS S.p.A.、Simi Reality Motion Systems GmbH 的联合资助，在此一并表示诚挚的谢意！

作为一名中国体育科学学会运动生物力学分会委员、体育统计分会委员，我深知运动技术诊断学科建设的重要性、艰巨性与长期性。尽管本书是我“想了 10 年、写了 5 年”才完成的，但由于能力水平有限，书中疏漏不当之处在所难免，诚望读者批评指正。

李世明

2013 年 9 月

目　　录

序一
序二
前言
第一章　绪论 …… 1
一、运动技术诊断的概念 …… 1
二、运动技术诊断的任务 …… 2
三、运动技术诊断的分类 …… 5
四、运动技术诊断的特点 …… 8
五、运动技术诊断的历程 …… 11
主要参考文献 …… 14
第二章　运动技术诊断的思维方式 …… 16
第一节　运动技术诊断的联系观 …… 17
一、系统性原则 …… 17
二、条件性原则 …… 20
三、层次性原则 …… 21
第二节　运动技术诊断的发展观 …… 23
一、渐变式发展 …… 23
二、突变式发展 …… 24
第三节　运动技术诊断的矛盾论 …… 25
一、动力与制动力相结合 …… 25
二、主要与次要因素相结合 …… 26
三、内因与外因相结合 …… 27
主要参考文献 …… 27
第三章　运动技术诊断的生物基础 …… 29
第一节　人体惯性参数 …… 29
一、基础知识 …… 30
二、测量方法 …… 34
三、统计模型 …… 37
四、应用原则 …… 42
第二节　人体力学特性 …… 43

一、骨的力学特性 …… 43
二、关节的力学特性 …… 48
三、骨骼肌的力学特性 …… 53
主要参考文献 …… 59
第四章　运动技术诊断的力学原理 …… 63
第一节　基础性力学原理 …… 63
一、保持动作连贯原理 …… 64
二、延长作用时间原理 …… 65
三、增大有效质量原理 …… 68
四、调节转动惯量原理 …… 69
五、控制自由度数原理 …… 70
六、关节活动顺序原理 …… 72
第二节　类群性力学原理 …… 73
一、推与拉动作原理 …… 73
二、缓冲与蹬伸动作原理 …… 74
三、鞭打动作原理 …… 74
四、摆动动作原理 …… 76
五、躯干扭转动作原理 …… 77
六、人体相向动作原理 …… 77
第三节　专项性力学原理 …… 78
一、人体动态稳定原理 …… 78
二、纵跳动作力学原理 …… 88
三、下肢鞭打力学原理 …… 96
四、撑竿跳高力学原理 …… 106
主要参考文献 …… 109
第五章　运动技术诊断的测量技术 …… 113
第一节　运动学测量技术 …… 113
一、运动学测量仪器 …… 113
二、运动学测量指标 …… 130
第二节　动力学测量技术 …… 136
一、动力学测量仪器 …… 136
二、动力学测量指标 …… 152
第三节　肌电学测量技术 …… 159
一、肌电学测量仪器 …… 159
二、肌电学测量指标 …… 163

主要参考文献 ······ 173
第六章　运动技术诊断的分析方法 ······ 179
第一节　定性分析方法 ······ 179
一、定性分析一般过程 ······ 179
二、定性解剖分析基础 ······ 180
第二节　定量分析方法 ······ 183
一、定量分析一般过程 ······ 183
二、定量层次分析基础 ······ 185
第三节　仿真分析方法 ······ 187
一、仿真分析一般过程 ······ 188
二、仿真人体建模基础 ······ 189
主要参考文献 ······ 196
第七章　运动技术诊断的数据处理 ······ 199
第一节　统计学 ······ 199
一、统计学的基本原理 ······ 199
二、统计学的应用介绍 ······ 202
第二节　灰分析 ······ 204
一、灰分析的基本原理 ······ 204
二、灰分析的应用介绍 ······ 207
第三节　最优化 ······ 208
一、最优化的基本原理 ······ 208
二、最优化的应用介绍 ······ 209
第四节　ANN 模型 ······ 211
一、ANN 模型的基本原理 ······ 211
二、ANN 模型的应用介绍 ······ 212
主要参考文献 ······ 213
第八章　运动技术诊断的案例解析 ······ 216
第一节　铅球的技术诊断 ······ 216
一、背景与目的 ······ 216
二、对象与方法 ······ 216
三、结果与分析 ······ 218
四、结论与建议 ······ 225
第二节　足球的技术诊断 ······ 226
一、背景与目的 ······ 226
二、对象与方法 ······ 226

三、结果与分析 …… 231
四、结论与建议 …… 236
第三节　健美操的技术诊断 …… 237
一、背景与目的 …… 237
二、对象与方法 …… 237
三、结果与分析 …… 238
四、结论与建议 …… 245
第四节　脑瘫步态的技术诊断 …… 245
一、背景与目的 …… 245
二、对象与方法 …… 245
三、结果与分析 …… 246
四、结论与建议 …… 250
主要参考文献 …… 250
第九章　展望 …… 254
一、标准化测试 …… 254
二、实时化反馈 …… 255
三、综合化诊断 …… 256
四、智能化决策 …… 257
五、有效化训练 …… 258
六、多元化应用 …… 259
七、创新化探索 …… 259
主要参考文献 …… 260
附录　仪器设备的供应商 …… 261

第一章 绪 论

对人体运动的分析由来已久，但真正意义上的运动技术诊断是近几十年才发展起来的，主要归因于竞技体育的迫切需要和现代科学技术的飞速发展，同时随着人们对健康的渴求，运动技术诊断也在大众健康领域对于正常人群和特殊人群迅速开展起来。本章阐述了运动技术诊断的概念、任务、分类、特点、历程。主要讲述对体育动作进行技术诊断，揭示动作技术原理，使动作技术达到最优化，可以增强人体运动效果、预防人体运动损伤、促使训练方法改进、促进器材装备研发、探索人体运动规律。运动技术诊断基于测量技术的分类包括运动学诊断、动力学诊断和肌电学诊断；基于分析方法的分类包括定性诊断、定量诊断和仿真诊断。运动技术诊断的特点主要有对象的复杂性、方法的综合性、手段的多样性、内容的实践性、过程的系统性和结果的差异性。

一、运动技术诊断的概念

技术是指人类在利用自然和改造自然的过程中积累起来并在生产劳动中体现出来的经验和知识，也泛指其他操作方面的技巧。运动技术则是指人们在从事体育运动中合理、有效完成身体动作的方法。体育运动的种类繁多，如田径、体操、篮球、排球、足球、举重、跳水等。因而，运动技术也就随着运动项目的不同而千变万化。即使同一个项目，也会有多种运动技术；同一个项目不同的人完成，其运动技术的表现也会大相径庭；甚至同一个项目同一个人的不同次完成，所表现出的运动技术也会有很大的差异。总结起来可以说，不同的运动项目需要不同的运动技术，同一类运动技术的表现会有优劣之分。运动技术的基本特征表现为相对性、综合性和个体差异性。相对性是指人们取得优异成绩所具备的运动技术是相对和发展的；综合性是指各个运动项目所表现的运动技术都是人体各种能力的综合表现，包括协调能力和节奏能力；个体差异性是指不同的人完成同样的动作在技术细节上表现出不同的特点。人们利用运动技术，目的就是想取得更好的运动效果。对竞技体育来讲，就是要激发人体潜能，取得更好的运动成绩；对大众健康来说，就是要提高人们健身锻炼的效果和娱乐性，为现代人创造良好的生活和工作环境，提高生活质量和品位。因此，获得最优的运动技术就成为了人们追求的一个重要目标。

诊断原意是指在检查病人的症状之后判定病人的疾病及其发展情况。在这里，诊断与运动技术联系在一起，就是指对运动技术的表现进行观察、记录、分析、评定，找出其中存在的问题，并制定相应的策略以修正技术的不足、挖掘人体的潜能，最终实现运动技术最优化。这个过程与医院里的医生给患者看病的过程类似，医生在检查患者的症状之后也要判定患者的疾病并根据实际情况给患者开出处方，帮助其尽快康复。由此“运动技术诊断”（sport technique diagnosis）一词也就在体育领域应运而生。运动技术诊断的基础是对运动技术进行分析，其目标是探索运动技术原理、获得最优的运动技术，因此，人们在体育领域中也常用“运动技术分析”和“运动技术最优（佳）化”这两个术语。

运动技术原理与最优运动技术是两个不同的概念，因此，揭示运动技术原理和探索最优化的运动技术是两个不同层次的任务。运动技术原理是指完成某项动作技术的基本规律，它适合于任何人，不考虑运动员的性别、体型、运动素质的发展水平和心理素质等个体差异，是具有共性特点的一般规律，不能轻易违背。例如，对于短跑运动员，股四头肌与大腿后肌群力量的比值问题很重要，一般情况是两者比值为3∶1。但是，著名短跑运动员阿什福德在相当一段时间内股四头肌和大腿后肌群力量的比值为7∶1，其教练认为这也没有什么不好。直到阿什福德腿部肌肉严重拉伤后，教练员才开始考虑这个问题，加强了大腿后肌群的训练，其比值由7∶1 调整到3∶1，一个月后阿什福德取得了第23届奥林匹克运动会（简称奥运会）百米跑的冠军。可见，不遵循一般规律就会出问题。而最优运动技术则是考虑了个人的身体形态、机能、心理素质和训练水平来应用一般技术原理，以达到最理想的运动成绩，它是既具有共性又具有个性特征的运动技术。最优运动技术的研究是非常有必要的。即使是一个非常优秀的运动员，其动作技术也会存在不合理的一面，在遵循一般运动技术原理的前提下，对运动员的动作技术进行生物力学诊断，发现其个人的技术特点和存在的问题，保留其合理的特点，改正其不合理之处，可以达到扬长避短的目的。教练员在训练中，经过实践逐渐摸索出适合运动员个人特点的合理技术是极其重要的。以举重的提铃技术为例，一般臀位太低不利于发力，但这又不是绝对的，要看运动员的身体特点而定。腿短、躯干长、腿部力量强、腰部力量弱者，就应该采用臀位相对较低的提铃技术，这样才能扬长避短，充分发挥腿部力量强的优势。而腿长、躯干短、腿部力量弱、腰部力量强者，则应该采用臀位相对较高的提铃技术。

二、运动技术诊断的任务

运动技术诊断的目的是揭示运动技术原理，达到运动技术最佳化。在这个过程中，可以实现以下5项研究任务。

（一）增强人体运动效果

效果是动作所获得的结果和成绩，通过运动技术诊断，可实现增强人体运动效果的目的。体育运动各个项目的运动目标是不同的，在竞技运动项目中，有的是为了获得最大的距离（如跳高、跳远、投掷等）；有的是为了用最短时间通过一定距离（如各种距离的跑、自行车、划船、赛艇等）；有的是为了克服最大阻力（如举重等），有的是为了准确地击中目标（如射箭、射击、篮球、足球等），有的是为了战胜对手（如摔跤、跆拳道、橄榄球等）。对于上述竞技体育项目，增强人体运动的效果就是要提高运动成绩。

运动技术诊断并不是竞技运动的专利，大众健康项目也需要进行运动技术诊断来增强以健身、安全、娱乐为目的的人体运动效果。例如健美（增加肌肉块）、有氧体操、慢跑、长走、太极拳等（改善内脏器官、心血管呼吸系统等的功能）的运动目标都是为了改进自己身体的某些结构和功能，对身体健康有益。对于这些健身项目，增强人体运动效果就是要更好地完成身健体美的任务。

在竞技体育和大众健康中所使用的运动技术诊断方法和手段基本上是一致的，然而对人体运动效果的目的要求和精度要求却并不相同。例如，竞技体育项目中所使用的测量与分析技术和评价一个截肢者步态的技术是相同的。然而对运动员能量最优化的评价和对截肢者稳定性的评价却并不相同。运动员寻求的是非常精细的技术变化，哪怕它仅能使运动成绩提高几个百分点，他们的训练计划和再评价通常持续很长一段时间；相反，截肢者寻求的是在安全行走方面的较大提高，而不是细小的差别。尽管已有的技术能够使截肢者的感觉通过训练达到最好，但是截肢者即使没有达到最好而是仅能够行走他（她）就会十分高兴。

（二）预防人体运动损伤

运动损伤无论在竞技体育还是在全民健身中都会经常发生，运动技术诊断的一个重要任务就是要预防人体运动损伤，这一任务甚至比增强人体运动效果还要重要，因为如果一旦发生了运动损伤，就谈不上如何增强人体运动效果了。通过技术诊断，可以纠正错误的技术，采用合理的、正确的技术，这样就可以最大限度地减少运动损伤。例如，网球、棒球运动员由于不恰当的击球技术（如在偏离打击中心的点上击球，握拍过紧等）会造成腕部、特别是肘部损伤；跨栏运动员和跑步运动员由于技术不当引起股后肌群撕伤；体操运动员由于跳马推手技术不当而造成落地损伤、由于腰部动作错误在单杠或高低杠上造成腰部损伤等。这些损伤均可通过运动技术分析和诊断，改进技术，尽量避免运动损伤的发生。

（三）促使训练方法改进

运动技术诊断可以促使运动训练方法的改进。例如，跑步可以分为缓冲和蹬伸两个阶段，在缓冲阶段肌肉进行离心收缩，在蹬伸阶段肌肉进行向心收缩。按照肌肉力学的原理，先拉长紧接着缩短肌肉会产生更大的力量。但是，这种拉伸一缩短之间转换的时间不能过长，太长就会使动作被割裂成两个孤立的部分：一部分是落地缓冲，另一个部分相当于原地起跳。对于跑来说，这个转换时间不能长于 170 ms。根据这种认识，跑的支撑腿从着地到离地的支撑时间以短为宜。这一点已被世界级优秀选手的支撑时比其他选手短得多所证实。因此，支撑腿的“后蹬”概念就被“撑地”概念所替代。支撑腿应该像弹簧那样起“撑地”的反弹作用，不应该是着地缓冲之后再来“后蹬”。因此，人们发展了拉长—缩短周期（plyometrics 或 stretch-shortening cycle，SSC）训练法来训练运动员“撑地”的感觉和能力，当然，还应该对其中的转换时间进行必要的控制。

短跑的“后蹬”技术被淘汰后，为增强股四头肌力量而采用的深蹲起的一些训练手段也随之被淘汰了。过去认为跑的动作主要是支撑腿的“蹬地”，因此，把训练重点放在发展股四头肌和股后肌群上，这样的训练结果将导致随着训练会同时增加大腿的重量，影响大腿蹬地之后的摆动速度。随着人们把目光从支撑腿转移到摆动腿，人们更加重视对摆动腿的训练。使摆动腿向前加速和减速着地的肌群主要是使大腿前摆的髂腰肌和使大腿制动的臀大肌，把训练主要放在这两群肌肉上不仅为运动提供了动力，而且，这两群肌肉的发达，所增加的质量也不是加在大腿上，而是加在躯干上，不会影响大腿的摆动速度。

跑步中的摆动除了大腿还有两臂的摆动。跑步时摆动臂的摆动产生的惯性力将反射性地增加地面给人体的反作用力，给支撑腿更大的负荷刺激。因此，人们又发展了一种摆动臂负重训练法来增加这种负荷刺激，并且，这种训练法还有把力量和速度训练与正常的跑的技术结构结合起来的优点。

（四）促进器材装备研发

运动技术诊断在增强运动效果和预防运动损伤的同时，也促进了新型体育器材装备的研发。从 20 世纪 80 年代开始，阿迪达斯公司就开始与 RSscan 公司合作为众多世界冠军进行个性化专业鞋研发工作，垄断协议结束后，RSscan 公司也为耐克等其他品牌赞助的一些运动员进行鞋 3D 重塑和 3D 矫正鞋垫设计。运动鞋对于提高运动成绩和通过给脚一个很好的支撑和保护以预防损伤来说是非常重要的。因为前脚掌和脚后跟所受到的力不同，因此，利用不同材料的复杂组合来制作鞋底以适应脚的不同部分是很有益处的。例如，在跑步中脚后跟先接触地面，高达 2～3 倍体重的力迅速施加到运动员的脚后跟上，脚后跟处的鞋底材料必须吸收来自冲击产生的能量以保护脚后跟免受巨大冲击力的损伤，这就需要用黏性和弹性的材料来制作脚后跟处的鞋底。在直立时相，脚与地面全接触然后用前脚掌蹬离地面。在后蹬时相，需要鞋底材料吸收的能量很少，所以，鞋的弹性给运动员支撑使其向前向上快速移动。基于上述分析，在鞋后跟上使用黏性塑料可为脚在着地初始时刻提供缓冲，而在脚前掌处使用弹性塑料可最大限度地减小能量损失。

又如，田径规则中对跑鞋上鞋钉的数量、长度、直径都有严格的规定，但对鞋钉的位置和鞋的重量没有限制。因此，应合理地选择鞋钉的位置并尽量减轻跑鞋的重量。刘翔在雅典奥运会上以 12″91 的成绩平了世界纪录，获得了 110 米栏的奥运会冠军，改写了亚洲人无缘该项目的历史。刘翔所穿的跑鞋就是一家国际知名品牌为他量身定制的。据说跑鞋的弹性底板上设计了 6 个可换位的鞋钉，每一只跑鞋重量仅为 100g；再如，滑雪、滑冰运动员经常发生膝关节频繁地受到巨大扭矩作用的情况。人们研发了克拉克滑冰鞋以减少受损伤的机会；再说泳衣，2000 年悉尼奥运会前澳大利亚人研制的鲨鱼皮式的“快速皮肤”，使 2000 年悉尼奥运会的游泳纪录几乎全部改写，它为澳大利亚和美国分获 6 枚、14 枚金牌立下了汗马功劳。从设计原理上，我们还可以通过泳装与人体的整体设计，用泳装来弥补人体体型的不足，使参赛队员体型接近最理想体型。除了鞋和服装，一些体育项目需要使用一些器械。在自行车、滑雪、网球、高尔夫、撑竿跳高、标枪等运动项目中，重量轻的和设计较好的器械不仅有利于提高优秀运动员的运动成绩，而且也有利于提高因娱乐而参与人群的成绩。例如，利用更轻、更强的碳纤维材料制成的网球拍不但重量减轻、强度增大，而且“甜点*”也扩大。

（五）探索人体运动规律

21 世纪是生命科学的世纪，而地球上生命之最是人类，人类对客观世界的认识远比对人体自身的结构、功能和运动规律的认识要广大得多，深刻得多。因此，探索人体运动规律和人体生命奥秘是 21 世纪的重大课题。通过对不同体育项目的运动技术诊断，可以探索人体运动规律，多方位地认识我们人类自身，从而实现人体对运动的控制。

三、运动技术诊断的分类

分类学是人类认识世界的基础科学。人们认识事物时，往往先把被认识的对象进行分类，以便寻找其中相同与不同的特征。对于运动技术诊断，主要有两种分类方法：一种方法是按在诊断过程中所使用的测量技术的不同来分类；另一种分类方法是按在技术诊断过程中所采用分析方法的层次来分类。下面，我们对这两种分类方法进行简单介绍。

（一）基于测量技术的分类

现代科学技术日新月异，尤其是电子学、机械学、材料学、传感器技术、计

---

* 甜点（sweet spot），指网球拍的最佳击球区。

算机技术等相关学科的飞速发展，为运动技术诊断测量技术的革新提供了有力的保证。目前，各种先进的高科技测量技术不断涌现，促进了运动技术诊断的迅猛发展。测量技术多了，就需要进行分类来区分。坦特、诺曼等（1984）在《运动生物力学标准化测试》一书中，曾以极大的篇幅论述了各种测量工具和方法的优缺点，就各个运动专项的合适研究方法进行了讨论。卢德明等（2001）编写的《运动生物力学测量方法》一书，也对测量方法进行了详细的分类。对于运动技术诊断，按测量技术的不同大致可以分为运动学诊断、动力学诊断和肌电学诊断。

1. 运动学诊断

运动学是关于运动特征的科学，从空间和时间的角度来研究运动，不考虑引起运动的作用力。运动学的变量包括线（角）位移、线（角）速度、线（角）加速度。位移数据来自于解剖学标志点的坐标，它包括身体各环节的重心、关节转动中心、肢体环节的末端和重要的解剖学突出点。角位移既可以是相对的又可以是绝对的，例如，关节角是一种相对角位移，环节角是绝对角位移。为了获取上述运动学数据，典型的测量技术有高速摄像与录像解析系统、红外运动技术分析系统、GPS 测速系统等。运动学诊断包括对物体移动多快、多高、多远进行运动描述。例如跳高运动员的抛物线特点研究、优秀游泳运动员的表现研究等是线运动学分析的例子，网球发球关节运动顺序的观测、纵跳运动员环节角速度和角加速度的检测是角运动学分析的例子。通过研究线运动学和角运动学，我们可以对人体运动进行精确描述。

2. 动力学诊断

虽然从运动学角度描述运动学特点是很有用的，但是人们要更深刻地理解运动就必须要探究运动的动力学原因，因为动力学可以揭示运动的原因。动力学是测量作用于系统（诸如人体或物体）的力的一个研究领域。力包括内力和外力，内力来自肌肉活动或者来自于肌肉和关节的摩擦力，外力来自于地面或者外加负荷。为了获取上述动力学数据，典型的测量技术有三维测力台、足底压力分布平板、足底压力分布鞋垫、等速肌力测试系统、各种专用的力传感器等。运动的动力学诊断试图定义引起运动的作用力，因为肉眼看不到作用力，所以动力学分析相比运动学分析要难理解和求解。动力学分析可以提供给教师、临床医学家、教练或者研究者更有价值的信息。例如，运动是怎样产生的，姿势是怎样维持的，这些信息可以指导运动的训练。例如，研究者所作的动力学分析使我们认识到在各种关节运动中哪个位置较弱、哪个位置较强。这样，我们就知道胳膊开始弯曲时最弱的位置是在前臂伸直时的位置。如果把肘部稍微弯曲再进行同样的练习时，可以举起更大的重量。

3. 肌电学诊断

肌肉力学的核心领域是研究肌肉的力学特征及其在运动中的运用。虽然力（动力学）的结果是运动（运动学），更进一步我们可以从肌肉力学的角度来解释力是怎样产生的。到目前为止，在肌肉力学分析里，肌电图是我们能够获得描述肌肉系统输入的最主要的信号，目前典型的肌电学测量技术是多通道无线遥测肌电仪。它能提供我们关于哪块肌肉或肌群产生肌力矩，或者对抗肌是否产生活动的信息。肌电图也可以提供关于不同类型肌肉纤维的募集，肌肉在动作中的时序（什么时间开始和停止收缩）和肌肉的疲劳状态的信息。

（二）基于分析方法的分类

“定性”和“定量”是分析事物不同层次的分析方法，对于运动技术诊断，除了包括定性诊断和定量诊断，还包括主要以计算机为工具的模拟诊断。事实上，模拟诊断也是一种定量化的研究，这里的区别是，计算机模拟是在一种虚拟的仿真环境里完成的。在运动技术诊断中，人们对“定量分析、定性指导”这句话比较认同，原因是定量研究是定性指导的基础，定量研究更能捕捉到细节，事实上，在各种竞技体育大赛中“细节决定成败”的现象屡见不鲜。

1. 定性诊断

如果对运动或任何外部特征只是用观察者的感觉来评价，这种诊断就是运动技术的定性诊断。定性诊断是对运动进行没有数字的评价，它以直接视觉观察或录像为基础。但这并不意味着这种诊断在本质上是无组织、模糊的和随意的。实际上，定性诊断需要具备丰富的生物力学原理和系统的知识才能奏效。教师和教练经常进行定性诊断，他们观察运动员或学生的运动表现并且主观地描述其力学特征。比较性的描述词（较快、较慢、较高、较低、较短、较长、较小等）可以用来描述这些特征。例如，它们观察和评价运动员腿的运动幅度或击球时拍子的角度时就可以使用上述比较性的描述词。

2. 定量诊断

定量诊断是建立在测量的基础之上。如果能用数字来表示动作表现，那么这个诊断就是以量化的数据为基础的（秒、米/秒、度/秒，等）。由于对运动技术的定量诊断需要专用且昂贵的设备仪器，因此经常仅局限于针对优秀运动员的动作，这个工作多数是由生物力学工作者来完成，而不是教师或教练。通过影像解析可以测定位置和时间信息。位置和时间数据可以用来计算诸如位移、速度和加速度等运动学参数。速度测量设备也可以用来测量速度。加速度可以用加速度计来直接测量。测力平台和力传感器可以用来测量外力。肌肉的电活动可以用肌电仪检测和记录。大多数设备与计算机相连。随着成绩的提高，错误的幅度减小，从而也更难发觉，尤其对高水平的运动技术就更需要综合的定量诊断来发现问题。

3. 仿真诊断

随着计算机科学和技术的迅猛发展，计算机仿真在运动技术诊断中越来越体现出优越性和实效性。仿真诊断是指不用运动员实际完成动作，而是在计算机上利用建立的人体仿真模型来分析、修改、预测该运动员的动作完成情况和将来的潜力。仿真诊断一方面增加了运动员的安全性，运动员不必先去实际地尝试完成一些高难的创新动作，例如，体操名将李小双在1992年巴塞罗那奥运会自由体操项目比赛中完成的团身后空翻3周这样的高难动作，而是在计算机上模拟成功了之后再去试验，可最大限度地避免由于动作失败而受伤的危险，具有很强的预测性；另一方面，仿真诊断也提高了技术诊断速度，与建立一个物理模型相比也减少了成本。在对朱建华跳高进行技术诊断时就利用了计算机模拟技术，通过在计算机上修改过杆动作进行技术诊断和预测。在研究足球中的头顶球的危险性时也采用了计算机模拟的方法，利用了一个头－颈－躯干模型来模拟头与足球的碰撞。为了评价损伤的危险性，将头的线加速度和角加速度作为标准的输出变量，并与可造成头损伤的最低阈限进行比较。结论是通过增加头和球之间的质量比可以最有效地减少损伤的危险。并且还强调，儿童应该只使用比较小和轻的足球，而且在潮湿天气里球的重量增加是一个潜在的危险因素。目前，人们对体操、跳水、跳高、跳远等体育项目中的空中技术进行计算机仿真诊断的实例较多，这是因为空中动作是在无支撑（无根）条件下完成的，计算机求解相对容易。

四、运动技术诊断的特点

（一）诊断对象的复杂性

运动技术诊断的研究对象是有生命的人体，人的运动有意识的参与，这就决定了人体运动的复杂性。人体系统是一个开放的、具有自组织、自适应的生命系统。每一个子系统的变化必然影响着整个系统变化，但各个系统的变化并不等于整个系统最后的结果。例如，在分析某一个人体动作时，仅仅分析某一动作环节几个因素，即得出人体动作正确与否的结论是有失偏颇的，各个因素必然影响着整体动作，但条件并不是充分的。另外，人体的拒测性、人体动作的不可重复性、随机性等都决定了人体运动生物力学参数特征的非线性、相对性和复杂性。

（二）诊断方法的综合性

诊断对象的复杂性决定了采用综合性诊断方法的必要性。医生给病人看病诊断的理论基础是西医或中医理论。而运动技术诊断的理论基础相对来讲就更为广泛。例如，从运动生理学的角度看，运动技术形成的生理机制是以大脑皮质运动为基础，是运动条件反射暂时性神经联系。运动心理学的研究结果表明，认知心理的形成与发展、表象的形成与运用都对运动技术的学习和掌握有重要的指导意义。从运动生物力学的角度看，运动技术是各种要素合理匹配的结果。这些基本要素包括：身体姿态、关节角度；身体的位移、速度、时间；用力的大小、方式及其方向，增大动力的利用率和减少阻力的技巧等。这就说明对一个问题的研究，应尽可能地从多视角上来分析。综合性的研究方法可以使多学科互相补充，以使研究结果更加完善。即使仅从运动生物力学的角度来分析运动技术问题，也需要尽可能地采用多种研究手段进行同步研究，例如，采用高速摄像、足底压力分布鞋垫对不同走态进行同步研究等。

（三）诊断手段的多样性

一门科学的发展依赖于研究方法，而研究方法的发展便促进了该学科的发展。研究方法是总体的指导思想，测试手段是在研究方法指导下的具体操作，是完成研究方法所规定的检测任务的工具，是一种硬设备。运动技术诊断的主要物质基础就是测试手段，测试手段的进步使运动技术诊断更加有效、便捷。运动技术诊断的测试手段是随着时代科技的迅猛发展而飞速进步的，仪器设备种类繁多，科技含量不断提高，充分体现了诊断手段的多样性、先进性。例如，1871 年，美国摄影师迈布里奇第一个用按顺序排列的 24 台照相机拍摄了马奔腾情况的连续照片，开始了运动学的定量测试阶段；多台高速摄像机同步系统、三维测力系统以及摄像机、测力台同步系统的问世，使得对人体运动的外部运动行为，能在三维空间上建立起比较清晰的图像；雷达测速仪、激光测速仪、光纤测速仪的产生，使人们可以迅速、方便地测定人体或运动器械的运动速度；X 射线片、肌电图、荧光透视技术的应用则打开了研究人体内部结构以及运动行为的大门，将研究的触角伸向人体运动自控体系的领域；德国 Novel 公司研制的 Pedar 测试鞋垫最多由 1024 个传感器组成，可以精确测量脚底多个区域的受力情况等。高科技测试系统在运动技术诊断中的应用已经比比皆是。相信随着科技与社会的发展，更多高端的测试设备会更加广泛地应用于运动技术诊断的测量领域。

（四）诊断内容的实践性

运动技术诊断主要是建立在观察、测试和模拟的基础之上，主要面向竞技体育、大众健康、特殊人群（航天员、残疾人等），直接为提高运动技术水平和增强人类体质服务，体现了很强的实践性。在竞技体育方面，不仅对优秀运动员动作作出诊断，提出修改意见，而且要把运动员训练和比赛中技术完成的信息及时反馈给教练员，以促进训练和提高成绩。同时还要总结和提炼出具有普遍意义的体育动作技术规律，指导训练和比赛。另外，利用一些人体模型和仿真技术可为运动员创新动作和预测成绩及提高训练效果服务。在全民健身方面，不仅要对普通人的基本活动（如步态、推、拉等）进行诊断和分析，提出指导意见，而且还要对一些需要康复的人群（如脑瘫患者等）的动作进行分析和诊断。

运动技术诊断非常重视理论和实践的结合，没有实践的理论是纸上谈兵。例如，按经典力学的推导，跳远的最佳起跳角为 45°，这对跳远来讲是不切合实际的理论，如果运动员真的按 45°来起跳，跳远的成绩可想而知。

（五）诊断过程的系统性

运动技术诊断不是一个简单的工作，而是一个系统工程。诊断过程的系统性体现在它需要明确研究目的，制定研究计划，实施观察、测量，进行数据的提取和处理，根据原理、结合实际对数据进行分析，把研究结果反馈给教练员和运动员，开出"处方"帮助运动员纠正错误等一系列相互衔接、不可或缺的步骤。在这个系统中，任何一个环节出现问题，都会影响最后的诊断结果，使诊断失败。目的的明确性、计划的可行性、样本的代表性、测量的有效性、数据的可靠性、分析的透彻性、结果的真实性、"处方"的针对性，等等，这些问题都是在诊断过程中需要非常重视的问题。例如，在测量学上，有效性是指所测属性与欲测属性之间的一致性程度。就运动技术诊断而言，测量的有效性可以理解为所测指标与参数反映欲测物（人、器材）的属性、状态、特点和规律的有效程度。例如，想测量足对球的力，为此把测力台固定在墙壁上，测得足球被踢后对测力台的碰撞力。此力显然不是足对球的踢力。这是所测属性非欲测属性的典型例子，该技术诊断测量的有效性出了问题。英国的 Quintic 公司设计了足球定位球和高尔夫球的自动追踪和分析技术，把实际效果的分析与动作技术分析结合来更准确地挖掘产生问题的原因及对比不同动作技术的应用效果（图 1-1）。

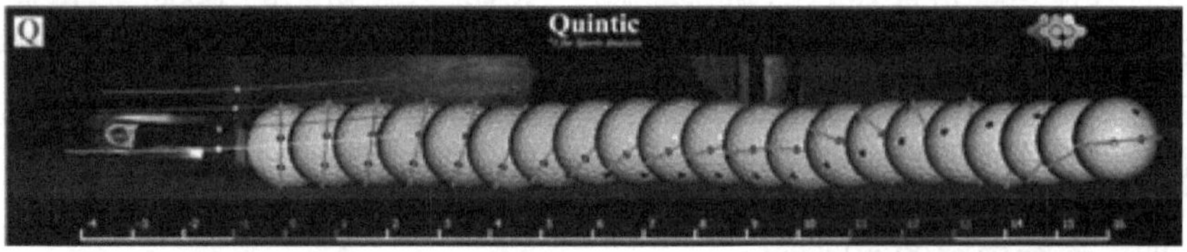

图 1-1　高尔夫球自动跟踪技术示例

（六）诊断结果的差异性

人体的用力和运动不仅受到各自身体形态、技能、心理、身体素质、训练周期、竞技状态等自身因素的影响，而且受到场地、器材、观众、裁判、比赛对手、测量方法和测量者自身的工作态度、技术水平、对受测者的鼓励程度等诸多客观因素影响，并且受上述诸多因素综合效应作用的影响。此外，还有一些未知因素影响测量结果。在上述诸多因素中，多数会随时、随地发生变化，并且因人而异，例如，受试者的生理、心理、竞技状态、天气、观众、裁判等就是如此。其中不少因素，我们尚不知其变化的原因和规律。未知因素难以控制，而已知的也难以完全控制。这就决定了诊断结果具有变异性。具有可重复性是一门科学的一个重要标志，而由于上述影响因素的复杂性对人体运动的测量却恰恰很难进行精确的重复，导致诊断结果在一定范围内、一定程度上具有差异性，这需要我们在分析时充分考虑各个方面的影响因素，充分考虑到诊断结果的差异性。

五、运动技术诊断的历程

目前，对运动技术进行分析以揭示运动技术原理、对运动技术进行诊断以达到运动技术最优（佳）化已成为了运动生物力学学科的一个重要任务。最初的运动技术分析是从解剖学观点出发，将动作过程离散化、描述各个时相中环节的运动、确定各个关节的主要原动肌来对一个复杂动作进行分析研究。例如，对一个人从椅子上站起这个动作进行人体运动学分析，这个动作将包括髋关节伸，膝关节伸和跖屈，分别由臀大肌、股四头肌、小腿三头肌完成。这是典型的机能解剖学（functional anatomy）或人体运动学（kinesiology）研究的分析方法。在西方国家，人体运动学在概念上有广义和狭义之分。在广义上是指人体运动科学，这是一个很大的概念，它是心理学、动作学习、运动生理学和生物力学融合产生的一门学科，包括了采用解剖学、生理学、力学等观点描述和评定人体运动的所有研究形式。19 世纪后期人体运动学这个名词开始使用，到 20 世纪才比较普遍。20 世纪大部分时间里美国许多学校都把人体运动学作为体育大学生必修课程的一部分。这门课的主要内容经常把解剖学和力学连在一起，也可能把生理学知识融合进去。在美国的大学中，一些有关体育教育和运动科学的系甚至把人体运动学作为系名；人体运动学的狭义含义是指通过考察人体运动的动力来源和运动特征对动作进行分析、评定。最近几十年随着运动生物力学研究的发展，西方国家许多地方对人体运动学课程进行了重新研究，力学的内容更加全面，以致许多地方的人体运动学课程已更名为生物力学课程，20 世纪 60 年代后，术语“生物力学”（biomechanics）开始取代人体运动学。这个术语是由“生物学”（biology）和“力学”（mechanics）两个词组合而成的，因此，生物力学的定义是把力学的原理和方法应用于生物学系统的结构和功能的研究。生物力学主要集中在论述处于运动和静止中的人体和动物体的结构和功能，同时也趋向于理解人和他（她）们的劳动工具、交通工具、运动器械、音乐乐器、安全防护设备以及康复设施和各种外科移植物之间的生物力学相互作用。

一般认为，生物力学学科的形成是在 20 世纪的中后期，运动生物力学是其中的一个分支。1967 年由国际体育和教育理事会（ICSPE）在瑞士苏黎世召开了第一届国际生物力学讨论会，以后每两年召开一次这样的讨论会。1968 年创刊了《生物力学杂志》（*Journal of Biomechanics*），创刊号中有多篇文章是关于运动生物力学的研究。1973 年在美国的宾夕法尼亚州立大学召开的第四次国际生物力学讨论会期间成立了国际生物力学学会（International Society of Biomechanics，ISB），以后就脱离了 ICSPE 开展了独立的学术活动。从 70 年代开始，讨论各项运动技术的运动生物力学专业会议活跃起来。如 1970 年召开了第一届游泳运动生物力学讨论会，1973 年召开了第一届田径运动生物力学讨论会，70 年代末还召开了体操、举重、滑雪、滑冰和冰球等运动生物力学讨论会，国际运动生物力学学会（International Society of Biomechanics in Sports，ISBS）应运而生。ISBS 的第一次全体会是 1982 年 6 月在美国加利福尼亚州的圣地亚哥（San Diego, California）召开的，123 人参加，于 1983 年 5 月 7 日 ISBS 有了它的章程。1985 年创刊了《国际运动生物力学杂志》（*International Journal of Sport Biomechanics*），1993 年更名为 *Journal of Applied Biomechanics*。在我国，1980 年 12 月在北京正式成立了中国体育科学学会（China Sport Science Society，CSSS）的同时，就成立了中国运动生物力学学会（Chinese Association of Biomechanics in Sports，CABS）。并分别于 1984 年、1985 年以集体的名义参加了 ISB 和 ISBS。ISBS 的建立标志着这一学科的形成，同时它也促进了国际科学信息、人员的交流与合作。自 ISBS 成立后，其学术年会的主办国经历了美国、加拿大、希腊、澳大利亚、捷克斯洛伐克、意大利、匈牙利、葡萄牙、德国、中国、西班牙、巴西、韩国等，2000 年、2005 年、2013 年，在香港、北京、台湾分别成功举办了第 18 届、23 届、31 届 ISBS 学术年会。

尽管运动生物力学学科的形成时间并不长，但是人类注意、观察、分析、研究运动的历史却非常悠久。早在 15 世纪末意大利科学家列奥纳多 · 达 · 芬奇（Leonardo da Vinci）就提出了人体的运动必须服从于力学定律的观点。他认为：力学之所以比其他学科更为重要和实用，那是因为所有一切能够运动的生物体都遵循力学的定律而运动。对人体运动的研究在很长的一个时期内还没有明确的目标，真正意义上的运动技术分析、诊断是随着现代竞技体育的发展而产生的。尤其是近几十年，随着现代奥运会的广泛普及和各国运动员竞争的日趋激烈，运动技术诊断成为了竞技体育的一个非常重要的研究领域。由于它具有很强的实验性、实践性，现代科学技术的迅猛发展也极大地提高了运动技术诊断的水平和应用价值。人们不仅重视运动技术诊断的理论研究，更加重视其实验研究，尤其重视理论与实验相结合的系统研究。在国内外高水平运动队的训练中，由运动生物力学专家承担专项运动技术诊断任务已经相当普遍。例如，美国的奥林匹克训练中心有长期为训练服务的运动生物力学研究组，各个专项训练中心安装有先进的技术监测设备，常年聘请运动生物力学专家作为运动队科研教练，随时可以就训练中的技术问题进行分析，为教练员和运动员提供建议。又如，每四年一届的奥运会、世界田径青年锦标赛等，都有运动生物力学测试队进场为赛事服务，收集科研资料。特别是从 1984 年洛杉矶奥运会开始，由国际奥林匹克委员会（简称国际奥委会）运动医学委员会牵头组织的奥运会生物力学测试工作，已在国际奥委会建立了奥运会优秀选手的技术图像档案。

美国奥委会生物力学部主任吉·艾里尔（Ariel）博士在运动技术诊断方面的研究工作是卓有成效的。1976 年在蒙特利尔奥运会上获得金牌的美国铁饼运动员麦克·威尔金斯就是运动技术诊断较早成功的一例。运动会开幕前几个月，威尔金斯的成绩是 66m，离 69m 的世界纪录还相差很远。艾里尔通过计算威尔金斯四肢各部用力情况和分析他的投掷动作图解，发现他在铁饼出手之前不但没有刹住膝盖，反而像弹簧似地动了一下。只这一动，就使他失掉了一部分本应传到铁饼上的力。后来，威尔金斯采用矫形器刹住了膝盖，一下子竟以 70.86m 的成绩刷新了世界纪录。另一个美国铅球运动员特里·奥尔布里顿也犯有类似的毛病。艾里尔在分析了他的动作之后，建议他在推出铅球之前，膝盖不要弯曲，以保障把最大的用力传到臀部。并同时帮助他制订了改正措施。艾里尔预言，如果奥尔布里顿能够克服这个缺点，就可能成为世界冠军。一个月以后，他的预言果然得到了证实。艾里尔等在 1996 年亚特兰大奥运会还对铁饼进行过一次完整的分析，使用三台摄像机拍摄并用直接线性转换法（DLT）进行数据的三维转换来研究出手速度、出手高度和投掷角。这个研究可为互联网远程终端分析提供生物力学数据。

上述例子之所以能够成功，原因是有两个步骤均取得了效果。第一是正确地发现了运动过程中存在的问题，第二是采用了有效的训练手段，二者缺一不可。因此，在对运动技术进行诊断时，不能仅停留在测量、分析和评价运动技术的层面上，还应当重视运动技术改进、运动能力发展的方案设计与实施。因为，不切实地解决好如何改进运动技术、如何发展运动能力等可操作性层面上的问题，对于运动技术的测量、分析和评价就是纸上谈兵，没有实用价值。要将科学训练落到实处，主要应解决：练什么，怎么练，为什么这样练（张跃，2011）。在技术训练方案设计时，应重点考虑训练手段的改进和训练设备的研制与使用。并且，应当依据实际情况，实事求是地制订运动技术训练方案，这是一个动态的过程，既应当坚持超负荷训练原则，又应当遵循动态适应性原则。当然，运动技术诊断的最高目标就是能够建立专家系统，使运动技术诊断达到系统化、程序化、智能化的境界。

在我国，运动技术诊断也取得了显著的成效。20 世纪 80 年代初对跳高名将朱建华的技术诊断，不但采用了高速摄影和影片解析的实验手段，还采用了数学建模、计算机仿真（模拟）的方法进行预测研究，并依据模型仿真的有关数据及动作图形，找到了该运动员过杆时抬腿、抬头过高的缺点。然后对过杆仿真动作进行修改，减小过杆时头与腿抬起的高度，修改后的过杆动作明显抬高了过杆时臀部及背部的高度。近些年来，尤其是我国成功申办 2008 年北京奥运会后，我国运动技术诊断研究更加普及、深入。例如，对“程菲跳”即踺子转体 180° 前手翻直体前空翻转体 540° 、程菲跳马踺子后手翻直体后空翻转体 900° 等高难动作的技术诊断；对静水竞速皮艇等难以测试项目进行水上测试的技术诊断，包括运动学信息（船体前进方向的速度和加速度）、动力学信息（桨力、功率）和船体姿态信息（颠簸加速度和摇晃加速度）等等。从 20 世纪末到 21 世纪初，国家体育总局体育科学研究所承担的国家发展改革委员会的国家重点科技项目《我国优秀运动员竞技能力状态的诊断和监测系统的研究与建立》取得了标志性的重大研究成果，该成果由王清研究员担任主编于 2004 年正式出版，获得 2005 年度国家科技进步奖二等奖，包括了九大子系统，即健康水平的一般和特殊医学检查与评定系统、肌肉力量训练水平诊断系统、速度训练水平诊断系统、耐力训练水平诊断系统、技术训练水平诊断系统、战术训练水平诊断系统、优秀运动员心理训练水平诊断系统、优秀运动员承受运动训练负荷状态的诊断系统、数据库及信息网络。当前，各种高科技的测试设备已在我国的竞技体育和大众健康等领域中广泛采用，如高速摄像与录像解析系统、红外运动技术分析系统、三维测力台、足底压力分布平板、足底压力分布鞋垫、无线遥测肌电仪、等速肌力测试系统、GPS 测速系统、激光测试系统、数字跑道系统、各种专用的传感器等，运动技术诊断水平得到了长足的发展，并不断取得可喜的成绩。

主要参考文献

郝卫亚, 姚侠文, 庞乐, 等. 2007. “程菲跳”运动学分析.中国体育科技, 43(6): 67-70.

洪友廉. 2009. 国际运动生物力学研究发展的现状和前景. 体育科研, 30(2): 54-55, 60.

金季春, 刘卉. 2007. 运动生物力学高级教程. 北京: 北京体育大学出版社.

李世明, 部义峰. 2006. 浅析运动生物力学的学科性质. 安徽体育科技, 27(3): 40-42.

李世明. 2005. 试论运动技术诊断方法学的发展特征. 体育科学研究, 9(1): 77-79.

李世明. 2010a. 运动技术诊断学的概论性研究. 鲁东大学学报 (自然科学版) , 26(4): 373-379.

李世明. 2010b. 运动技术诊断学课程体系的建立及教学模式探索. 鲁东大学学报 (自然科学版), 26(1): 92-96.

卢德明, 王云德, 严波涛. 2001. 运动生物力学测量方法. 北京: 北京体育大学出版社.

陆爱云, 陆阿明, 周里,等. 2010. 运动生物力学. 北京: 人民体育出版社.

马祖长, 李世明, 何军, 等. 2008. 静水皮艇的动力产生和动力保护问题研究.体育科学, 28(3): 46-51.

单信海. 2004. 运动技术诊断学. 济南: 齐鲁音像出版社.

孙怡宁. 2008. 数字跑道系统. 高科技与产业化, 9:34.

王清, 李国平, 林洪, 等. 2004. 我国优秀运动员竞技能力状态诊断和监测系统的研究与建立. 北京: 人民体育出版社.

王向东, 姚侠文, 竭晓安, 等. 2007. 程菲跳马踺子后手翻直体后空翻转体 900°运动学分析. 中国体育科技, 43(1): 80-83.

严波涛, 吴延禧. 2000. 运动技术分析研究发展历程考察与展望. 西安体育学院学报, 17(2): 92-96.

张跃. 2011. 科学训练方向、理念、方法的新探.体育科研, 32 (4): 34-37.

赵焕彬, 李建设, 李世明,等. 2008. 运动生物力学 (第三版). 北京: 高等教育出版社.

Arend S, Higgins J R. 1976. A strategy for the classification, subjective analysis and observation of human movement . Journal of Human Movement Studies, 2: 36-52.

Atwater A E. 1980. Kinesiology/ biomechanics: perspectives and trends. Research Quarterly for Exercise and Sport, 51(1): 193-218.

Braun G L. 1941. Kinesiology: from aristotle to the twentieth century. Research Quarterly, 12:163-173.

Burton A W. 1998. Movement skill assessment . Champaign, IL: Human Kinetics.

Cavanagh P R. 1990. Biomechanics: a bridge builder among the sport science. Medicine and Science in Sports Exercise, 22(5):546-557.

Chapman A E, Fraser S. 2008. Biomechanical Analysis of Fundamental Human Movements. Champaign, IL: Human Kinetics.

Groves R, Camarone D N. 1975. Concepts in Kinesiology. Philadelphia: Saunders.

Hatze H. 1974. The meaning of the term "biomechanics" . Journal of Biomechanics, 7:189-190.

Hay J G. 1983. Biomechanics of sport–exploring or explaining. International Society of Biomechanics Newsletter, 5-12.

Hay J G. 1985. Issues in sports biomechanics. In Biomechanics: Current Interdisciplinary Research (edited by Perren, S.M., Schneider, E.), 49-60, Martinus Nijhoff, Dordrecht.

Hirt S. 1955. What is kinesiology? A historical review . Physical Therapy Review, 35(8): 419-426.

Knudson D V, Morrison C S. 1997. Qualitative Analysis of Human Movement. Champaign, IL: Human Kinetics.

Nelson R C. 1980. Biomechanics: Past and present. In Proceedings of the Biomechanics Symposium, edited bu Cooper JM, Haven B, 4-13, Indianapolis: Indiana State Board of Health.

第二章　运动技术诊断的思维方式

本章要回答在运动技术诊断过程中所应采取的思维方式问题，主要是结合运动技术诊断的翔实案例具体分析了在技术诊断中应当采取联系观、发展观和矛盾论的思维方式。坚持联系观就是要在运动技术诊断中坚持系统性原则、条件性原则、层次性原则；坚持发展观就是要坚持从量变到质变的发展过程，注意运动技术的渐变和突变之间的关系；坚持矛盾论就是要坚持动力与制动力相结合、主要和次要因素相结合、内因和外因相结合。

由于运动的主体——人体是在神经控制下的极为复杂的活体系统，其运动形式复杂多变，影响人体运动的因素包括力学、生物学以及体育项目特点等多种因素，具有显著的多学科特征，而目前运动技术诊断的理论框架、研究方法以及测量技术并未完全成熟，由于历史的原因而形成的机能解剖学流派、生理学流派、力学流派等不同流派并没有完全融为一体，不同的出发点导致了不同的世界观与方法论，各个流派在交叉、渗透与融合的过程中不可避免地会产生各种各样的矛盾，真伪难辨。由此看来，在运动技术诊断发展的现阶段，我们不仅应当重视运动技术诊断新理论、新方法、新技术的移植引入，同时，也应当重视运动技术诊断的思维模式与方式，即运动技术诊断指导论的研究，因为，任何新理论、新方法、新技术都是在人的思维指导下才能够发挥作用，尤其在运动技术诊断学科发展还不十分成熟的情况下，各种矛盾现象层出不穷，更应当重视正确思维模式的建立以指导运动技术诊断。

要建立正确的运动技术诊断思维模式，离不开辩证思维的指导，因此，我们在哲学的高度与层面上，结合运动技术诊断的实例，具体地讨论了运动技术诊断的指导体系，换句话说，这个指导体系就是哲学在运动技术诊断上的具体应用，使我们能够在进行运动技术诊断以探索人体的运动规律时，坚持唯物辩证法，运用矛盾分析的方法，辩证而不是机械地认识人体运动中存在的力学现象，全面而不是片面地分析人体运动中存在的力学规律，发展而不是静止地解决人体运动中存在的矛盾问题。

第一节　运动技术诊断的联系观

一、系统性原则

事物是普遍联系的，因此，在分析事物之间的联系时应当坚持系统性的原则，这样才能避免片面地看待问题，避免一叶障目，不见森林，犯“瞎子摸象”的错误。在体育运动中，运动技术多种多样、极其复杂，涉及解剖学、生理学、力学以及各专项的技术特点等多个学科，因而，运动技术诊断具有多学科综合性的特征。对于其中的力学、生物学因素要综合地考虑，客观地分析，不能仅从某一方面出发而臆造原因和结果。若仅从力学的角度出发去分析运动技术，很容易走入误区。有很多运动项目的运动技术在表面上与力学的原理不相一致，甚至相悖，通常把这种现象称之为“力学佯谬”现象。对于这些令人费解的力学佯谬现象，我们应当坚持运动技术诊断的系统性原则。运动技术的优劣从力学的角度来看主要体现在运动的位移、角度、速度、加速度和力量等参数，下面结合体育运动当中的一些实例，从上述这几个方面去探讨其中的力学佯谬现象，以促进对运动技术力学佯谬现象的正确认识，提高运动技术诊断的效果。

（一）运动轨迹的力学佯谬

经典力学认为：如果不计空气阻力，一个抛物体在空中的抛物线轨迹仅取决于它被抛起时的初始条件。然而，篮球、舞蹈、体操运动员在离地腾空时却能出现明显的“滞空”现象，即在一些跳起动作中，运动员会出现身体在空中暂停一小段时间的现象，而不是像一个抛射体沿着抛物线起落，似乎该运动员在空中不受“重力”的制约，表现出力学佯谬现象。

让我们来解释这些运动员是怎样“挑战重力”的。事实上，运动员身体总质心在空中的抛物线轨迹并没有改变。尽管起跳者可保持头和躯干在空中停留在同一高度上，但是起跳者的上、下肢体运动已经使他的人体重心沿着抛物线起落了。

（二）位移参数的力学佯谬

通常，位移参数是衡量一个动作技术优劣的重要指标。然而，有一些动作技术的位移参数在表面上与我们的习惯思维却不一样，出现力学佯谬现象。如果不能正确地认识这些位移参数的力学佯谬，则会造成错误的动作技术概念，不利于运动技术水平的提高。

在对跑步进行生物力学分析时，步长是一个很重要的参数。一个单步的步长由着地距离、腾空距离和后蹬距离三个分量组成。其中在着地距离和后蹬距离两个分量中均易造成力学佯谬现象。对于着地距离来说，着地距离越大，对整个单步步长的贡献就越大，从这一点来讲，合理的运动技术应当尽量提高每一个单步的着地距离。然而，事实上正确的着地距离的概念是应当采用较小的着地距离才是合理的跑步技术。因为，较小的着地距离可增大着地角，减少地面的阻力作用，有利于跑速的发挥。

例如，在对 23 届奥运会男子 200 米决赛部分选手着地距离的比较中发现，在 125m 处，前三名的着地距离分别为 0.217m、0.284m、0.327m，在 180m 处，前三名的着地距离分别为 0.276m、0.286m、0.309m。由此可以看出：成绩第 1 名的着地距离最短，第 2 名者次之，第 3 名的着地距离最长。随着比赛成绩的提高，着地距离不但没有增加，反而减小，这与我们的习惯思维相悖，是一种力学佯谬现象。

对于后蹬距离，也容易出现错误的技术概念。短跑运动员在完成后蹬动作时，很容易想当然地认为支撑腿的后蹬技术应坚持以膝关节伸直为宜，这样“似乎”可以增大后蹬腿的运动位移，从而增大后蹬力。这种主观臆断歪曲了人体运动的真正规律，导致了错误的训练理论。事实上，膝关节不需充分伸直，在短跑蹬伸结束时，膝关节角应在 150° ~165° 。其原因是当膝关节由 165° 伸展到 180° 角时，髋关节与踝关节之间的距离非但没有增加，反而缩短 8mm。这是由于此时胫骨关节面向股骨关节面曲率半径大的那一部分滑动的原因。

（三）角度参数的力学佯谬

角度参数是投掷、跳跃类项目中一个非常重要的参数，在进行运动技术诊断时，一般要把角度参数作为一个衡量运动技术优劣的指标，如投掷类项目中的出手角、跳跃类项目中的腾起角等。

跳远项目的腾起角很容易出现力学佯谬现象。经典力学早已证明，腾起角应在 45° 时为最佳起跳角，考虑到人体重心在起跳与落地两个时刻的高度差，即人体重心高度在起跳点与落地点之间存在一个地斜角，最佳起跳角理论上应约为 43° 。而实际上，优秀选手的起跳角在 18° ~22° ，最大可达 24° 。这时，如果仅考虑经典力学的正确性，而忽视了生物学因素的制约，显然要增大起跳角。起跳角的大小是由垂直速度与水平速度共同决定的，据计算，在 0.10~0.13s 时间内，垂直速度最大可达 4.5m/s，而水平速度由于助跑的原因可达 10m/s。要想增大起跳角，唯一的办法就是把水平速度降低到 4.8m/s 左右。这样，就大大降低了腾起的合速度，反而使跳远远度变小。运动技术诊断要坚持系统性原则，实事求是。实际上，只有在保证起跳时水平速度不致过于降低的条件下，增大起跳角才能提高远度。

（四）速度参数的力学佯谬

仍以跳远为例来讨论速度参数的力学佯谬。跳远项目的目标就是要获得最大的远度，因此，从表面上来看应当是起跳时水平速度以及助跑的水平速度利用率均越大越好。而事实上，在实际测试中并没有体现出这一规律。

例如，在对中、外优秀男子跳远选手的水平速度参数进行比较时发现，中国选手的成绩为（8.36±0.02）m，其上板水平速度为（10.6±0.16）m/s、腾起水平速度为（9.22±0.05）m/s、速度损失率为（13.0±1.44）%；而外国选手的成绩为（8.60±0.25）m，其相应参数为（10.8±0.31）m/s、（9.02±0.44）m/s、（16.5±2.41）%。由此可看出：我国选手的上板水平速度明显低于外国优秀选手；而腾起水平速度，我国选手却明显高于世界优秀选手，这就说明我国选手水平助跑速度的利用率明显大于世界优秀选手。那么，为什么我国选手的跳远成绩却低于世界优秀选手呢？其原因是腾起的水平速度不是决定跳远成绩的唯一因素，还有腾起的垂直速度也是决定跳远成绩的一个重要因素。外国优秀选手上板水平速度高于我国选手，腾起水平速度却低于我国选手，其目的是尽可能地增大腾起的垂直速度，以获取更长的空中滑行时间来增加跳远的远度。因而，世界优秀选手比我国的水平速度损失率要高，世界优秀选手的助跑水平速度损失率均值为16.5%，而我国仅为13.0%。

又如，跳高起跳脚着地瞬间重心垂直速度问题被广泛研究。贾萨斯·戴佩纳博士研究认为：在起跳脚着地瞬间，方向向下的垂直速度较大，具有较大的缺点。詹姆斯·海对此是这样解释的：由于运动员在向上蹬起之前必须首先克服向下的运动，所以这一很大的向下的速度对运动员是不利的。从单纯的力学角度来说上述分析是非常有道理的。而现在的研究认为，在跳高的起跳缓冲阶段，肌肉作离心的退让式工作，储存了一定量的弹性势能，在紧接着的向心收缩阶段，一部分储存的弹性势能转化为动能被重新利用。另外，人体向下的垂直速度加大了重心的合速度，增强了肌肉的反射性收缩并动员了更多的运动单位，因而增强了肌肉收缩的力量，使蹬伸更有力。

（五）加速度参数的力学佯谬

有研究表明，人在举杠铃时，杠铃向上的加速度滞后于地面反作用力，前者的峰值几乎出现在后者的下降段。从表面上看，加速度与力没有同时出现、同时变化，这种现象不符合牛顿力学，是一种力学佯谬现象。但这恰恰反映了人体运动的原动力——肌肉力学的特殊性。从生理学角度来讲，人体的肌肉不是刚体，尤其骨骼肌是一种黏弹性材料，受到刺激的肌肉收缩之前，总是在肌细胞膜上出现一个可传导的动作电位，这标志着肌细胞的兴奋，之后才出现肌丝滑行的收缩过程。由兴奋到收缩的中介过程被称为兴奋—收缩耦联。这种耦联既非超距，也非瞬时；从肌肉力学来讲，根据三元素力学模型，串联弹性元对主动张力的吸收或缓冲使力的外在表现滞后，这种滞后也被称为潜伏期，且负荷越大、潜伏期越长。综合力学、生理学和肌肉力学多方面分析，就不难发现前面所述的现象是正常的，而不是力学科学出现了纰漏。

（六）力量参数的力学佯谬

长期以来，人们认为优势脚摆动腿摆动速度快的原因是优势脚伸膝肌群能够产生较大力量，于是很多学者利用等动的测试方法对两侧的力量进行对比测试，以确定优势脚踢球伸膝力矩大于非优势脚，但是多数研究都没有发现优势脚摆动腿膝关节伸肌具有明显的力量优势。而事实是优势脚踢球小腿前摆速度明显快于非优势脚。出现这种情况的原因在于等动测试方法测试速度根本达不到实际比赛中优势脚摆动腿的摆动速度，因此也就无法对优势脚与非优势脚中哪一侧膝关节力量占优势进行区别。在这种情况下，只有通过动力学建模的方法进行逆向动力学计算才能够得到与实际值接近的关节肌力矩。

对膝关节伸肌进行力量训练通常采用杠铃深蹲、半蹲等方法，这对赛艇项目力量训练比较适合，但跳远和举重的专项力量却难以在深蹲、半蹲等训练手段上得到有效提高，为什么？尤其是举重的专项力量训练易产生力学佯谬现象。事实上，跳远踏跳蹬伸阶段膝关节的平均角速度约 400 (°)/s，举重抓举发力阶段膝关节的约 520 (°)/s，赛艇拉桨发力阶段膝关节的约 200 (°)/s，而通常杠铃深蹲、半蹲在蹬伸阶段膝关节的平均角速度约 200 (°)/s，很显然，对于跳远和举重项目，神经肌肉系统在慢收缩速度的力量训练中形成的适应性，与高收缩速度发力的专项特点并不完全一致（张跃，2002）。

从上面的分析可以看出：在分析运动技术时产生的力学佯谬现象并非是经典的力学原理真的出现了错误，而只是这些现象与我们的习惯思维不一致，片面地使用了经典力学的原理给我们造成的一种错觉。对于这些力学佯谬现象，我们应当坚持系统性原则，从多个学科角度出发，结合人体这个复杂巨系统的生物学特点，系统分析这些现象，才能够对这些现象产生正确的认识，建立科学的运动技术诊断与训练观念。

二、条件性原则

尽管事物是普遍联系的，但事物之间的联系是有条件的，不能胡乱联系。真理的存在毕竟是有条件的，这个条件不存在，真理也就不再是真理了，有可能变成谬误。通俗地讲，这个条件也就是真理的适用范围。在运动技术诊断中同样不存在放之四海而皆准的真理，每一个运动规律都有它的适用范围。打一个比方，对于同一个物体，在不同的坐标系中它的运动表现是不同的，这与牛顿运动定律只在惯性系中才成立有关。以牛顿运动定律为基础的经典力学在一定的条件下才能成立，它有一定的适用范围。经典力学只能应用于这样一类物体：它们的尺度比较大而运动速度比较低。对于速度很高（接近光速）的物体的运动问题，必须用相对论力学来解释。

在以经典力学为基石的运动技术诊断领域，在分析具体问题时同样要坚持条件性原则，否则，把适用于一个项目的原理无条件地应用到另一个项目中就可能导致错误的结果。例如，Herzog 等（1991）在实验中发现，自行车运动员股直肌的力—长度曲线与短跑运动员的是不同的。前者表现出股直肌长度越短力量越大的反向关系，而后者则表现出股直肌长度越长力量越大的正向关系。这可能是由于对各自项目的日常训练产生适应的结果。这说明自行车和短跑两个项目有不同的专项特点，二者之间不能进行交叉训练，否则会影响各自的专项成绩。因此，在采用训练手段和方法时，确定其使用范围同样是非常重要的。甚至可以说确定一个真理的适应范围与发现一个真理是同等重要的。

人体运动的复杂性决定了人体运动规律存在的条件并不易确定，需要仔细甄别，因为有很多情况是看起来相似而实际却大相径庭。例如，同样是旋转，铁饼、标枪的旋转是为了增加稳定性以保持飞行的路线，而足球的“香蕉球”、乒乓球的“弧圈球”等的目的却是要改变飞行的路线。二者利用的原理也不相同，前者是利用了动力学中的动量矩守恒定理，产生了稳定的转动轴；而后者是利用了流体力学中的伯努利定律，产生了马格努斯效应。再如，同样是球，足球的射门是要利用球的旋转产生“香蕉球”来躲避守门员，而排球的发球则是不要球的旋转而产生“飘球”来破坏一传。

三、层次性原则

事物的联系可分为直接联系与间接联系，联系具有层次性。对于运动技术诊断，竞技项目各要素间联系的层次性及研究任务各不相同，因而，在强调系统性的基础上，也应清楚运动技术诊断的层次性。

前面已经对运动技术诊断进行了分类，第一种分类方法是按测量技术的不同来分类可分为运动学诊断、动力学诊断和肌电学诊断，事实上，这三种测量技术所要解决的问题是逐步递进的，具有明显的层次性。在运动学层面上，可确定动作技术的空间特征、时间特征、时空特征。运动主体在运动范围内的运动轨迹可反映空间特征，运动的开始和结束时刻、运动的持续时间、运动的频率、动作的节律等可反映时间特征，（角）速度、（角）加速度等可反映时空特征；在动力学层面上，可确定动力学特征即惯性特征、力的特征和能量特征。惯性特征是指运动主体的质量和转动惯量，力的特征是指运动主体内部或与周围环境之间的力

（矩）、冲量（矩），能量特征是指运动主体运动时的功、能和功率；在肌电学层面上，主要是确定人体骨骼肌的生物力学特征，区分运动过程中的原动肌与辅助肌、协同肌与对抗肌、稳定肌与中和肌并清楚各自的发力特点和发力时序等。运动学诊断描述了人体运动的外部特征，动力学诊断可以解释人体运动的动力学原因，而肌电学诊断则可以解释产生力的内部肌肉力学的原因，层层深入，来探索人体运动的规律和原因。

运动技术诊断的第二种分类方法是按分析方法的层次分为定性诊断、定量诊断和仿真诊断，在认识事物的程度上具有明显的层次性。定性诊断对运动技术只能是初步的、大概的认识，没有具体的数据作依据。定量诊断则进一步获得了反映运动技术优劣的真实数据，可以对技术的细节进行深入的分析，显然这要比定性诊断的层次要高。而仿真诊断则是在对运动技术定性认识的前提下，以定量数据为基础，在计算机上进行虚拟环境下的仿真研究。它利用了定量诊断所获取的真实数据，在真实数据的基础上进行数值的增减来看所得的结果，具有很强的预测性，这显然是更高层次的研究。

当然，在运动技术诊断时，还应考虑人的生理、心理以及竞技状态的因素，尤其是体能问题。体能与技术是专项能力的两个不可或缺的组成部分，二者之间存在密切联系，甚至在很大程度上体能决定了技能的发挥，因此在技术训练过程中不能抛弃体能而只关心技能训练。在技术诊断过程中，如果能同时考虑运动员体能因素的影响则是在实践性方面更高层次的研究。例如，足球运动属于同场对抗性技能主导类项目，体能与技能是其专项能力的两个重要组成部分，但是对足球踢球技术的传统体育科学研究方法是对其体能与技术的分别研究，这只能够揭示运动能力的一个侧面，而不可能真实和全面地反映专项能力的完整特征。我们应该认识到，标准的个体最佳技术模型只是运动员在体力最充沛时的技术表现，在长时间的比赛中，运动员不可能始终保持同样的技术水平，随着运动员体力的消耗，运动技术必然发生改变，这种技术动作的变化也是一种动态的专项能力，是体能与技能的一种有机结合。对于足球运动来讲，运动员技能的高水平发挥是建立在良好体能基础上的，在脱离体能情况下，对足球踢球技术进行诊断得到的结果只能是踢球技术的静态特征，就会造成在专项特征上的不全面，甚至还会影响到专项特征对训练实践的指导作用，阻碍专项训练的正确发展。基于此认为，在对足球踢球技术进行诊断时应该考虑体能因素，探索踢球技术在运动员机体处于不同状态下的专项特征（如运动疲劳前后的变化特征），只有这样才能使研究结论更加符合现实、更加贴近实际，更好地为运动训练或比赛提供理论依据。

第二节　运动技术诊断的发展观

事物的相互联系导致事物之间的相互作用，必然推动事物的变化发展，联系和发展的观点是唯物辩证法的总特征。揭示动作技术原理，进行技术诊断，目的是改进动作技术，达到最佳化。动作技术的生物力学分析过程就是一个运动技术的变化发展过程，因此，要用发展而不是静止的观点去看待运动技术。生物力学最常见的研究是发现技术上的细微改进，也称运动技术的渐变式发展，这当属量变；当量变到一定的度，就可能产生质变，即技术上的突变，也称为运动技术的突变式发展。

用发展的观点去分析运动技术，包含着从量变到质变的过程。开始往往是对某一个或几个运动员进行运动技术分析，在原有的运动技术模式下寻求符合他（她）们的身体形态、机能、心理素质和训练水平等个性特点的最佳化运动技术，即运动技术的渐变式发展，这是发展过程中量的积累。当量的积累到一定的程度便会发生质变，形成运动技术的突变式发展，即突破原有的技术框架，形成创新的技术模式，适合于任何人而不考虑运动员的性别、体型、运动素质的发展水平和心理素质等个体差异。

一、渐变式发展

运动技术诊断有一个过程，是在纷繁复杂的现象背后寻找运动规律，并依据客观规律去改进旧动作、设计新技术。这一过程需要反复试验，逐步探索，运动技术的改进和发展往往是渐变式的，不可能一蹴而就。动作技术的规律性是通过测量参数表现出来的，就测量参数而言，可分为人体惯性参数、运动学参数、动力学参数和肌肉力学参数。这些参数本身既有个体差异，又表现出不稳定性，且参数之间的关系可能有因果关系，又可能有平行关系。因此，选择、确定和测量生物力学参数是一个复杂的过程，只有界定各参数间的相互关系并区分用以分析和评定动作技术的常规参数和敏感参数，才能达到改进运动技术的目的。

所谓的运动技术最优（佳）化，事实上就是运动技术的渐变式发展过程，即在原有技术模式框架下进行的技术微调和改进，平常所见的运动技术诊断多数属于这种情况，而且经常是针对个案进行技术分析。例如，艾里尔对威尔金斯投掷铁饼动作进行分析时，发现他在铁饼出手之前没有刹住膝盖有可能损失一部分本应传到铁饼上的力。再如，洪嘉振对朱建华跳高过杆动作进行模拟分析时，发现他过杆时抬腿、抬头过高的技术缺陷。另外，在大多数项目中对运动员进行的技术局部微调基本上都属于运动技术的渐变式发展。

二、突变式发展

由于运动技术的突变式发展经常是基于运动原理的重大突破，往往会促使运动成绩显著提高。例如，1968 年，大多数世界级的跳高运动员都采用俯卧式跳高技术。但是在墨西哥城奥运会上，跳高金牌获得者使用了一种几乎无人见过的技术。来自于美国俄勒冈州立大学的一名美国人迪克·福斯贝利使用背向姿势跳过了 2.24m，这项技术以背越式跳高而闻名。背越式相比俯卧式的优势在于助跑快和易学。福斯贝利的成功带动其他人也采用这项技术，现在所有的世界级跳高运动员都采用背越式跳高技术。

跳高姿势的演变经历了跨越式→剪式→滚式→俯卧式→背越式的发展过程，在这一过程中，每一个进步都蕴含着生物力学参数的不断精细与敏感、生物力学原理的不断提炼与升华，这里既包含了运动技术的渐变式发展（同一跳高姿势下动作的局部微调），也包含了突变式发展（跳高姿势的彻底改变）。从直线助跑进化到弧线助跑，身体向圆心倾斜，自动而不是刻意地降低了人体重心的高度，最大限度地增大了工作距离；从倾斜起跳到垂直起跳使地面的反作用力作用线直接通过人体重心，充分地利用了起跳的力量；从各种过杆姿势到背向过杆，提供了人体各环节顺序过杆的可能，合理地利用了起跳后人体重心抛物线轨迹不变的力学原理，使过杆动作结构更趋合理。更重要的是，从人体总重心必须远远超过横杆到低于横杆，最大限度地利用了起跳的有效力，提高了过杆的高度。

再如，推铅球技术的演变经历了从原地→侧向滑步→背向滑步→旋转推铅球的发展过程，也包含了渐变式和突变式二者共存的发展过程，其中既有在原技术框架下投掷动作的局部微调，也包含了新技术模式的产生，而这个新技术模式的发展主线则是不断延长用力距离。原地推铅球后的首次技术变革，就是侧对投掷方向站立，顺时针方向转体 45°推球，创造了 17.40m 的成绩，这主要都是依靠体重和力量获得的。随着人们对铅球技术认识的不断加深，运动员开始采用侧对投掷方向开始滑步——侧向滑步技术，创造了 17.62m 的成绩。之后，美国的运动员福克斯采用了滑步后上体前倾几乎与地面平行的技术创造了 17.95m 的世界纪录，此技术的优势是增加了爆发力和延长了用力距离。在 20 世纪 50 年代出现了第二次重要的技术变革，以背对投掷方向的开始姿势推铅球，从而提高了滑步速度和最后用力的工作距离，把世界纪录提高到 19.30m。之后，达拉斯·朗采用了滑步时身体重心低而稳定的技术，整个滑步过程没有停顿现象。他于1960年创造了20.68m的世界纪录。1973 年，美国运动员费尔巴哈采用背向滑步转体技术取得了 21.82m 的优异成绩，至此结束了从 20 世纪 50 年代到 70 年代初这 20 多年单一背向滑步推铅球技术的时代，此技术的特点是滑步过程中右脚内扣 90°，重心相对高些，身体扭紧程度比传统背向滑步大，铅球出手速度快。在 70 年代，旋转推铅球技术变得普遍起来，这是受掷铁饼技术的启发。自旋转推铅球的第一次使用至今已有40多年了，1990年美国的巴恩斯采用此技术将男子世界纪录提高到23.12m。

量变和质变不仅相互联结、相互转化，而且相互包含、相互渗透。一方面，量变中包含着质变，即量变过程中的部分质变；另一方面，质变中又包含着量变，即质变中包含着量的扩张。运动技术的渐变式发展和突变式发展也遵循这一规律。当突变式发展的运动技术形成之后，又需要在新的运动技术模式下探索符合个体特点的最佳化动作技术，即运动技术的渐变式发展，属于新质下量的扩张。

第三节　运动技术诊断的矛盾论

一、动力与制动力相结合

矛盾论是唯物辩证法的实质与核心，它是事物发展的源泉与动力。矛盾双方既统一又斗争，推动着事物的运动、变化和发展。从力对运动的作用效果而言，作用方向与运动方向一致，产生正加速度的力为动力；反之则为制动力。动力与制动力作为矛盾的双方制约着运动主体的运动，二者是对立统一关系。对立和统一是矛盾的两个根本属性，矛盾的对立性是指矛盾着的对立面之间互相限制、互相否定。动力与制动力对运动主体的作用效果截然不同，分清动力与制动力是认识运动规律的前提。矛盾的统一性有两层含义：一是矛盾着的对立面之间互相依存、互相联结；二是矛盾着的对立面之间互相渗透、互相贯通。在运动中，动力和制动力构成矛盾的双方，共处于一个统一体中。在周期性运动中，制动力往往是动力的前驱，是形成动力的条件，二者互相依存、互相联结。以蛙泳为例，上肢的划水动作产生使身体在水中前进的主要动力，但是划水之后又必须向前方运臂，为下一个划水动作创造条件，向前运臂必然遇到水的阻力，这对身体前进是一个制动力。若没有向前方的运臂动作，就不会有下一个动作周期的划水动作。为了增加动力，手应该以一个曲线轨迹向后、向侧方来进行划水。另外，同一种力，在不同条件下，动力与制动力又是互相渗透、互相贯通的，二者可以互相转化。速度滑冰中侧蹬冰的摩擦力是前进的动力，而自由滑行中的摩擦力则是制动力。

在运动分析中坚持矛盾论，分清动力与制动力，在运动实践中可以最大限度地利用动力、减少阻力。在跑的过程中，着地距离较短、缓冲时间较长为合理跑步技术。原因是着地距离较短，可以增大着地角，减少着地后的阻力，有利于保持跑速；而缓冲时间较长，是缓冲动作充分的表现。它可以增大膝关节的活动范围，减少后蹬角，从而提高蹬地效率。概括起来，增大动力利用率减少阻力的方法有：采用合理的动作技术、身体各环节的合理配合以及利用肌肉力学性质。例如，在运动时，对某一运动员来说，他所产生的肌肉力及获得的外力的大小是一定的，但对于它们的利用率则可以有很大的不同。例如，用同样大小的力投掷铅球时，若出手角接近 42° 则比出手角为 30° 时投得远；又如，做原地纵跳练习，当下蹲到最低点时，不停顿地做蹬伸动作，所起跳的高度比稍停片刻跳的高度高。

二、主要与次要因素相结合

矛盾有主次之分，其在事物发展过程中的地位和作用不同。主要矛盾是指在某一时期、某一范围内在复杂矛盾中起主导作用的矛盾，它的存在及发展规定并影响着其他矛盾的存在与发展，对事物的发展起着决定性的作用。抓住了主要矛盾，就抓住了解决问题的关键，同时，也应当注意一些次要因素对问题的影响，即坚持主要与次要因素相结合的原则。

运动技术诊断经常要利用人体模型来分析动作技术，由于人体是一个复杂的生物体，在建立人体模型时，其基本思想首先就是抓住主要方面，去除一些次要的、不影响力学性质的因素，提取能代表其本质的方面，对人体进行简化与抽象而形成人体模型。以跳远为例，根据问题需要可把人体简化为质点、环节链模型及多刚体模型等。若只研究人体重心轨迹可采用质点模型，要研究人体的倾斜程度、旋转速度等涉及整体姿态等问题时可采用单刚体模型，而要研究人体各环节的相互作用对起跳的影响时就要建立多刚体模型或环节链模型。在建立人体模型时，往往忽略运动时肌肉形变对环节质量分布的影响，只考虑肌肉活动所引起的结果，而不去追究肌肉施力过程的一些复杂的生物学问题。这样做可以分清主次，抓住重点，简化问题，达到解决问题的目的，从而避免了分析问题时不分主次，眉毛胡子一把抓，使本就复杂的问题更加复杂化以至无法解决。同时，也应当在抓住问题的主要因素后，对一些次要因素进行分析，或许，这些次要因素的忽略可能正是所建人体模型与实际人体之间产生误差的原因所在。

掷铅球是一个适合建立最佳出手角模型的例子。首先，铅球的形状规则，密度大，体积小，适合抽象成一个质点；其次，铅球出手后就和投掷主体无关，易于用数学的方法建立模型。在建立模型时，由于铅球的飞行速度相对较慢，往往忽略空气阻力对铅球飞行的影响。这样考虑问题是可以的，既抓住了主要矛盾和矛盾的主要方面，又简化了解决问题的方法。事实也证明了这一点。在 1978 年，德国的拜尔以 22.15m 的成绩创造新的世界纪录时，其出手角是 42°，非常接近模型计算出该水平下的最佳出手角。实际上，空气阻力的影响肯定存在，但影响究竟有多大呢？有数据表明，根据目前铅球的世界水平，由于空气阻力的影响，使投掷成绩减小的最大值为实际远度的 0.6%（男）和 0.7%（女）。这就使得理论的最佳出手角应增大 0.01° ～0.02° ，从运动员对角度的空中能力上来讲，在建立模型之初就考虑这 0.01° ～0.02° 的角度之差意义并不大。正确的做法是应当先忽略次要的因素以方便建模，建模成功之后再把模型应用于实践来对模型进行反复的修正以达到模型符合实际的目的。

三、内因与外因相结合

事物的发展是由内部矛盾与外部矛盾共同作用的结果。内部矛盾就是一个具体事物或系统内部所包括的各要素既对立又统一的关系，是事物发展的内因。唯物辩证法认为，事物的发展都是内因与外因共同作用的结果，二者对事物发展的作用是不一样的，内因是事物发展的根据，外因是事物发展的条件，外因必须通过内因才起作用。在运动技术诊断时，必须应当明确人是运动的内因，外部环境与条件是运动的外因。

在 20 世纪 90 年代，曾对什么是跳跃的动力进行过讨论。一种观点认为，跳跃时蹬地反作用力不能成为跳跃的动力，躯干与肢体的收缩力才是跳跃的动力；另一种观点则认为只要人体获得了足够的地面反作用力即可腾起，地面反作用力是人体跳跃腾起的必要条件，无疑是跳跃的动力。对于跳跃的动力问题，上述两种观点在分析问题时显然没有坚持内外因论而仅仅谈论问题的某一方面。实际上，只有把二者统一于矛盾分析内外因论的理论框架中，才能真正地把握跳跃动力问题的实质。人体内部肌肉的收缩是内因，内因是根据；而地面反作用力是外因，外因是必要条件。二者相辅相成，缺一不可，共同构成了跳跃的动力。

联系观和发展观是运动技术诊断的总特征，矛盾论是解决运动技术诊断中存在的矛盾问题的根本方法，联系观、发展观与矛盾论三者构成了运动技术诊断的正确思维方式，因而可作为运动技术诊断的指导论，以服务于运动实践。

主要参考文献

陈有源. 1990. 跳跃动力的研究. 武汉体育学院学报, 4: 49-53.

金季春, 刘卉. 2007. 运动生物力学高级教程. 北京: 北京体育大学出版社.

李建设. 1997. 运动生物力学发展的几个理论问题. 体育科学, 17 (6): 77.

李世明. 2004a. 浅析运动技术生物力学分析的指导论. 山西师大体育学院学报, 19 (2): 80-84.

李世明. 2004b. 对运动技术力学佯谬问题的探讨. 首都体育学院学报, 16 (1): 45-46.

柳方祥. 2001. 从运动过程研究中的几例矛盾谈多学科综合研究的必要性. 体育与科学, 6: 13-14.

马南京. 2003. 运动生物力学中力学和生物学的辩证关系例析. 淮北煤师院学报, 24 (1): 47-50.

潘慧炬. 1999. 运动生物力学学科定义辩证. 北京体育大学学报, 4: 63-65.

魏文仪, 阮棉芳. 1997. 初探跳远最佳腾起角. 上海体育学院学报, 2:1-6.

易大鄂. 1987. 对短跑后蹬腿是否需要充分蹬直问题的探讨. 田径指南, 6: 9-11.

禹小明. 1992. 试论跳跃动力的力学依据. 武汉体育学院学报, (2): 91-93.

张跃. 2002. 优秀运动员力量训练“平台现象”的成因与突破. 第十届全国运动生物力学学术交流

大会论文汇编. 河北: 石家庄.

Arend S, Higgins J R. 1976. A strategy for the classification, subjective analysis and observation of human movement. Journal of Human Movement Studies, 2: 36-52.

Peter McGinnis. 1999. Biomechanics of sports and exercise. Champaign, IL: Human Kinetics.

第三章　运动技术诊断的生物基础

运动技术诊断的对象是人体的运动，而人体运动的力学基础是骨杠杆，本章阐述了组成骨杠杆的两大基本生物基础：一是人体惯性参数，即人体整体及环节的质量、质心位置以及转动惯量，构成了无外负荷下人体骨杠杆的阻力；二是人体力学特性，包括骨、关节、骨骼肌的力学特性，其中骨骼肌的主动收缩产生了人体骨杠杆的动力。第一节“人体惯性参数”主要是结合一百多年来世界各国专家学者所采取的各种测量手段讲述了人体惯性参数的获取和应用。人体惯性参数的测量方法有尸体解剖法、活体测量法以及数学模型法，人体惯性参数的统计模型有平均值模型，以体重为自变量的一元回归方程，以身高、体重为自变量的二元回归方程和以多体态参数为自变量的多元回归方程，人体惯性参数的应用原则是区分性别、民族、统计模型和环节划分方法。第二节“人体力学特性”讲述了骨的应力–应变曲线、骨的受载荷形式、骨的功能适应性、骨的运动性损伤，关节的运动学和动力学，骨骼肌的张力–长度关系、张力–速度关系、力量–速度–耐力关系、张力–时间关系以及影响骨骼肌张力的因素。

第一节　人体惯性参数

人体惯性参数是指人体整体及环节的质量、质心位置、转动惯量及转动半径。人体惯性参数是建立人体模型的基础参数，是运动生物力学、人类工效学及相关学科的重要组成部分，也是在运动技术诊断中开展定量和模拟研究的重要基础数据。例如，人体运动技术影像解析，体操、技巧、跳水等动作的设计，战斗机弹射座椅设计，伤残人假肢研制，汽车安全保护和检测，工厂厂房及载人器械和设备的护栏设计等。由于人体惯性参数在体育、国防工业、医学、康复等领域具有广泛的应用价值，因此，近百年来，人体惯性参数的研究备受国内外科学工作者的高度关注。德国、日本、美国、苏联、中国均取得了大量的研究成果。由于不同国家、不同作者所选择的测试对象、建立的人体模型、采用的测试方法等均不同，致使目前国内外采用的人体惯性参数有所差别。

一、基础知识

（一）人体环节的划分方法

不同作者在建立人体模型时，环节的数量、形状，以及环节的划分方法是不尽相同的，致使所提供的人体惯性参数也有所差别。

1. 环节数量

不同的作者所提供的人体模型是不同的，区别大致在头、颈和躯干的划分以及各环节的形状假定上。1889 年德国学者布拉温和菲舍尔（Brawne and Fischer，1889）提供了 14 个环节人体模型的人体惯性参数，即头、躯干、上臂、前臂、手、大腿、小腿和足（四肢的环节各有左、右两个，下同）；1958 年日本生物力学专家松井秀治提出了 15 个环节的人体模型，在布拉温—菲舍尔模型的基础上又增加了颈环节；美国的汉纳范（Hanavan，1964）也提出了 15 环节的人体模型，但与松井秀治模型不一样，而是在布拉温—菲舍尔模型的基础上把躯干分为上躯干和下躯干两部分；1975 年美国国家技术情报服务处（Chandler，1975）发表了一份题为"人体惯性性质的研究"的研究报告。该项研究是由宇宙医学研究实验室、美国空军等多家单位协同完成的。它提供的人体模型为 14 个环节模型，环节的名称与布拉温—菲舍尔模型相同；苏联的生物力学专家扎齐奥尔斯基（Zatsiorsky，1975）、谢鲁扬诺夫（Seluyanov，1978）分别解决了直接对活体测定人体环节惯性参数的问题，并提供了 16 个环节的人体模型，在布拉温—菲舍尔模型的基础上把躯干分为上躯干、中躯干和下躯干三部分；海滋（Hatze，1980）提出了 17 个环节的非对称模型；叶都（Yeadon，1989b）提出了一个由 40 个环节组成的人体数学模型；1998 年中国正式颁布了郑秀瑗教授等制定的中国成年人人体质心国家标准（国家技术监督局，GB/T 17245-1998），之后又出了成年人人体惯性参数国家标准（GB/T 17245-2004，代替 GB/T 17245-1998），提供了 15 个环节人体模型，即头颈、上躯干、下躯干、大腿、小腿、足、上臂、前臂和手。该模型还可以根据实际需要进行修改，即把上躯干、下躯干合成为躯干的 14 个环节人体模型和把下躯干进一步分解为中躯干和下躯干的 16 个环节人体模型，使所提供的人体模型适应性更强。

2. 环节形状

一般地，人体模型的各个环节均被假设为规则的几何形体。汉纳范模型环节的几何形体分别为椭球、椭圆柱、圆锥台等；詹恩斯（Jensen，1978）把人体假设为由一系列椭圆盘组成的模型；阿普卡瑞（Apkarian，1989）把整个肢体简化为截圆锥，叶都把人体躯干、手和足的横切面形状看成田径场状，这样的横切面更接近于人体躯干的横切面，有利于减少数学模型带来的误差。另外，头（除头盖外）、手臂（除手外）和腿（除足外）的形状是锥台，头盖的形状是半椭球体，叶都人体数学模型环节形状共计 3 种；郑秀瑗模型采用实测的各环节回转半径来判断人体环节的几何形状，使其更符合实际。因男性除上躯干外其他环节对以形心为坐标原点的额状轴与矢状轴的转动惯量及回转半径没有显著性差异，所以在设计大部分环节模型的形状时，采用截圆锥形，而头可视为椭球。并指出男性上躯干最好设计为椭圆截椎。女性的全部躯干均呈椭圆截锥形，其他环节与男性相同。这与中国青年胸大肌和背阔肌不发达有关，女性更甚之，这就是不同民族具有不同体态特征的缘故（郑秀瑗，1998）。

3. *环节划分方法*

概括起来，目前划分人体环节的方法大约有两种：一种是以人体的结构功能为依据，分割环节的切面通过关节转动中心，并以关节中心间的连线作为环节的长度。丹普斯特（Dempster，1955）曾对环节长度作过如下规定，为在纵轴上连接相邻两个关节中心的直线之长，如是末端环节，则是关节中心与环节质心之间的直线。另一种是以人体体表骨性标志点作为划分环节的参考标志，并以此确定环节长度。前一种划分方法与人体结构功能相适应，在影像解析时更符合运动规律，可减少测量误差，但在人体测量时不易准确确定划分点；后一种划分方法尽管易于测量，但不如前者能更好地满足人体运动研究的基本要求。

在影像解析中，需要根据受试者的性别、种族等实际情况来选择不同的人体惯性参数。如前所述，由于不同作者提供的人体惯性参数所采用的环节划分方法并不相同，因而，在使用时了解各种参数的环节划分方法是非常必要的。表 3-1（洪友廉，1982；郑秀瑗，1998）列出了最具代表性的五国专家学者提供的本国人体惯性参数所采用的环节划分方法，以作比较。德国的布拉温—菲舍尔数据、日本的松井秀治数据和美国的国家技术情报服务处数据基本上采用的是以人体的结构功能为依据划分环节的方法，而苏联的扎齐奥尔斯基数据和中国的郑秀瑗数据基本上是采用以人体体表骨性标志点为依据来划分环节的方法。

表 3-1　五国专家采用人体环节划分方法的对比

<table>
<tr><th colspan="2">环节</th><th>德国</th><th>日本</th><th>美国</th><th>苏联</th><th>中国</th></tr>
<tr><td colspan="2">头</td><td>无详细交代</td><td>头顶—平齐耳屏位</td><td>头顶点—颈颏交接点</td><td>头顶—平齐第七颈椎棘突位</td><td rowspan="2">头顶点—颈椎点</td></tr>
<tr><td colspan="2">颈</td><td>无</td><td>平齐耳屏位—胸骨上缘</td><td>无</td><td>无</td></tr>
<tr><td rowspan="3">躯干</td><td>上躯干</td><td rowspan="3">肩关节连线中点—髋关节连线中点</td><td rowspan="3">胸骨上缘—髋关节连线中点</td><td rowspan="3">颈颏—耻骨下缘</td><td>第七颈椎棘突—胸骨下点</td><td>颈椎点—胸剑联合点</td></tr>
<tr><td>中躯干</td><td>胸骨下点—脐点</td><td>胸下点—髂棘上点</td></tr>
<tr><td>下躯干</td><td>脐点—髂前点</td><td>髂棘上点—会阴</td></tr>
</table>

续表

环 节	德 国	日 本	美 国	苏 联	中 国
上臂	肩关节中心—肘关节中心	同左	同左	肩峰点—肱桡点	肩峰与腋前—桡骨头
前臂	肘关节中心—腕关节中心	同左	同左	肱桡点—茎突点	桡骨头—桡骨茎突
手	无详细交代	腕关节中心—掌指关节中心	腕关节中心—第一指骨间关节中心	茎突点—指点	桡骨茎突—中指尖
大腿	髋关节中心—膝关节中心	同左	同左	髂前点—胫骨上点	髂前上棘—胫骨上点
小腿	膝关节中心—踝关节中心	同左	同左	胫骨上点—胫骨下点	胫骨上点—内踝尖
足	跟结节—足尖	踝关节—足跟	跟后缘—趾尖点	胫骨下点—指点	内踝尖—足底

（二）人体惯性的参数表征

在对人体的模型进行了环节划分之后，接下来就是要提供出各个环节的质量、质心位置、转动惯量（回转半径）的大小，至于人体整体的这些惯性参数可以通过数理的方法合成得到。

1. 质量

质量是物体含有物质的多少，是平动物体惯性大小的量度。人体质量包括人体总质量和人体环节质量。人体环节的质量称为环节绝对质量，环节绝对质量与人体总质量之比称为环节相对质量，后者消去了人的体重对指标的影响。环节相对质量并不恒定，躯干的质量最易发生变化，例如，饮食、喝水可在短时间内使躯干质量发生较大的变化。而四肢质量发生变化较慢，经过长期的运动训练，不同项目的运动员之间以及运动员与普通人群之间四肢的相对质量会产生较大的差异。

2. 质心位置

质心包括人体总质心和人体环节质心。

人体总质心是指人体整体质量分布的加权平均位置。人体总质心在人体垂直轴上的位置是表征运动员体型特点的重要指标之一。可分别用绝对值和相对值来表示人体总质心的位置，后者是前者与身高的比值，消去了个体间身高不同的影响，可以作为个体间相互比较的参数。文献资料（Zatsiorsky, 1981）显示：影响人体总重心位置的因素主要有 4 个：①性别，女子质心的相对高度比男子低 0.5%~2%；②年龄，一般来讲，婴儿质心的相对高度比成年人高 10%~15%，随着年龄的增长头所占的比重下降；③运动专项，运动专项不同对人体总质心的位置有所影响，滑冰、足球和短跑等下肢肌肉肥厚运动员的质心位置较低，而拳击、赛艇等上肢肌肉肥厚运动员的质心位置较高；④体型，体型也是影响人体质心位置的因素之一，判定体型的主要依据就是人体肌肉和骨骼的发达程度以及脂肪积蓄程度，这些都影响了人体整体的质量分布。人体总质心位置在保持立姿时位于垂直轴约第二骶椎所在的水平面上，至于总质心在矢状面和额状面上的位置一般则很少关注。由于人体在变换姿势时内脏器官以及肌肉质量的位移、血液的重新分布等原因，人体总质心的位置不会固定不变。但是，这种变化是很小的，一般不会超过身长的 1%。

人体环节质心在各环节中几乎都有一个固定的位置。纵长环节的质心大致位于纵轴上，靠近近侧端关节。描述人体环节质心位置一般采用环节质心半径系数的概念，即近侧端关节中心至环节质心的距离与环节长度的比值。有的资料也采用远侧端作为质心测量的起点，如郑秀瑗（1998）提供的人体模型。

3. 转动惯量

为什么同一个体操运动员在完成直体后空翻动作时要比完成团身后空翻难度大，完成单杠大回环的难度要比完成腹回环大？其原因是尽管同一个运动员反映其平动惯性大小的人体质量没有发生变化，但是该运动员在完成转动动作时反映转动惯性大小的转动惯量发生了变化。转动惯量是转动物体惯性大小的量度，可以描述物体保持原有转动状态的能力。转动惯量越大，保持原有转动状态的能力越大，反之则越小。

物体对一定转轴的转动惯量（I）等于物体内各质点的质量（m_i）与各质点（n）到转动轴的垂直距离（r_i）平方的乘积之和，即

$$I = \sum_{i=1}^{n} m_i \cdot r_i^2 \tag{3-1}$$

转动惯量的大小不仅与质量大小有关，而且与质量的分布及转动轴的位置有关。物体质量越大，质量分布离转动轴越远，转动惯量也越大。在要说明物体的转动惯量的大小时，必须同时说明是相对哪一个转动轴而言的。

人体的转动惯量包括人体整体的转动惯量和人体环节的转动惯量。一般地，二者相对于矢状轴、额状轴、垂直轴的转动惯量在动力学计算中较为重要。

4. 回转半径

在平动中，质量 m 可认为是集中在物体的质心上；在转动中，可把物体的质量 m 等效为集中在某一点上的一个质点的质量，此点离转动轴的垂直距离为 R，物体对转动轴的转动惯量等于该等效质点对同一轴线的质点惯量，即

$$I = \sum_{i=1}^{n} m_i r_i^2 = mR^2 \tag{3-2}$$

$$R = \sqrt{\frac{I}{m}} \tag{3-3}$$

为表达人体整体及环节的转动惯量也常用回转半径（R）的概念，并且进一步采用回转半径与环节长度之比即相对回转半径的概念。

二、测量方法

一般地，获取人体环节惯性参数的方法主要有尸体解剖法、活体测量法、数学模型法等。

（一）尸体解剖法

尸体解剖法是指通过解剖尸体，对肢解的人体进行环节惯性参数测定的研究方法。尸体解剖法的价值在于以尸体实验为基础，建立活体环节参数的数量概念，但需要考虑到死组织与活组织之间的差异。另外，由于不同作者收集到的尸体例数均较少，切割技术又很复杂，所以尸体解剖法的样本含量很难达到大样本的要求，因而所测结果的推广必然受到限制。

德国的学者布拉温和菲舍尔在 1889 年解剖了 3 具尸体，在人体环节惯性参数方面进行了重大的研究。先把尸体对称地平放在水平板上，使两腿伸直并旋外，然后冰冻，通过关节中心把尸体锯成 14 个环节，得到环节质量。获取环节质心位置的方法是：用 3 个细的金属钉子分别与 3 个基本平面垂直支起环节，当环节均达到平衡时，将钉子钉入环节，3 个钉子连线的交点即是环节的质心。布拉温和菲舍尔提供了环节相对质量和质心半径系数，并在各国的运动生物力学研究中得到了广泛的应用，也是我国运用最早的人体环节惯性参数。

此后几十年的时间里，没有人进行过尸体的测量研究。直到 1955 年，作为美国空军一个为期 3 年的研究课题的一部分，美国密歇根大学的丹普斯特博士解剖了 8 具中等体质白人男性尸体，不但取得了重要的人体环节参数，而且使这门学科的研究技术更趋完善化和标准化。他把尸体四肢关节都放在它们运动幅度的中间位置进行冰冻（使用干冰），然后沿着关节角度的二等分线通过关节中心进行切割，以获取环节质量；采用平衡板法测定环节质心；采用悬摆法测量环节转动惯量；采用排水法测量环节体积。

1959 年茂理与山本、1963 年藤川（日）先后解剖了 6 具男女尸体（日本人），来测定环节质量及质心位置。

美国的克劳塞（Clauser，1969）解剖了 14 具防腐男性尸体，并在身材方面仔细地挑选能够代表正常人群身材的尸体，以期验证以尸体数据推断活体数据的正确性。在切割时用一张纸放在下面以收集锯下来的组织粉末及黏在锯条上的粉末，称出它们的质量，平分后分别加在切割下来的两个环节上。为了尽量减少体液的损失，每个切面都用防水的塑料薄膜封盖起来。在测得尸体的整体体重与体积后，再解剖，并测出各环节的质量、体积、质心，然后得出逐步回归方程，借助人体测量学数据，算出环节三大参数——质量、体积和质心。由于第一具尸体是作为探索解剖技术的，所研究的结果实际上是 13 具尸体的研究报告。

（二）活体测量法

由于尸体性状和活体的明显差异，事实上，人们一直在探索对活体进行直接测量以获取人体环节惯性参数的方法，即活体测量法。一百多年来，先后曾出现了称重法、水浸法、快速释放法、机械振动法、放射性同位素法、CT 法和 MRI 法等多种方法。其中，称重法仅为在已知环节质量、质心位置中的某一个参数时来测量另一个参数而设计，水浸法可测出环节体积并根据人体平均密度计算环节质量，快速释放法和机械振动法仅为测量环节转动惯量而设计。称重法、水浸法、快速释放法、机械振动法采用了经典的物理方法，放射性同位素法采用了近代物理方法，而 CT 法和 MRI 法则采用了现代技术手段来实现人体惯性参数的活体测量。上述每一种方法都有各自的假设和局限性，但是，每一种方法的出现都极大地推动了人体环节参数活体测量技术的进步。

1. 放射性同位素法

放射性同位素法又称 γ 射线扫描法，莫斯科中央体育学院的扎齐奥尔斯基和谢鲁扬诺夫（1983）采用此法对 115 名受试者（男子 100 名，女子 15 名）进行了人体环节惯性参数测量。它的理论根据是单能级 γ 射线窄束通过一层材料后强度发生衰减这条物理定律，并假设氢在人体中分布均匀。

受试者躺在床上，床的上方有一个可移动的辐射源，床的下面有一个对准辐射源的检测器。用该设备对受试者进行全身扫描，可测出某一特定部位对射线束的透过强度。根据一定部位的 γ 射线数量密度计算出该部位的面密度，结合该部位的坐标，即可计算出环节的质量、质心位置和转动惯量。

放射性同位素法在大样本统计活人的环节惯性参数方面是一个重大突破。凯斯珀（Casper，1971）对铝、布鲁克斯（Brooks，1975）对绵羊的两腿进行 γ 射线扫描以验证该方法的可重复性和准确性。但是，美国研究者因为窄束可能产生对受试者身体有害的辐射曝光强度问题没有得到解决而没有将该法用于活体测量，扎齐奥尔斯基等为了避开这个问题而改用宽束，但是，γ 射线宽束在通过吸收剂时衰减的情况与窄束不同，且宽束通过吸收剂的规律尚未找到严密的数学表达式，因此，只能在物理实验过程中寻找受试材料的面密度和 γ 射线宽束通量密度之间的经验公式，这必然影响到测量精度。

2. CT 法

中国清华大学的郑秀瑗教授等采用 CT 法（computerized tomography，计算机 X 射线体层照相术）及 CIP 法（computerized image processing，计算机图像处理技术）等现代化技术手段对 100 名受试者（男 50 名，女 50 名）进行了人体环节惯性参数的测量。CT 法是在人环节惯性参数测量研究的方法学上的一次重大突破。

首先用 CT 机把人体从头至脚每隔 3cm 扫描一次形成一张横截面图像，各横截面图像用正胶片拍出。由于各种组织和器官密度不同，其吸收射线量也不同，因而反映在胶片上的图像灰度也不同。组织和器官越密吸收射线量越多，其灰度越小，反之，则灰度越大；然后，在图像上用鼠标在各组织和器官边缘画点，以三次样条逼近方法拟合一条光滑连续的边界线；再用 CIP 法统计不同灰度来测算各种组织和器官的面积，并根据相邻截面距离计算各种组织和器官的体积，与各组织器官的密度相乘即可计算出各环段的质量、质心位置和转动惯量，并以此来计算各环节的惯性参数。

该方法所使用的各组织器官的密度是从 20 具经 10%的福尔马林溶液处理的固定尸体和 6 具新鲜尸体上分别选取 19 种人体组织和器官材料用水浸法测得的平均密度。这 19 种组织分别是血液、皮、皮下组织、横纹肌、肌腱、软骨、骨干、骨端或脊椎、胸腹腔软组织、心肌、全心、平滑肌、胃肠、肺、肝、脾、胰、肾和脑。

在此之前，国内一直沿用外国的参数。吕维加（1990）曾对德国的布拉温—菲舍尔数据、日本的松井秀治数据、苏联的扎齐奥尔斯基数据、美国的克劳塞和昌特勒五种国外人体惯性参数进行了实测研究，证实扎齐奥尔斯基数据较适合中国人的情况。当中国人有了自己的人体环节惯性参数后，毛松华等（1999）同样把扎齐奥尔斯基数据与郑秀瑗数据进行了实测对比研究，结果显示后者比前者更加适合于中国男青年。郭俊人比较了在运动技术的图像解析中采用不同人体模型所得测量结果的差距，发现在解析中国运动员的运动技术时，采用中国青年人模型与采用扎齐奥尔斯基、松井秀治、布拉温—菲舍尔模型解析身体重心的差距均值分别为 3.44cm、3.57cm、5.37cm，平均差距达 4.15cm，各动作中身体重心最小差距是 2.9cm，最大差距是 5.8cm，解析中国运动员的运动技术时采用外国人体模型的环节参数是不可取的。

3. 称重法

称重法又称平衡板法，有简便易行和直接测量人体整体和环节惯性参数的优点，多年来一直受到各国学者的关注。其原理是应用力矩平衡方程，测量人体总质心位置。1936 年伯恩斯坦、1963 年威廉斯、1970 年康蒂尼等均对变换姿势称重法进行了尝试，取得了较为重要的研究结果。但是，这种尝试中最重要的一个假设是必须事先知道环节质心坐标和环节质量中的某一个参数。

为了解决称重法必须已知一个参数的问题，金季春、李世明（2003）利用人体总重心圆原理和不同平衡状态变化原理（稳定平衡状态→有限稳定平衡状态→不稳定状态），将环节（链）质量矩测量与环节（链）质心半径测量相结合，首次解决了平衡板实际测量人体运动环节质量、质心半径的基础理论问题；利用自行研制的两种相配套的平衡板（R-II 型、R-I 型平衡板）分别实测了 9 名男性样本的头、左右上肢链、左右下肢链和左右小腿一足 7 个环节（链）的质量矩、质心半径，并计算了它们的质量及躯干、大腿的惯性参数；引入最优化理论，以郑秀瑗教授提供的 3 种中国人体数据模型为基础建立目标函数、以平衡板的实际测量为准则确定约束条件，计算了上下躯干、左右上臂、左右前臂、左右手、左右小腿、左右足 12 个环节的惯性参数。为今后对特殊个体和青少年人体环节质量、质心位置的测量提供了一种安全可靠的方法。

（三）数学模型法

数学模型法是利用几何图形模拟人体环节以求得环节参数的方法。1958 年日本的松井秀治先将人体分成 15 个环节，并将各环节简化成各种几何形体，然后用 X 射线摄影来确定各环节的肌肉体积和骨骼的体积，根据已知肌肉的密度和骨骼的密度，确定模型中各环节的质量和质心位置。由于这是第一份亚洲人的数据，因此受到了人们的极大地重视，但是，该数据人体总质心的计算值与实测值误差较大，接近 2cm。

数学模型法一般要建立在其他方法的基础之上。汉纳范模型的各环节质量是按巴特（Barter，1957）发表的回归方程计算的，而巴特的回归方程则是把布拉温—菲舍尔（1889）所研究的 3 具尸体资料、菲舍尔（1906）所研究的 1 具尸体资料和丹普斯特（1955）所研究的 8 具尸体资料结合起来，以 12 具尸体资料建立的回归方程；叶都（Yeadon）人体数学模型的环节密度则是直接采用了 1955 年丹普斯特提供的数据。扎齐奥尔斯基根据 γ 射线扫描法的测量结果、郑秀瑗根据 CT 法的测量结果分别提出了各自的回归方程。

三、统计模型

目前，人体环节惯性参数的统计模型由简至繁概括起来大致有 4 种形式，即平均值统计模型、以体重为自变量的一元回归方程、以体重及身高为自变量的二元回归方程和以多个体态参数为自变量的多元回归方程。

（一）平均值统计模型

最简单的环节质量、质心位置近似值的计算方法，是假设环节质量与人体总质量之间有固定的比例，环节质心半径与环节长度之间有固定的比例。这种比例既可以根据尸体测量数据也可以根据活体测量数据进行计算，表 3-2、表 3-3 分别列出了部分专家所建立的男性人体环节相对质量、质心相对位置的平均值统计模型。

表 3-2　男性人体环节相对质量　　（单位：%）

<table>
<tr><td colspan="2">作者</td><td>布拉温—菲舍尔</td><td>丹普斯特</td><td>松井秀治</td><td>克劳塞</td><td>扎齐奥尔斯基</td><td>郑秀瑗</td></tr>
<tr><td colspan="2">头</td><td>7.06</td><td>8.1</td><td>4.4</td><td>7.9</td><td>6.94</td><td rowspan="2">8.62</td></tr>
<tr><td colspan="2">颈</td><td>无</td><td>无</td><td>3.3</td><td>无</td><td>无</td></tr>
<tr><td rowspan="3">躯干</td><td>上躯干</td><td rowspan="3">42.70</td><td rowspan="3">49.7</td><td rowspan="3">47.9</td><td rowspan="3">50.7</td><td>15.956</td><td>16.82</td></tr>
<tr><td>中躯干</td><td>16.327</td><td rowspan="2">27.23</td></tr>
<tr><td>下躯干</td><td>11.174</td></tr>
<tr><td colspan="2">上臂</td><td>3.36</td><td>2.8</td><td>2.7</td><td>2.6</td><td>2.707</td><td>2.43</td></tr>
<tr><td colspan="2">前臂</td><td>2.28</td><td>1.6</td><td>1.5</td><td>1.6</td><td>1.625</td><td>1.25</td></tr>
<tr><td colspan="2">手</td><td>0.84</td><td>0.6</td><td>0.9</td><td>0.7</td><td>0.614</td><td>0.64</td></tr>
<tr><td colspan="2">大腿</td><td>11.58</td><td>9.9</td><td>10.1</td><td>10.3</td><td>14.165</td><td>14.19</td></tr>
<tr><td colspan="2">小腿</td><td>5.27</td><td>4.6</td><td>5.4</td><td>4.3</td><td>4.33</td><td>3.67</td></tr>
<tr><td colspan="2">足</td><td>1.79</td><td>1.4</td><td>1.9</td><td>1.5</td><td>1.371</td><td>1.48</td></tr>
<tr><td rowspan="3">备注</td><td>年代</td><td>1889</td><td>1955</td><td>1958</td><td>1969</td><td>1978</td><td>1998</td></tr>
<tr><td>样本</td><td>3</td><td>8</td><td>1</td><td>13</td><td>100</td><td>50</td></tr>
<tr><td>方法</td><td>尸体法</td><td>尸体法</td><td>数学模拟</td><td>尸体法</td><td>γ 射线扫描</td><td>CT 法</td></tr>
</table>

注：郑秀瑗数据的中躯干和下躯干合称为下躯干。

表 3-3　男性人体环节质心的相对位置　　（单位：%）

<table>
<tr><td colspan="2" rowspan="2">作者</td><td rowspan="2">布拉温—菲舍尔</td><td rowspan="2">丹普斯特</td><td rowspan="2">松井秀治</td><td rowspan="2">克劳塞</td><td colspan="2">昌特勒</td><td rowspan="2">扎齐奥尔斯基</td><td rowspan="2">郑秀瑗</td></tr>
<tr><td>（左）</td><td>（右）</td></tr>
<tr><td colspan="2">头</td><td>—</td><td>43</td><td>63</td><td>47</td><td colspan="2">66.73</td><td>50.0</td><td rowspan="2">46.9</td></tr>
<tr><td colspan="2">颈</td><td>无</td><td>无</td><td>50</td><td>无</td><td colspan="2">无</td><td>无</td></tr>
<tr><td rowspan="3">躯干</td><td>上躯干</td><td rowspan="3">39</td><td rowspan="3">—</td><td rowspan="3">52</td><td rowspan="3">38</td><td colspan="2" rowspan="3">52.17</td><td>50.66</td><td>53.6</td></tr>
<tr><td>中躯干</td><td>45.02</td><td rowspan="2">40.3</td></tr>
<tr><td>下躯干</td><td>35.41</td></tr>
<tr><td colspan="2">上臂</td><td>47</td><td>44</td><td>46</td><td>51</td><td>50.67</td><td>51.17</td><td>45.0</td><td>47.8</td></tr>
<tr><td colspan="2">前臂</td><td>42</td><td>43</td><td>41</td><td>39</td><td>41.67</td><td>41.17</td><td>42.7</td><td>42.4</td></tr>
<tr><td colspan="2">手</td><td>—</td><td>51</td><td>50</td><td>48</td><td>51.50</td><td>52.00</td><td>37.0</td><td>36.6</td></tr>
</table>

续表

作者	布拉温—菲舍尔	丹普斯特	松井秀治	克劳塞	昌特勒		扎齐奥尔斯基	郑秀瑗
					（左）	（右）		
大腿	44	43	42	37	39.83	38.83	45.5	45.3
小腿	42	43	41	37	41.33	42.17	40.5	39.3
足	43	43	50	45	56.00	56.33	44.1	48.6

注：表中所列数据为环节近侧端到环节质心之间的距离，但各作者划分环节的依据并不相同，仅供参考。

表中数据的年代、样本、方法与表 3-2 相同。

表中布拉温—菲舍尔数据中头的质心位置位于蝶骨鞍背后面 7mm 处，相当于两耳廓上缘连线的中央，手的质心位于中指的掌骨小头处；郑秀瑗数据的中躯干和下躯干合称为下躯干；邓普斯特数据中躯干质心半径数据不详。

表中的“无”是指没有这一环节，“—”表示有这一环节，但没有数据。

（二）以体重为自变量的一元回归方程

巴特（1957）用统计学的方法把多位作者的数据结合起来，以 12 具尸体的数据建立了以体重为自变量的一元回归方程，用以计算环节质量。巴特（1957）相信他所建立的这些回归方程要优于平均值模型的估计数据，其理论依据是平均值模型的回归线应当通过原点，而他的回归线并没有受到此限制。

1975 年 3 月美国国家技术情报服务处发表了一份“人体惯性性质的研究”的资料。其中，各环节质量也是以体重为自变量的回归方程。表 3-4 给出了利用体重（*M*）计算美国成年男性人体环节质量的一元回归方程系数。

表 3-4　利用体重（*M*）计算美国成年男性人体环节质量的一元回归方程系数

环节名称	B_0	B_1	R	σ
头	1906	0.032	0.373	288
躯干	–706	0.532	0.987	1405
右上臂	809	0.016	0.960	74
左上臂	485	0.022	0.951	113
右前臂	–218	0.020	0.994	35
左前臂	246	0.013	0.920	89
右手	–30	0.007	0.959	32
左手	76	0.005	0.967	19
右大腿	–1688	0.126	0.941	734
左大腿	–1511	0.127	0.997	166
右小腿	179	0.038	0.917	271

续表

环节名称	B_0	B_1	R	σ
左小腿	−178	0.044	0.987	114
右足	343	0.008	0.784	97
左足	253	0.009	0.831	97

注：回归方程 $Y = B_0 + B_1M$ ；体重单位为 g；环节质量（Y）单位为 g。

环节质量和整体质量之间的关系在大多数情况下是线性的，但有一些情况下却趋向于非线性，鉴于此，有人曾提出过用抛物线方程去拟合这种关系，以提高计算精度，但是，由于两种方法的计算结果并没有显著性差异，因此，抛物线方程没有得到足够的重视。

（三）以体重、身高为自变量的二元回归方程

苏联的 Zatsiorsky 等和中国的郑秀瑗等先后均提供了以体重、身高为自变量的二元回归方程。以郑秀瑗等提供的中国人体环节惯性参数为例，表 3-5 给出了利用体重（M）和身高（H）来计算中国成年男性人体环节质量和环节质心位置的二元回归方程系数。人体各环节的质心测量起点、终点如下：头颈（头顶点→颈椎点）、上躯干（颈椎点→胸下点）、下躯干（胸下点→会阴点）、大腿（胫骨点→髂前上棘点）、小腿（内踝点→胫骨点）、足（足底→内踝点）、上臂（桡骨点→肩峰点）、前臂（桡骨茎突点→桡骨点）、手（中指指尖点→桡骨茎突点）。

表 3-5　中国人体环节质量、质心对体重（M）和身高（H）二元回归方程系数（男）

环节名称	环节质量或质心（Y）	B_0	B_1	B_2	R	σ
头颈	m	2.954 0	0.040 0	0.000 1	0.435 0	0.394 0
	$m.c$	69.400 0	0.510 0	0.111 0	0.005 0	0.566 0
上躯干	m	−5.001 0	0.111 0	0.005 0	0.566 0	1.086 0
	$m.c$	−66.650 0	−0.330 0	0.121 0	0.481 0	12.110 0
下躯干	m	2.286 0	0.298 0	−0.002 7	0.729 0	1.212 0
	$m.c$	40.370 0	−0.120 0	0.087 0	0.435 0	10.330 0
大腿	m	−0.093 0	0.152 0	−0.000 4	0.756 0	0.600 0
	$m.c$	−122.520 0	−0.310 0	0.235 0	0.808 0	9.920 0
小腿	m	−0.834 0	0.061 0	−0.002 0	0.735 0	0.255 0
	$m.c$	23.470 0	0.500 0	0.095 0	0.520 0	12.060 0
足	m	−0.715 0	0.006 0	0.000 7	0.813 0	0.045 0
	$m.c$	35.130 0	−0.020 0	0.003 0	0.377 0	4.200 0

续表

环节名称	环节质量或质心（Y）	B_0	B_1	B_2	R	σ
上臂	m	–0.323 0	0.030 0	0.000 1	0.598 0	0.190 0
	$m.c$	15.150 0	0.160 0	0.080 0	0.507 0	8.980 0
前臂	m	–0.277 0	0.016 0	0.000 1	0.582 0	0.105 0
	$m.c$	12.940 0	0.450 0	0.054 0	0.514 0	7.910 0
手	m	–0.424 0	0.003 0	0.000 4	0.780 0	0.025 0
	$m.c$	71.620 0	0.340 0	0.013 0	0.509 0	3.540 0

注：表中"m"代表质量，"$m.c$"代表质心位置；回归方程 $Y=B_0+B_1M+B_2H$；体重单位为 kg；身高单位为 mm；环节质量单位为 kg；环节质心位置单位为 mm。

中国的成年人人体惯性参数国家标准（GB/T 17245-2004）里还给出了利用体重（M）和身高（H）计算中国成年女性人体环节质量和环节质心位置的二元回归方程系数表，以及中国男、女各体段及整体转动惯量对体重、身高的二元回归方程系数表等。

（四）以多个体态参数为自变量的多元回归方程

1964年汉纳范建立了15刚体的人体模型，其中各环节的质量是按巴特于1957年发表的回归方程计算，而各环节的尺寸则是依据25项人体测量参数来计算的。中国的张雁（1985）把汉纳范模型所需测量的25项人体参数通过逐步回归的方法减少到17项，以简化模型个体化的过程。美国的克劳塞（1969）也提出了各环节的质量除考虑体重外，还应考虑体态因素。例如计算头的质量时，不仅要考虑体重，还要考虑头的围度。他提出除体重外，还需要补充16个人体外形尺寸。

为了比较精确地评定人体各环节惯性参数，苏联的扎齐奥尔斯基利用各相应环节的直接测定指标及某些非标准测量指标建立了一组三元或四元回归方程以用于计算各环节参数。其中的自变量大多数为各环节的尺寸参数，且在计算足、躯干的三个部分时引入了脂肪厚度。

中国的郑秀瑗教授根据中国人体尺寸测量的实际情况及对 CT 法测人体各环节质量、质心位置的反复分析和比较，确定采用中国成年人人体尺寸库中与人体环节质量、质心位置关系密切的29项体表尺寸作为自变量，通过逐步回归的方法为各个环节建立了二元至七元不等的回归方程。

在众多的人体环节惯性参数统计模型中，平均值模型是最简单、也是准确性最差的。为了提高计算精度，满足不同层次的需要，于是就出现了不同形式的回归方程。美国的汉纳范采用25个人体测量参数，苏联的扎齐奥尔斯基（1985）把参数扩大到40个之多，且考虑到了脂肪厚度；郑秀瑗采用了29个人体测量参数。

在这个发展过程中，以实测为基础，用回归分析得到各种回归方程来确定人体各种惯性参数是人体惯性参数研究中很长一个时期的发展方向（郑秀瑗，1986）。人们之所以采用各种各样的参数来建立回归方程，其目的就是要使人体环节惯性参数测量的个体化程度更高，使之更加符合实际情况。按照这一思路，人们在实际应用中应当采用考虑参数较多的回归方程以提高计算精度。而根据中国的郑秀瑗教授领导的课题组的调研，对计算人体各环节参数的回归方程国外学者采用的自变量大多也以体重或体重、身高为主，主要原因是因为考虑多个体态参数可操作性较差，不易使用。中国的成年人人体惯性参数国家标准（GB/T 17245-2004）里给出了中国男、女各体段质量、质心位置及整体质心位置对体重、身高的多元回归方程系数和复相关系数表。

四、应用原则

（一）区分性别

自 1860 年德国的哈雷斯（Harless）采用尸体测量法解剖了 2 具男性尸体，在很长一段时间里人体环节惯性参数测量研究所提供的数据均为男性，直到 1958 年日本的松井秀治才在研究男性数据的同时，首次提供了女性人体环节惯性参数，后来的基德森、扎齐奥尔斯基和郑秀瑗等也都提供了女性数据。

在应用人体环节惯性参数的时候，应当尽量区分性别，因为性别不同，人体的形态结构以及各环节的密度均有较大差异，不利于后续计算精度的提高。

（二）区分民族

目前，德国、日本、美国、苏联和中国等国家都已有了自己本国国民的人体环节惯性参数数据，因而，在选用参数时就应当尽可能地考虑采用更为适用的本国参数以提高精度。郭俊人等曾在运动技术的图像解析中已经证明：利用外国参数与利用本国参数进行图像解析二者相差很大，因此，建议在解析中国运动员的动作技术时最好采用中国的人体环节惯性参数。

（三）区分统计模型

根据前述的讨论，不同的测量数据由于样本含量、测量方法等方面的原因采用了不同的提供数据的方式，概括起来主要有上述 4 种。在使用时应对这些统计模型加以区分。各国专家学者在提供这些统计模型时，由简而繁的目的是要尽可能地考虑到影响各环节惯性参数的各种因素，使得到的结果更加符合实际情况。而在实际运用中，由于前三种统计模型操作简单、容易实施，因而得到广泛的应用；而以多个体态参数为自变量的多元回归方程则需要测量大量的体态参数，操作复杂、不易实施，在实际操作中很少采用。

（四）区分环节划分方法

如表 3-1 所示，不同作者所提供的数据对人体环节的划分方法不完全相同，因此，在使用人体环节惯性参数时，应同时注意其环节划分方法，不能张冠李戴，引入不必要的误差源。

第二节　人体力学特性

人体的运动系统由骨、骨联结（关节）和骨骼肌组成，占成人体重的 60%~70%，具有运动、支持、保护的作用。人体运动的生物基础就是以骨为杠杆、关节为枢纽、骨骼肌收缩产生动力所形成的骨杠杆。根据骨杠杆的支点、力点、阻力点三者的位置关系，骨杠杆可分三类：平衡杠杆（支点位于动力点与阻力点中间）、省力杠杆（阻力点位于动力点与支点中间，属于使环节移动速度相对较慢、运动幅度较小的骨杠杆）和速度杠杆（或称费力杠杆，动力点位于阻力点与支点中间，属于使环节移动速度快、运动幅度大的骨杠杆），如图 3-1 所示。本节以骨杠杆为中心，主要简述骨、关节、骨骼肌的力学特性。

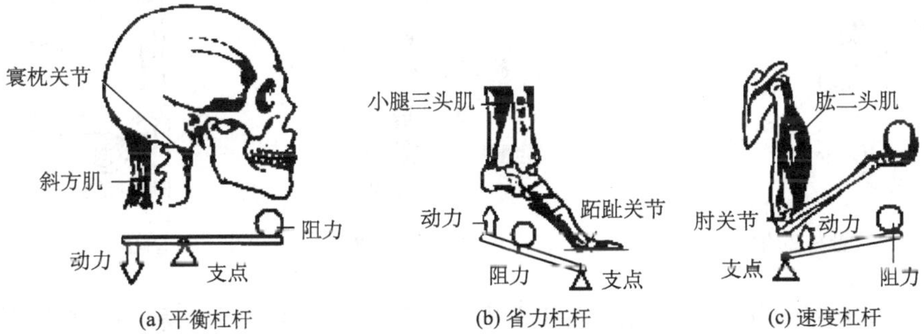

图 3-1　人体骨杠杆示意图

一、骨的力学特性

（一）骨的概况

人体全身的骨共有 206 块，其中头颅骨 29 块、躯干骨 51 块、上肢骨 64 块、下肢骨 62 块。

躯干骨包括椎骨、肋骨和胸骨 3 部分。它们相互连接构成脊柱和胸廓，并与髋骨组成骨盆。其中脊柱的骨由颈椎、胸椎、腰椎、骶骨和尾骨 5 个部分构成，从侧面观察脊柱，可见颈、胸、腰、骶 4 个生理弯曲，颈曲、腰曲凸向前，胸曲、骶曲凸向后，如图 3-2 所示。

上肢骨由上肢带骨（肩带骨）和自由上肢骨组成。其中肩带骨包括锁骨和肩胛骨，自由上肢骨包括上臂的肱骨、前臂的尺骨、桡骨和手骨（由腕骨、掌骨和指骨组成），如图 3-3 所示。

下肢骨由下肢带骨（盆带骨）和自由下肢骨组成。其中盆带骨每侧只有 1 块髋骨，自由下肢骨包括大腿的股骨以及髌骨，小腿的胫骨、腓骨和足骨（由跗骨、跖骨和趾骨组成），如图 3-4 所示。

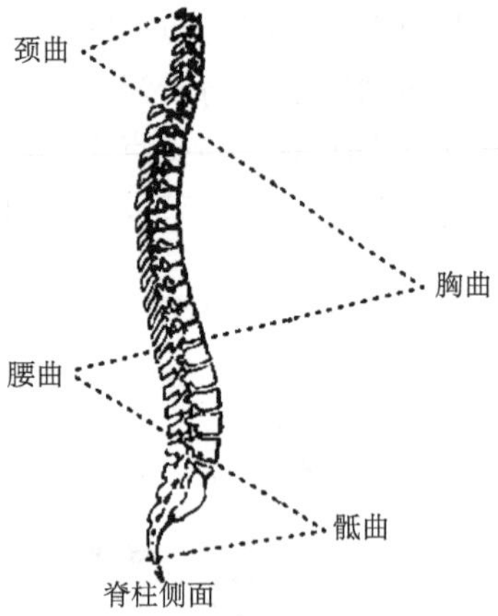

图 3-2　脊柱的生理弯曲

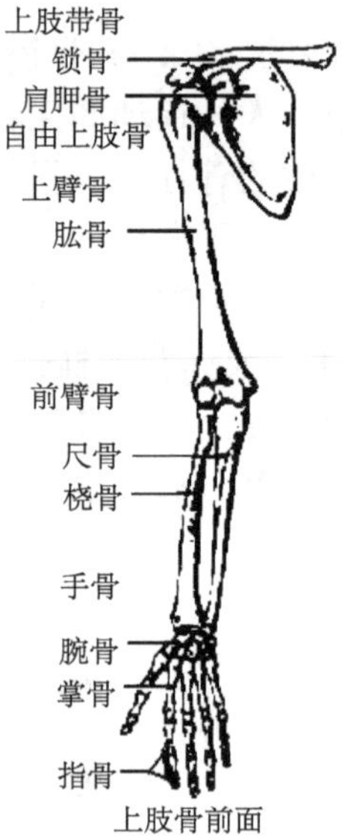

图 3-3　上肢骨

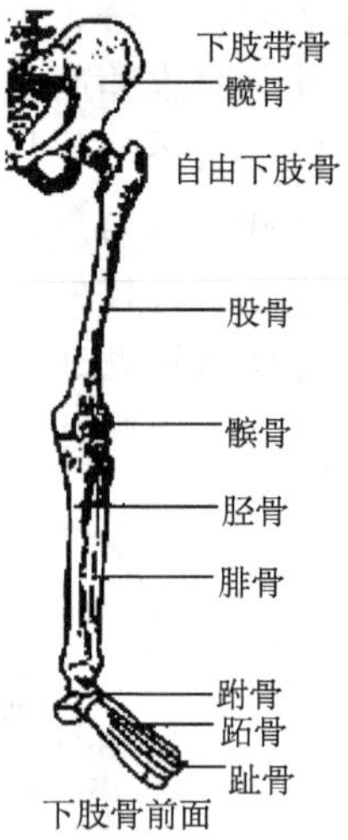

图 3-4　下肢骨

骨按形态可分为长、短、扁和不规则 4 种类型。骨的分布和力学功能是相适应的。长骨分布于四肢，在肌肉的牵拉下，能产生运动。短骨多是立方形，一般分布于负重压而运动复杂的部位，如腕骨和跗骨。扁骨呈板状，若干扁骨围成空腔，有保护作用，如颅骨围成颅腔，容纳和保护脑。不规则骨形状不规则，如椎骨等。

骨的构造上由骨膜、骨质、骨髓 3 部分组成。其中骨质可分为骨密质和骨松质。骨密质分布在骨的表面，结构致密坚硬；骨松质分布在骨密质的内面，结构疏松，由许多针状或片状的骨小梁相互交织而成。骨小梁的排列与骨所受的压（重）力和肌肉牵拉的张力相适应，形成压力曲线和张力曲线，能承受压缩、拉伸、弯曲、扭转等载荷。骨松质的这种结构既保证骨的坚固性，又减轻了骨的质量。

骨的物理属性包括硬度和弹性，这取决于骨的化学成分。成人枯骨由含有 1/3 的有机物（胶原纤维）和 2/3 的无机物（主要是钙、磷等）组成。有机物使骨具有弹性，无机物则使骨坚硬而脆，它能提高骨的硬度。骨内的有机物和无机物的比例，随着年龄和生活条件而异，年龄越小，骨内有机物相对较多，因此小儿骨的弹性较大，较易发生变形；老人骨无机物相对增多而变得脆弱，较易发生骨折。骨的有机成分组成网状结构，使骨具有弹性；骨的无机成分填充在有机物的网状结构中，使骨具有坚固性。有的研究认为：无机物使骨具有抗压能力，而有机物胶原纤维使骨具有抗拉能力。

（二）骨的应力—应变曲线

将一骨组织的标准试件置于夹具中加载至破坏，即可获得骨的应力－应变曲线，如图 3-5 所示。图中曲线 A-B 段内加载，应力随着应变呈线性增加，为弹性变形。在弹性区内的载荷不会造成永久性变形，卸去载荷后骨可以复原。骨的刚度以曲线在弹性区内的斜率表示。

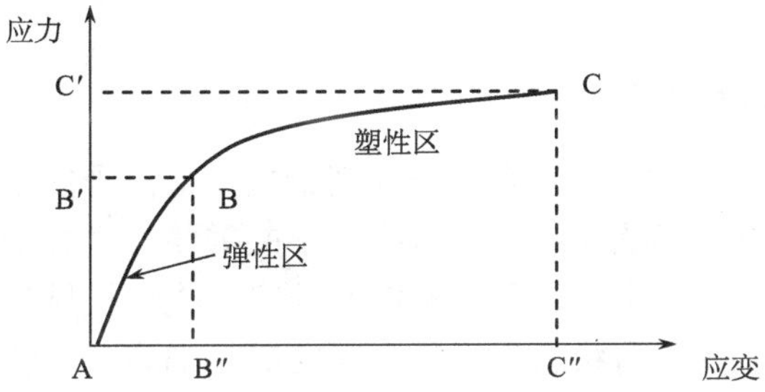

图 3-5　拉伸试验时骨密质的应力—应变曲线

若继续加载，曲线过了 B 点后，曲线的坡度逐渐减小，即骨骼对于变形的抵抗能力逐渐减弱。这时变形继续增长而应力并不增加，我们把材料失去抵抗继续变形的能力的现象称为屈服，B 点称为屈服点。B 点之后的曲线为塑性区，将造成永久性变形。若在塑性区内继续加载，可达到骨的极限断裂点 C 点。可用极限断裂点表示强度，也可以用曲线下的面积（储存能量）来表示强度。

骨的应力—应变曲线形状受到干湿、年龄、性别、种族等多种因素的明显影响。

（三）骨的受载荷形式

根据骨所受外力（矩）的不同方向来分，将骨的受载荷形式分为压缩、拉伸、剪切、扭转、弯曲 5 种载荷形式，如图 3-6 所示。事实上，人体在运动过程中骨经常受到多种载荷组合的作用，称为复合载荷。

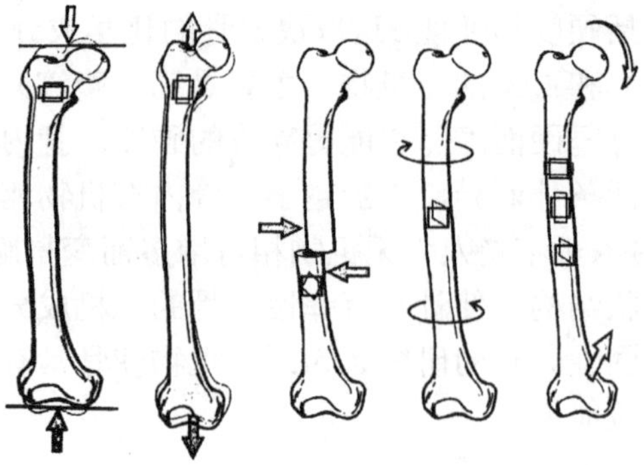

图 3-6　骨的受载荷形式示意图

（a）压缩；（b）拉伸；（c）剪切；（d）扭转；（e）弯曲

骨外部承受载荷骨内部即会产生应力，由于骨具有各向异性，因此，骨对不同方向载荷的承载能力不同，如皮质骨所能承受的压应力大于拉应力，拉应力大于剪应力。

（四）骨的功能适应性

Wolff 早在 1870~1891 年发表了一系列论文，提出骨的功能适应性原则，骨能通过改变它的大小、形状和结构以适应力学的需要，进行功能重建。这种适应性表现为骨骼在需要处多生长，而在不需要处多吸收。机械应力与骨组织之间存在着一种生理平衡，在平衡状态下，骨组织的成骨细胞和破骨细胞的活性是相同的。当应力增大时，成骨细胞活跃，引起骨质增生，承载面增大，使骨内应力下降，达到新的平衡。当应力下降时，破骨细胞再吸收加强，骨组织量下降，使应力增加。因此，适宜的机械应力有利于保持骨的生理平衡。

如果人的活动减小或对骨实施固定，骨骼不再承受通常的应力，骨膜和骨膜下组织发生再吸收，骨的强度和刚度减小。临床上常可以看到，长期卧床或局部用石膏长期固定的病人，表现出全身或局部骨质疏松，肌肉萎缩；相反，如果骨反复受到正常生理范围内的高机械应力，如经常进行体育锻炼的人，其骨密度增高，肌肉发达。例如，举重运动员肱骨、拳击运动员桡骨、芭蕾舞演员的第二和第三跖骨的骨密质均明显增大。过度训练会引起骺软骨的过早愈合，这一点给我们对青少年运动员进行运动训练时提出了警示。

不同类型的机械应力对结缔组织的影响并不相同，压应力是对骨组织的专门刺激，剪应力是对软骨组织的专门刺激。美国学者认为恒定的压应力会引起骨萎缩，而间歇性的压应力则促使骨的生长。

（五）骨的运动性损伤

骨折是骨运动性损伤中最常见的损伤之一，可分为创伤性骨折和疲劳性骨折2种类型。

当骨受到的一次性载荷超过了骨的承受范围，就会产生创伤性骨折。压缩载荷引起的骨折常见于椎体，特别是承受重力大的腰椎，而在人群中这类骨折常发生在骨质疏松的中老年人。有时关节周围的肌肉强烈收缩也可以导致压缩性骨折，譬如髋关节周围肌肉痉挛收缩会发生股骨头压缩性骨折。拉伸载荷引起的骨折常见于跟骨，常是由小腿三头肌强烈的收缩造成的。剪切载荷引起的骨折常见于跟骨、股骨髁与胫骨平台，如高速奔跑中的急停，会造成自身向前的惯性力和地面向后的摩擦力对下肢骨的剪切力，产生下肢骨的骨折。扭转载荷引起的骨折常见于人体或局部肢体做旋转动作时骨承受绕纵轴的两个反向力矩的作用。骨能承受的扭转强度最小，因而扭转载荷容易产生扭转性骨折，如掷标枪时，若投掷臂的肘关节部位过低，远离肩的外侧经过，则会造成三角肌前部的肌力与标枪的惯性力对肱骨纵轴产生扭转力矩，形成肱骨的螺旋性骨折。弯曲载荷引起的骨折常见的是冲击力造成的骨折，如足球运动员铲击对方运动员的小腿所形成三点弯曲载荷，极易造成对方运动员胫骨的弯曲性骨折，因此，足球比赛规则中禁止采用踏蹬踢法；再如，滑雪运动员跌倒时靴顶部发生的三点弯曲骨折，胫骨后侧拉应力和前侧的压应力急剧增大，由于成人骨骼承受拉应力的能力比压应力弱，因此，骨折常发生于胫骨后侧。

骨骼在体内受载时，附着于骨骼的肌肉收缩可改变骨骼内部的应力分布，达到预防骨折的目的。上例中，如果滑雪者跌倒时小腿三头肌产生及时有力地收缩，对胫骨后侧产生很大的压缩载荷，从而胫骨后侧可产生很大的压应力，以抵消胫骨后侧过大的拉应力，可起到保护胫骨免受大张力损坏的作用。再如，当人的股骨颈受到过大的弯曲载荷时，臀中肌的及时收缩产生的压应力可以抵消股骨颈上部骨皮质处产生的拉应力，以避免股骨颈发生骨折。

即使骨承受低载荷没有超过骨的承受范围，但如果低载荷长时间的重复作用也可产生显微骨折，称为疲劳性骨折。疲劳性骨折与受到的载荷大小和重复次数均有密切的关系，如图3-7所示。

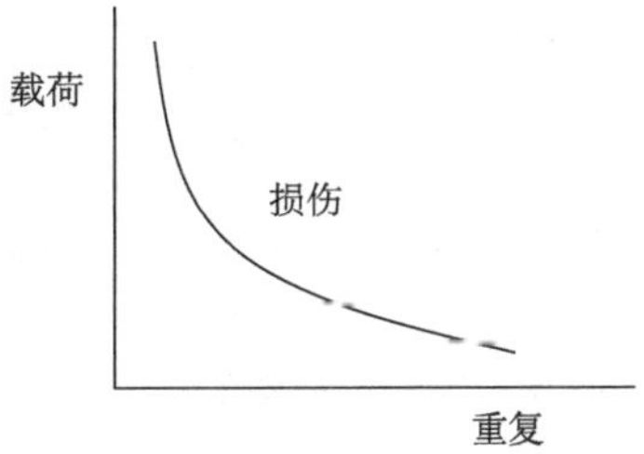

图3-7　骨损伤与载荷大小、重复次数的关系

疲劳性骨折还受到加载频率的影响。活骨具有自我修复能力，只有在骨重建不足以弥补疲劳损伤时才发生疲劳性骨折。

二、关节的力学特性

（一）关节的概况

关节是骨杠杆的枢纽，其基本功能是传递人体运动的力和保证身体各部分间的灵活运动。关节的基本结构包括关节面、关节囊和关节腔 3 要素。每一个关节至少包括两个关节面，一般为一凹一凸，分别称为关节窝和关节头，关节面上覆盖一层软骨，具有减少摩擦、减轻冲击、吸收震荡和保护关节面等作用。关节囊是连接在关节面周缘及其附近骨面上的膜性结缔组织囊，外层为纤维层，具有连接、加固和保护关节完整性等作用；内层为滑膜层，具有润滑和营养关节面软骨的作用。关节腔是由关节囊和关节面软骨围成的密闭腔隙，呈负压状态，对维持关节的稳定起一定的作用。

关节可按关节面的形状、运动轴的数目、构成关节的骨数以及运动方式来分类。按运动轴的数目可分为单轴关节、双轴关节和多轴关节。单轴关节运动环节只能绕一个运动轴运动，按关节面的形状来分类包括滑车（屈戌）关节（如指关节）、车轴（圆柱）关节（如桡尺近侧关节和桡尺远侧关节）2 类；双轴关节有两个相互垂直的运动轴，构成关节的骨可在两个相互垂直的平面内运动，也可做环转运动，包括椭圆关节（如桡腕关节）和鞍状关节（如拇指腕掌关节）2 类；多轴关节具有 3 个相互垂直的运动轴，可做各个方向的运动，包括球窝关节（如肩关节、髋关节，髋关节由于关节窝较深，可包绕关节头 1/2 以上，亦可称为杵臼关节，运动幅度要小于肩关节）和平面关节（如肩锁关节，为微动关节）2 类。

关节的运动与其形态结构密切相关，都可假设是围绕一定的轴进行的，可分为绕额（冠）状轴做屈伸、矢状轴做内收外展、绕垂直轴做回旋、绕中间轴做环转以及水平屈伸 5 类，肩、肘、腕、髋、膝、踝六大关节的运动形式见表 3-6。

表 3-6　肩、肘、腕、髋、膝、踝六大关节的运动形式

关节名称	关节形状	运动形式
肩	球窝关节	屈伸（110°~140°）、外展内收（90°~120°）、旋内旋外（90°~120°）、环转、水平屈伸（约 180°）
肘	复关节（滑车、球窝、车轴）	屈伸（135°~140°）、旋内旋外（140°~180°，因尺骨影响不能绕矢状轴运动）
腕	椭圆关节	屈伸（约 150°）、外展内收（约 60°）、环转
髋	杵臼关节	屈（120°~135°）伸（10°~20°）、外展（45°）内收（30°）、旋内（40°~45°）旋外（45°~50°）、环转

续表

关节名称	关节形状	运动形式
膝	椭圆滑车关节	屈伸（135°~140°）、旋内（10°~30°）旋外（10°~40°）
踝	滑车关节	屈（跖屈，40°~50°）伸（背屈，20°~28°）、跖屈时能做微小的侧方运动

注：表中的角度为关节的运动幅度。

由于一些关节的运动受到限制，因此，有些动作需要多关节的配合才能完成。例如，下肢的膝关节旋外幅度很小，最大约 50°，因此，有些动作需要其上位关节——髋关节的配合才能完成动作。再如，上肢的肘关节只能进行屈伸、旋前旋后，而不能进行外展内收，因此有些动作只能靠与其上位关节——肩关节的密切配合得以实现。

（二）关节的运动学

由于关节面都有一定的几何尺寸以及都不是标准的球体和球窝，因此关节的转动中心不是一个固定的点，而是瞬时变化的。关节瞬时转动中心的确定有两种方法：一是在环节纵轴上标记两个点，环节绕关节转动一定的角度，分别对两个标志点前后两个时刻的位置进行连线，两条连线的垂直平分线的交点即为关节的瞬时转动中心；二是在环节纵轴上标记一个点，环节绕关节转动两次共获得 3 个标志点的位置，三点确定一个圆，其圆心即为关节的瞬时转动中心。正常膝关节的胫骨关节的瞬时转动中心轨迹呈半圆形[图 3-8（a）]，而膝关节内紊乱的胫骨关节瞬时转动中心的轨迹则表现出异常[图 3-8（b）]。

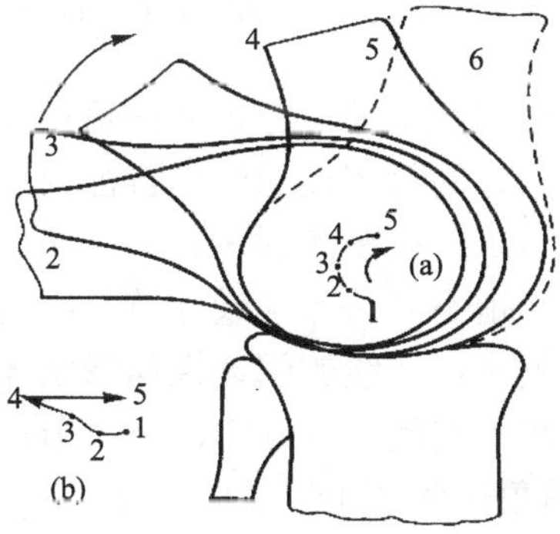

图 3-8　胫骨关节正常（a）、异常（b）的瞬时转动中心的轨迹

关节运动幅度（角度）是指环节绕某一关节运动轴从动作开始到结束所能转动过的最大角度，是评价柔韧素质的重要指标之一。关节运动学主要涉及两个问

题：一是关节的运动幅度；二是如何达到这个运动幅度。关节的运动幅度与关节的灵活性和稳固性有关，主要受关节本身结构（关节面积大小、关节囊的厚薄和松紧度、关节韧带的多少与强弱等）和关节以外的结构（关节周围肌肉的伸展性和弹性、关节周围骨的结构等）制约。另外，关节的随意运动与强迫运动所能达到的运动幅度有时会有较大的差别。

关节角度、角速度、角加速度可以反映关节的运动状态，由于角速度、角加速度的计算分别需要对关节角度进行一次微分、二次微分，导致关节角速度、角加速度的计算精度很难保证，这两个关节运动学指标在使用时需谨慎。

可利用的关节角指标一般包括：

（1）关节角度图，指一个关节的角度随时间的变化曲线，如在一个步态周期中膝关节屈伸角随周期时相的变化曲线（图 3-9）。

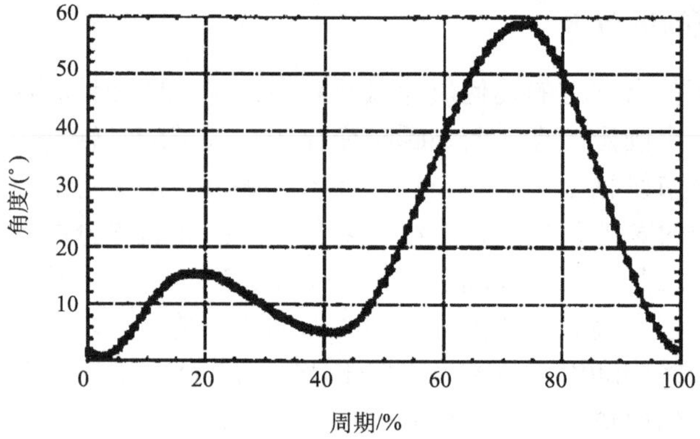

图 3-9　步行中膝关节角度图（Anthony G. Schache et al.，2002）

（2）关节角度相图，指同一个关节的角度—角速度图，反映运动过程中关节角度和角速度的对应关系，它的封闭性和外形特征也能反映运动的周期性等，如在一个步态周期中髋关节的角度相图（图 3-10）。

（3）关节角度关系图，指不同关节（或环节）的角—角图，反映相邻两个关节（或环节）的角度对应关系，曲线的闭合性和形状能够反映运动的某些特征以及协调运动模式。例如，在下肢鞭打过程中，膝关节作为摆动腿的中间关节，分别与大腿角、小腿角构成的角—角图可以反映大腿与小腿的时空配合关系。图 3-11（a）为摆动腿摆动阶段大腿角—膝角图，呈不对称的“U”形，图 3-11（b）为小腿角—膝角图，呈斜置的“8”字形。

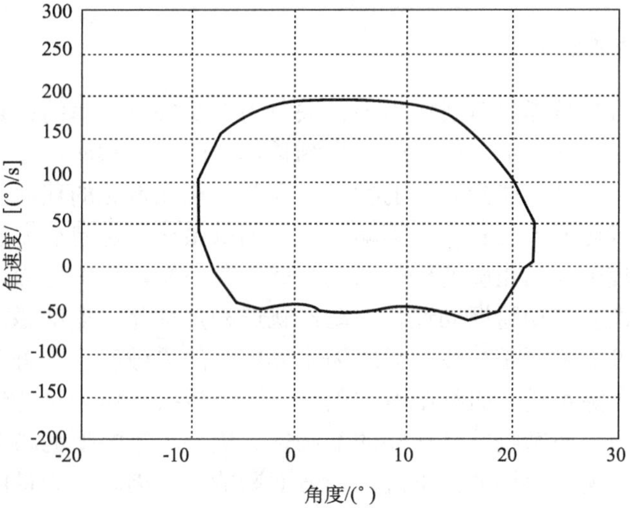

图 3-10 步行中髋关节的角度相图（Zanchi V et al.，2000）

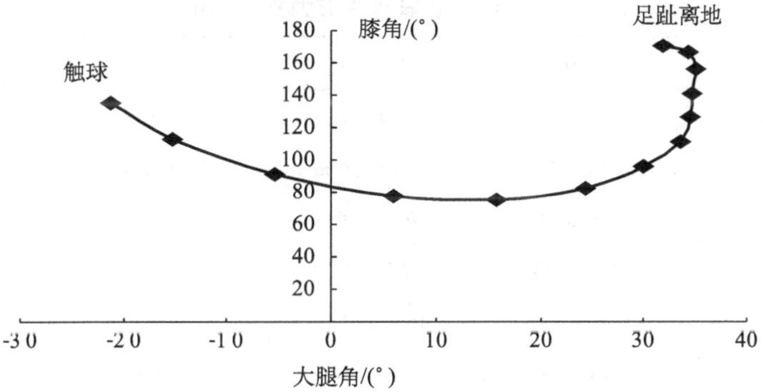

(a)

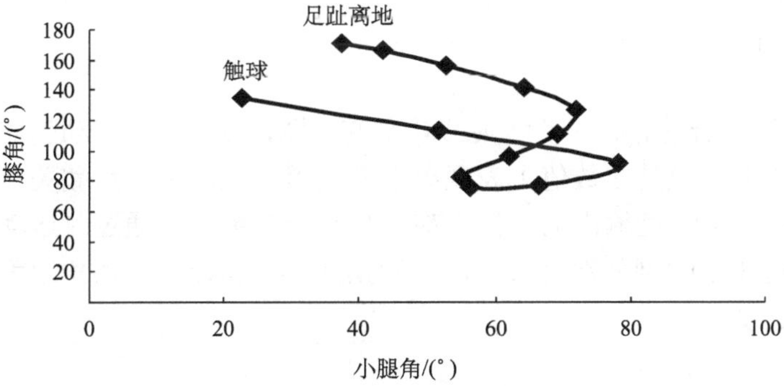

(b)

图 3-11 正脚背踢球摆动腿角一角图

（a）大腿角一膝角图；（b）小腿角一膝角图

（三）关节的动力学

关节的动力学是指关节反作用力、关节力矩及关节功率的计算、分析。现在已研制出可以用于外科植入的传感器来测量体内的力，然而，这样的技术最好只用于动物实验，并且只能到有限的程度。因此，现在常见的获取关节反作用力、关节力矩及关节功率方法有二：等动（速）测试系统和逆向动力学法。

表 3-7 为疲劳前后正脚背踢球摆动腿髋关节力矩峰值的比较，外展、内收力矩的显著增大说明摆动腿摆动过程中动作轨迹稳定性差，摆动腿摆动过程中的定向能力下降，可能主要是与疲劳后肌肉本体感觉的灵敏度下降有关，也可能是由于肌肉疲劳后需募集更多肌纤维参与收缩以形成较大踢球力量，运动神经元支配的肌纤维数量增多而影响肢体运动的准确性。旋外力矩峰值的减小说明疲劳后髋关节与踝关节的配合协调能力下降，一方面影响了肌肉收缩力量的发挥；另一方面影响了触球前脚的脚型，进而影响球—脚的碰撞效果。

表 3-7　疲劳前后摆动腿髋关节力矩峰值的比较（单位：100Nm/kg；*n*=8）

力矩峰值	疲劳前	疲劳后	*t*	*p*
屈力矩峰值	106.94±14.70	94.64±18.81	2.034	0.081
伸力矩峰值	57.475±17.73	54.01±21.06	0.427	0.683
外展力矩峰值	55.02±26.42	80.52±33.13	2.427	0.046*
内收力矩峰值	106.62±24.83	127.83±37.36	2.691	0.031*
旋内力矩峰值	17.36±7.60	15.05±10.86	0.587	0.576
旋外力矩峰值	31.52±11.34	20.75±14.39	5.06	0.001**

注：表中“*n*”是样本数，“*t*”是 *t* 检验中 *t* 值的大小，*p* 是概率，上述 3 个量均无单位。

*表示有显著性差异，**表示有非常显著性差异。

图 3-12 为疲劳前、后摆动腿关节功率变化图，疲劳前后摆动腿髋关节屈伸功率变化曲线类似，但是在数值上表现出了较大差异性。疲劳后髋关节在摆动阶段约 34%、64%、89%处输出的屈伸功率明显小于疲劳前，通过对运动技术的录像对照发现，这 3 个时刻分别为大腿最大后摆前、大腿最大前摆角速度前以及小腿最大前摆角速度前。

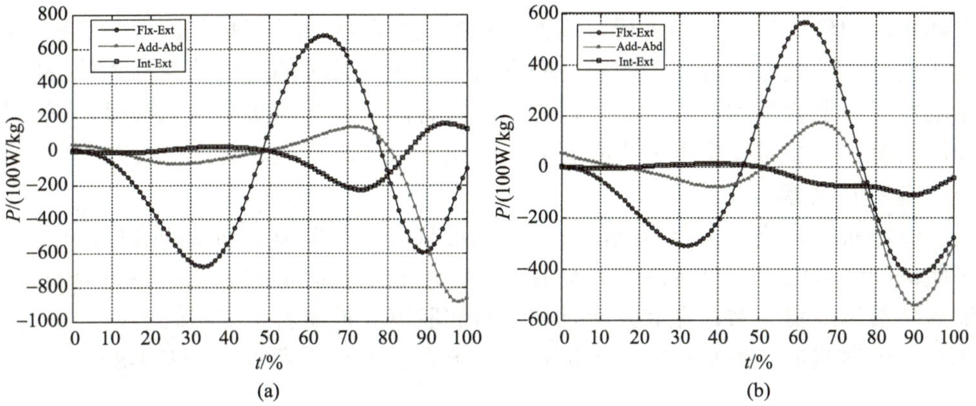

图 3-12 疲劳前、后摆动腿关节功率变化图

（a）疲劳前；（b）疲劳后；Flx-Ext 代表屈、伸力矩；Add-Abd 代表内收、外展力矩；Int-Ext 代表旋内、旋外力矩

三、骨骼肌的力学特性

骨骼肌是骨杠杆中最具有“活力”的部分，它能够在神经系统的控制下产生主动力，因此，骨骼肌的生物力学是运动技术诊断的重要生物基础之一。对于骨骼肌生物力学的认识可以分为三个层次：①骨骼肌产生力的神经生理机制；②骨骼肌产生的力转化为关节力矩的力学解剖学原理；③关节力矩转化为环节链末端对外作用力的力学解剖学原理。人体中除了骨骼肌外，还有平滑肌和心肌，而在人体运动分析中，通常所说的肌肉是指骨骼肌。

（一）骨骼肌的概况

骨骼肌在人体上大多呈对称分布，有数百块之多，在分析动作中常用的约有75 对。成人的骨骼肌男性约占体重的 40%，女性约占体重的 35%。四肢肌约占全身骨骼肌总质量的 80%，其中下肢肌约占 50%，上肢肌约占 30%。

每块骨骼肌都是一个器官，主要由肌组织构成，在大体水平上，肌肉是由中间部分的肌腹、端部并附着于骨面上的肌腱两部分构成，还有结缔组织、血管和神经等分布。肌腱主要是由胶原纤维构成，肌腹由肌纤维（又称肌细胞）组成。若干肌纤维集合成为肌束，许多肌束合并成整块肌肉。肌纤维、肌束和整块肌肉的表面都有肌内膜、肌束膜和肌外膜包裹。骨骼肌纤维呈长圆柱形，一条肌纤维内含有大量与之平行排列的细丝状的肌原纤维，肌原纤维上有明暗相间的横纹，并分为若干个肌节，肌节是骨骼肌纤维收缩的结构和功能单位。每条肌原纤维由粗微丝（肌球蛋白微丝）和细微丝（肌动蛋白微丝）组成。

骨骼肌的分类通常可按照肌肉的形状、肌腹与肌头的多少、肌纤维的排列方向和肌肉的位置与功能等进行。例如，骨骼肌按形状分类有长肌、短肌、扁肌和轮匝肌等。长肌主要分布于四肢，根据肌束与肌肉长轴的排列关系分为梭形肌、半羽状肌、羽状肌和多羽状肌，按在起端处有两个以上的头分为二头肌、三头肌和四头肌。骨骼肌按机能分类有屈肌、伸肌、收肌、展肌、旋内（旋前）肌、旋外（旋后）肌等。

骨骼肌大多位于关节周围，关节面的形状决定了关节运动轴的数目，也决定了肌肉配布方式。一个运动轴就会有一对作用相反的肌群配布在关节的两侧。例如肩关节为球窝关节，在其额状轴前后有屈肌群和伸肌群，矢状轴的两侧有内收肌群和外展肌群，垂直轴的两个旋转方向上有旋内和旋外肌群（表 3-8）。

表 3-8　肩关节的骨骼肌配布情况

肩关节肌群	主要作用肌
屈肌	三角肌前部、胸大肌锁骨部、喙肱肌、肱二头肌短部
肩关节肌群	主要作用肌
伸肌	三角肌后部、背阔肌、大圆肌、肱三头肌长头
外展肌	冈上肌、三角肌中部、肱二头肌长头、肱三头肌长头
内收肌	胸大肌、背阔肌、大圆肌、三角肌后部
旋内肌	胸大肌、肩胛下肌、大圆肌、背阔肌、三角肌前部
旋外肌	冈下肌、小圆肌、三角肌后部

骨骼肌的物理特性主要有伸展性与弹性、黏滞性等。骨骼肌在外力的作用下可以被拉长的特性称为伸展性；当外力去掉后又会恢复到原来的长度，这种性质称之为弹性。骨骼肌的黏滞性是由肌肉内部胶状物在肌肉收缩时产生的一种阻力。提高骨骼肌的伸展性和弹性可增强关节柔韧性，降低骨骼肌的黏滞性则有助于肌力的产生、并减少损伤的发生。温度对骨骼肌物理特性影响较大，温度越高弹性、伸展性越好，黏滞性越小，因此，正式训练、比赛前的准备活动也称为热身运动。温度升高可令肌肉代谢中的酶反应性增高，从而提高收缩效率，还可增加串、并联弹性成分中胶原的弹性，增强肌肉—肌腱的伸展性。骨骼肌的温度从 6°C 升高到 34°C 可导致张力/硬度呈直线升高趋势（Galler et al., 1998）。而低温时骨骼肌的最大收缩速度和等长收缩张力都明显被抑制（Pate et al., 1995）。

（二）骨骼肌的张力—长度关系

骨骼肌产生的张力随着受刺激时肌肉的长度而变化。整块骨骼肌等长和强直收缩时的张力—长度关系必须考虑产生张力的主动成分和被动成分（图 3-13）。根据肌肉的结构力学模型，骨骼肌的主动成分是收缩元，被动成分是并联和串联弹性元。骨骼肌的主动张力是由收缩元产生的张力，被动张力是当肌肉超过其静息长度时由并联和串联弹性元被牵拉产生的，由图 3-13 中的曲线可以看出当骨骼肌逐渐被牵拉超过其静息长度时，被动张力升高而主动张力逐渐降低，总张力则是由主动张力和被动张力叠加而成的。由主动张力—长度曲线可知，骨骼肌收缩元存在最适初长度。这启示我们要使肌肉产生更大的主动张力需要有合适的初长度，投掷项目中强调人体超越器械原则的目的就是为了预先拉长原动肌，使原动肌处于较为理想的初长度下开始收缩，以增加肌肉主动张力。

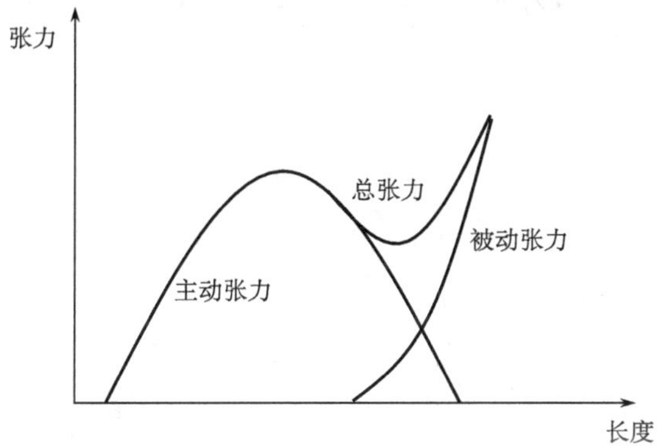

图 3-13　骨骼肌张力—长度曲线示意图

（三）骨骼肌的张力—速度关系

骨骼肌向心收缩或离心收缩的速度与恒定的负荷之间存在一定的关系。骨骼肌向心收缩时缩短的速度与所受外界负荷成反比例关系。当外界负荷为零时，骨骼肌作向心收缩时缩短速度最快，随着负荷逐渐增加肌肉缩短得越来越慢。当负荷与肌肉产生的最大张力相等时，肌肉缩短的速度为零，这时肌肉作等长收缩。

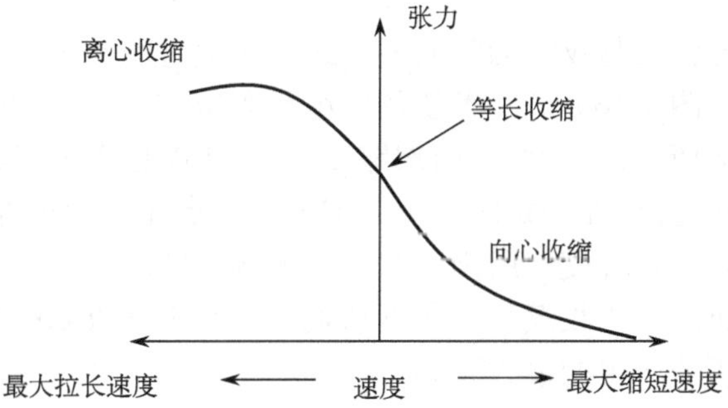

图 3-14　向心、等长和离心收缩的张力和速度之间的关系

如果负荷继续增加，肌肉被拉长，肌肉开始进行离心收缩。离心收缩时的负荷—速度关系与向心收缩时相反，随着负荷的增加肌肉离心拉长的速度加快。如果近似地把负荷等值于肌肉的张力，骨骼肌负荷—速度关系就被近似地被看成了张力—速度关系，如图 3-14 所示。

（四）骨骼肌的力量—速度—耐力关系

骨骼肌的力量—速度—耐力关系之间存在着不同的中间类型：力量—耐力曲线是双曲线，而速度—耐力曲线表现为大部分是双曲线，在高速度时更像抛物线（图 3-15）。

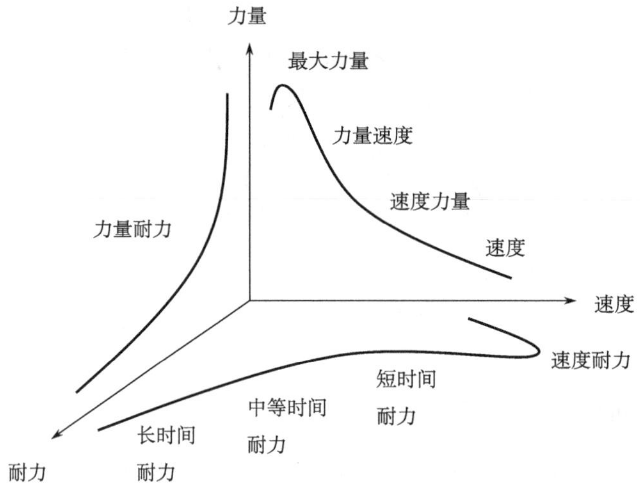

图 3-15　骨骼肌的力量—速度—耐力关系示意图

（五）骨骼肌的张力—时间关系

骨骼肌产生的张力与收缩的时间成正比：收缩时间越长产生的张力越大，直到达到最大张力（图 3-16）。骨骼肌的收缩元兴奋产生的张力，起初被其串联的串联弹性元的形变所缓冲，称为“内部缩短”。当肌肉处于内部收缩时，肌肉内部的张力已经产生变化，但在一定时间内肌肉的起止点还不能对骨骼产生牵拉作用，只有内收缩发生到一定程度，肌肉的张力增加到一定的值时，才能对外界产生牵拉作用。因此，肌肉的内收缩相当于潜伏期。只有主动收缩的时间足够长肌腱才能达到收缩成分所能产生的最大张力。

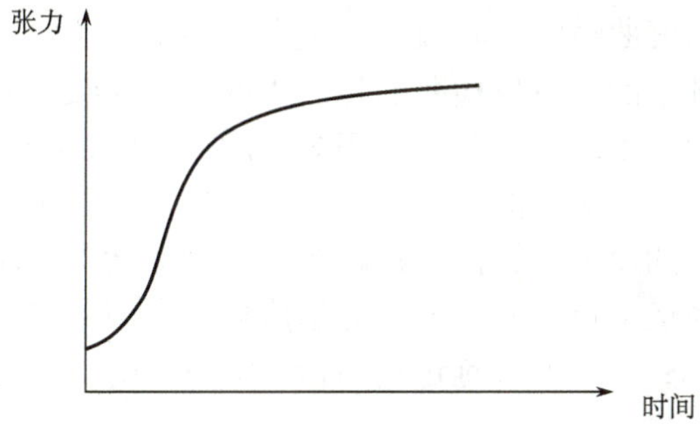

图 3-16　骨骼肌等长收缩时张力—时间曲线示意图

（六）影响骨骼肌张力大小的因素

影响骨骼肌产生张力大小的因素主要有肌肉的生理横断面、肌肉的初长度、肌纤维类型以及温度、肌疲劳和预牵拉等；而肌肉拉力线与关节运动轴的位置关系决定了关节的运动方向。

骨骼肌的生理横断面与肌肉力量之间有密切的关系。骨骼肌的生理横断面有别于解剖横断面，后者只是简单地沿肌肉纵轴作垂直切面所获得的面积，而前者则为必须通过切割每一条肌纤维再求出全部断面之和所获得的面积。一块骨骼肌的生理横断面等于该肌肉的体积除以该肌肉肌纤维的平均长度。骨骼肌的生理横断面越大，说明该肌肉越发达，肌肉的力量也越大。另外，在生理范围内使骨骼肌的初长度拉长，除能增加收缩的速度和幅度外，还能增加肌肉的收缩力量。一般地，肌纤维横截面大而较短的骨骼肌有利于产生力，而肌纤维较长的骨骼肌收缩范围更大、速度更快（图 3-17）。例如，股四头肌的肌原纤维较短，所以能产生较大张力；缝匠肌的肌原纤维较长而横截面较小，则有更大的收缩范围（Baratta et al., 1998; Lieber et al., 1993）。

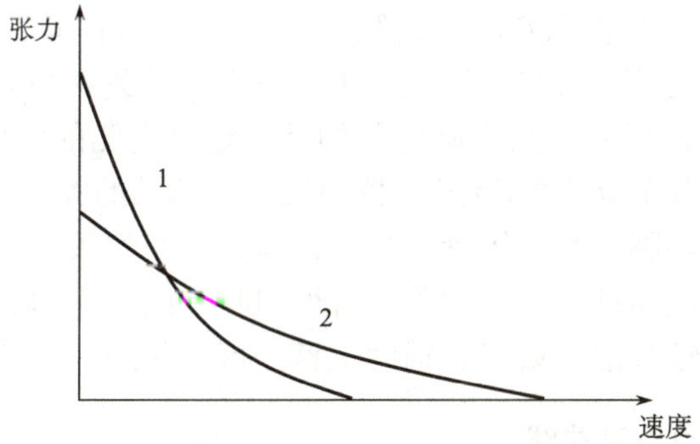

图 3-17　不同生理横断面、长度骨骼肌张力—速度曲线比较示意图

曲线 1 代表生理横断面大、长度短的骨骼肌；曲线 2 代表生理横断面小、长度长的骨骼肌

骨骼肌张力—速度曲线的形状很大程度上取决于骨骼肌中肌纤维的类型。虽然慢肌纤维和快肌纤维的每单位横断面积产生的张力大致相同，但是，最大缩短速度因纤维类型不同而不同。因此，当缩短速度一定时，一块快肌纤维占优势的肌肉要比一块慢肌纤维占优势的肌肉会产生更大的力（图 3-18）。这可解释那些需要速度高、力量大的短跑、投掷、跳跃等项目的运动员快肌纤维比例较高的原因。对不同项目田径运动员腓肠肌的百分组成研究发现：优秀的短跑运动员快肌纤维丰富，约占 70%；优秀的长跑运动员恰恰相反，慢肌纤维约占 70%；中跑运动员介乎二者之间。

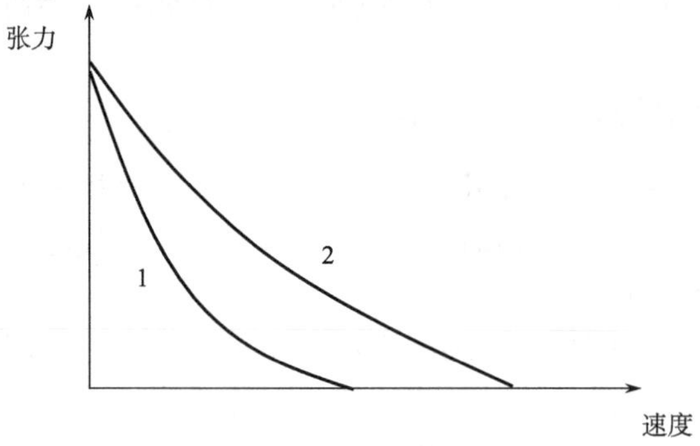

图 3-18　快、慢骨骼肌张力—速度曲线比较示意图

曲线 1 代表慢肌纤维占优势；曲线 2 代表快肌纤维占优势

骨骼肌收缩后产生的拉力使关节向什么方向运动，是由这块肌肉的拉力线与关节运动轴的位置关系所决定的。骨骼肌拉力线的确定方法是：一般从肌肉的动点中心到定点中心作一直线来表示。骨骼肌拉力线从一个关节额状轴的前方/后方通过，就使这个关节屈/伸，如近固定时肱二头肌/肱三头肌使前臂在肘关节处屈/伸；骨骼肌拉力线从一个关节矢状轴外侧（或上方）/内侧（或下方）通过，就使这个关节外展/内收，如近固定时三角肌/胸大肌使上臂在肩关节处外展/内收；骨骼肌拉力线对一个关节右（左）侧上、下肢垂直轴的关系是顺（逆）时针方向的就使这个关节旋外，反之，则为旋内，如近固定时右侧的三角肌（后部肌束）/胸大肌使上臂在肩关节处旋外/旋内。拉力线与关节轴的关系不是固定不变的，有时也会发生变化，如胸大肌的锁骨部肌束，拉力线在肩关节矢状轴的下面，使上臂内收；若上臂外展超过侧平举位置，骨骼肌拉力线则由肩关节矢状轴的下方移到上方，胸大肌的锁骨部肌束就有辅助上臂外展的作用。

（七）骨骼肌的功率曲线

体育运动成绩的高低及动作技术质量的优劣，往往取决于完成动作过程中肌肉功率的大小。肌肉的功率等于肌肉收缩力与肌肉收缩速度的乘积，其值可以由骨骼肌张力—速度曲线得到。在此曲线上每一点的功率等于以该点和坐标原点为两对角顶点的矩形面积，如图 3-19 所示。由图可知，肌肉功率存在着一个最大值。

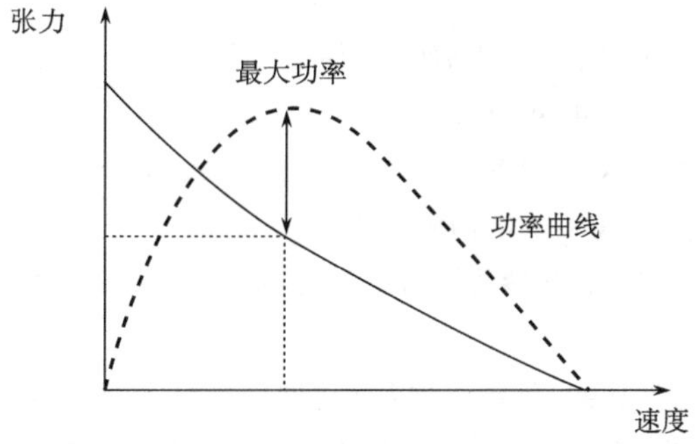

图 3-19　骨骼肌向心收缩时肌肉功率与收缩速度、肌张力关系示意图

主要参考文献

部义峰. 2008. 疲劳前后正脚背踢球技术运动生物力学信息变化特征研究. 鲁东大学硕士学位论文.

戴维·温特. 1990. 人体运动生物力学. 刘志诚, 李诚志译. 北京: 人民体育出版社.

顾德明, 缪进昌. 2006. 运动解剖学图谱. 第二版. 北京: 人民体育出版社.

国家技术监督局. 1998. 成年人人体质心. 中华人民共和国国家标准 GB/T 17245.

洪友廉, 叶莱. 1982. 关于人体重心资料的综述和研究. 北京体育学院学报, 3.

姜宗来, 樊瑜波. 2010. 生物力学-从基础到前沿. 北京: 科学出版社.

金季春, 刘卉. 2007. 运动生物力学高级教程. 北京: 北京体育大学出版社.

李世明, 金季春. 2004. 人体总重心圆测量失真的理论与实验研究. 体育学刊, 11 (4): 42-45.

李世明. 2004a. 人体运动环节重量参数测量新思路. 北京: 北京体育大学出版社.

李世明. 2004b. 人体环节重量参数测量研究的历史回顾与发展趋势. 北京体育大学学报, 27 (5): 625-627.

李世明. 2004c. 人体环节惯性参数的研究. 中国运动医学杂志, 23(4): 413-416.

李世明. 2008. 运动生物力学英汉双语教程. 北京: 人民体育出版社.

李世昌, 马楚虹, 王和平, 等. 2006. 运动解剖学. 北京: 高等教育出版社.

吕维加, 苏品, 洪友廉. 1990. 国外五种人体惯性参数的实测研究. 运动生物力学论文选. 中国运动生物力学学会编. 北京: 人民体育出版社, 9: 185-201.

马沃 V C, 锐克 H. 2009. 骨科生物力学暨力学生物学. 汤亭亭, 裴国献, 李旭, 等译. 济南: 山东科学技术出版社.

毛松华, 李瑶章, 侯曼. 1999. 中国男青年人体惯性参数的实测研究. 北京体育大学学报, 3(22): 56-58.

玛格丽特 N, 弗兰克 V H. 2008. 肌肉骨骼系统基础生物力学. 邝适存, 郭霞, 译. 北京: 人民卫生出版社.

清华大学, 白求恩医科大学, 国家体委科研所, 胡德贵执笔. 1994. 用 CT 法进行中国人体惯性参数的研究. 体育科学, (14), 4: 50-57.

扎齐奥尔斯基 B M, 阿鲁因 A C, 谢鲁扬诺夫 B H.1987. 人体运动器官生物力学. 吴忠贯, 刘荣曾, 易先俊, 译. 北京: 人民体育出版社.

张雁. 1985. 人体数学模型形态学参数的回归方程. 第五届全国运动生物力学学术会议论文摘要, 12: 28-30.

郑秀瑗, 贾书惠, 侯曼, 等. 1998. 运动生物力学进展. 北京: 国防工业出版社.

中华人民共和国国家标准. 2004. 成年人人体惯性参数. GB/T 17245.

Baratta R V, Solomonov M, Zhou B H. 1998. Freqency domain-based models of skeletal muscle. J Electromyogr Kinesiol, 8(2), 79-91.

Barter J T. 1957. Estimation of the mass of body segments. WADC Technical Report, 57-260. Wright-Patterson Air Force Base, OH.

Benno M N, Walter H. 1998. Biomechanics of the musculo- skeletal system. 2nd edition. New York: John Wiley & Sons.

Braune W, Fischer O. 1889. Center of gravity of the human body. AMRL-TDR-63-123. Wright-Patterson Air Force Base, Ohio.

Brooks C B, Jacobs A M. 1975. The gammar mass scanning technique for inertial anthropometric measurement. Medical and Science in Sports, 7, 4: 290-294.

Casper R M, Jacobs E S, Kenney E S, et al. 1971. On the use of gammar ray images for the determination of human body segment mass parameters. SPIE Proceedings.

Chandler R F, Clauser C E, McConville J T, et al. 1975. Investigation of inertial property of the human body. AMRL Technical Report 74-137, Wright-Patterson Air Force Base, OH(NTIS # AD-A016-485)

Clauser C E, McConville J T, Young J W. 1969. Weight, volume and center of mass of segments of the human body. AMRL Technical Report 69-70, Wright-Patterson Air Force Base, Ohio.

Contini R. 1972. Body segment parameters, Part II. Artificial Limbs 16: 1-19.

Dainis A. 1980. Whole body and segment center of mass determination from kinematics data. Biomechanics 13: 647-651.

Dempster W T. 1961. Free body diagrams as an approach to the mechanics of human posture and motion.Biomechanical Studies of the Muscle-Skeletal System. Edited by Evans F G (Spring-field, I11.: Charles C. Thomas, Publisher), 105-106.

Drillis R, Contini R. 1966. Body segment parameters. Report No. 1163-03, Office of Vocational Rehabilitation, Department Health, Education and Welfare, New York.

Forwood M R, Neal R J, Wilson B D. 1985. Scaling segmental moments of inertia for individual subjects. Biomechanics, 18(10): 755-761.

Galler S, Hilber K. 1998. Tension/ Stiffness ration of skinned rat skeletal muscle fiber types at various temperatures. Act Physiol Scand, 162(2): 119-126.

Hallorana J P, Petrellab A J, Rullkoettera P J. 2005. Explicit finite element modeling of total knee replacement mechanics . Journal of Biomechanics, (38): 323-331.

Hanavan E P. 1964. A mathematical model of the human body. AMRL Technical Repot 64-102, Wright-Patterson Air Force Base, Ohio, U.S.A.

Harless E. 1860. The static moments of the component masses of the human body. Trans. Of the Math-Phys, Royal Bavarian Acad. Of Science.8(1, 2)69-96, unpublished English Translation, Wright-Patterson Air Force Base, Ohio.

Hatze H. 1980. A mathematical model for the computational determination of parameter values of anthropomorphic segments. Journal of Biomechanics, 13: 833-843.

Hay J G. 1973. The center of gravity of the human body. Kinesiology III.Washington, DC:AAHPER.

Hay J G. 1974. Moment of inertia of the human body. Kinesiology IV. Washington, DC:AAHPER.

Heymsfield S B, Noel R, Lynn M, et al. 1979. Accuracy of soft tissue density predicted by CT. Journal of Computer Assisted Tomography, 3: 985-960.

Hinrichs R N. 1985. Regression equations to predict segmental moments of inertia from anthropometric measurements: an extension of the data of Chandler et al(1975). Biomechanics, 18(8): 621-624.

Huang H K, Wu S C. 1976. The evaluation of mass densities of the human body in vivo from CT scans. Comput. Biol. Med., 6: 337-343.

Jensen R K. 1986. Body segment mass, radius and radius of gyration proportions of children. Biomechanics, 19(5): 359-368.

Li S M, Guo R, Jin J C. 2005. A new method for measuring segment mass & segment center of mass location of human body. XXIIIth International Symposium on Biomechanics in Sports.

Lieber R L, Bodine-Fowler SC. 1993. Skeletal muscle mechanics. Implications for rehabilitation. Phys Ther, 73(12): 844-856.

Martin P E, Mungiole M, Marzke M W. et al. 1989. The use of magnetic resonance imaging for measuring segmental inertial properties. Biomechanics, 22: 367-376.

Miller D, Morrison W. 1975. Prediction of segmental parameters using the Hanavan human body model. Med. Sci. Sports, 7: 207-212.

Mungiole M, Martin P E. 1990. Estimating segment inertial properties: Comparison of magnetic resonance imaging with existing methods. Journal of Biomechanics, 23: 1039-1046.

Page R L. 1969. Moments of inertia of the human body about a vertical axis. Phys. Ed, 4(4): 221-223.

Pate E, Bhimani M, Franks- Skiba K, et al. 1995. Reduced effect of pH on skinned rabbit psoas muscle mechanics at high temperatures: Implications for fatigue. J Physiol (Lond), 486(Pt 3): 689-694.

Santschi W, Dubois J, Omoto C. 1963. Moments of inertia and centers of gravity of the living human body. AMRL Technical Report. Wright-Patterson Air Force Base, OH, 63-136.

Schache A G, Blanch P, Rath D. 2002. Three-dimensional angular kinematics of the lumbar spine and pelvis during running. Human Movement Science, (21): 273-293.

Vaughan C L, Andrews J G. 1982. Selection of body segment parameters by optimization methods. Trans of the ASME, 104(1): 38-44.

Yeadon M R. 1989. The appropriate use of regression equations for the estimation of segmental inertia parameters. Biomechanics, 22(6/7): 683-689.

Zanchi V, Papic V, Ceci M. 2000. Quantitative human gait analysis. Simulation Practice and Theory, (8): 127-139.

Zatsiorsky V, Seluyanov V. 1985. Estimation of the mass and inertia characteristics of the human body by means of the best predictive regression equations. In Biomechanics IX-B, edited byWinter D A, Norman R W, Wells R P, et al. 233-239. Champaign, Ill.:Human Kinetics.

第四章　运动技术诊断的力学原理

进行运动技术诊断的依据是生物力学原理，目前还没有形成系统、完整的理论体系。本书尝试把运动技术诊断常见的一些力学原理按其所面向的层面分为基础性力学原理、类群性力学原理和专项性力学原理。第一节“基础性力学原理”介绍了保持动作连贯原理、延长作用时间原理、增大有效质量原理、调节转动惯量原理、控制自由度数原理、关节活动顺序原理。第二节“类群性力学原理”介绍了推与拉动作原理、缓冲与蹬伸动作原理、鞭打动作原理、摆动动作原理、躯干扭转动作原理、人体相向动作原理。第三节“专项性力学原理”介绍了人体动态稳定原理、纵跳动作力学原理、下肢鞭打力学原理、撑竿跳高力学原理。

运动技术诊断的主要依据是运动生物力学原理，这些原理主要来源于力学、解剖学、生理学等多个学科的基础理论以及运动领域的一些规则。遗憾的是，自伯恩斯坦于 1935 年首次提出运动生物力学原理的概念之后，尽管有许多专家学者曾致力于运动生物力学原理的归纳、总结，但由于各种原因至今也没有形成系统、完整的理论体系。为此，我们尝试把运动技术诊断的力学原理分为基础性力学原理、类群性力学原理和专项性力学原理三个层次。基础性力学原理主要是从一般力学中引申、提炼出一些对人体运动分析普遍适用的原理，以便于在进行各种项目的运动技术诊断时选用；类群性力学原理是对人体运动中的某些基本的、带有共性的动作形式进行原理剖析，以便于在分析含有该共性动作形式的项目中参考；专项性力学原理则是指对一些具体的问题包括各种竞技专项进行分析时所获得的具有独特性的力学原理。由于这项工作异常复杂、困难，因此，本书归纳整理的原理并不全面、系统，且有相当大的局限性、偏颇性，仅可作为抛砖引玉的初步尝试。

第一节　基础性力学原理

一般力学中包含了大量的力学概念、定理、定律、原理、公式等，如力学概念有时间、（角）位移、（角）速度、（角）加速度、力（矩）、动量（矩）、冲量（矩）、功、功率、能等；力学定理（律）原理有牛顿三大定律及其角类比、动量（矩）定理、动量（矩）守恒定律、功能原理、机械能守恒定律等。其中，很多力学量（例如位移、速度、力等）本身就是竞技运动项目中要比赛的目标参数，因此，一般力学就成为了运动技术诊断的首要依据。运动技术诊断坚持的原则是保证安全、效果最佳、效率最高，在这个基本框架下，才可讨论运动技术诊断的基础性力学原理。

一、保持动作连贯原理

（一）原理描述

在完成各种动作时一般都要求保持动作的连贯性，运动过程中不应有间断，这样可以节省肌力和体能。例如，运动员上举杠铃过程如增加不应有的停顿，则很难获得成功。

（二）力学基础

人体运动包含着平动和转动，人体各个环节的运动都是以骨杠杆为基础的转动，这些转动又可以组合成人体运动链末端和人体整体的平动。保持动作连贯性原理的力学基础是牛顿运动定律及其角类比。

1. 牛顿运动定律

牛顿第一定律：物体若不受外力的作用或所受外力的作用为零，它将保持其静止或匀速直线运动状态不变，也常称为惯性定律。

牛顿第二定律：当物体受外力作用时，其运动状态将发生变化，即产生加速度，加速度的大小与外力的大小成正比，与其质量成反比，加速度的方向与外力作用方向一致，也称为加速度定律，见式(4-1)。

$$\sum F = ma \tag{4-1}$$

式中，$\sum F$ 是合外力，m 是质量，a 是加速度。

2. 牛顿运动定律的角类比

牛顿第一定律的角类比：除非给物体施加一个净外力矩，否则物体的动量矩（角动量）仍然保持不变。

牛顿第二定律的角类比：合外力矩使物体产生的角加速度，与外力矩成正比，并且与转矩的方向相同，与它的转动惯量成反比，此定律又称为转动定律，见式(4-2)。

$$\sum M = I\beta \tag{4-2}$$

式中，$\sum M$ 是合外力矩，I 是转动惯量，β 是角加速度。

（三）应用分析

上述定律表明：不论是平动还是转动，如果保持动作的连贯性，就不需要额外的外力（矩）来维持这个运动状态，而如果不能够保持动作的连贯性，就说明有（角）加速度产生，而（角）加速度产生需要外力（矩），在这种情况下要保持原来的运动状态人体就需要产生肌肉力量，额外消耗体内的能量，不利于提高动作效率。

人体运动时如何合理利用惯性，对于提高人体运动效率、减少体能消耗，发展运动能力有重要的意义。在举重、长距离游泳、竞走、跑等项目中都应注意保持动作的连贯性。如上举杠铃、单杠及撑竿跳高中的引体向上动作，如能保持动作的连贯性，则会较容易地完成动作。反之，动作中途有停顿，则会加大动作的难度，甚至会导致动作的失败。又如，游泳运动员蹬池壁后利用人体运动惯性向前滑行，滑冰运动员蹬冰后的滑行都是利用人体惯性。在投掷标枪过程中，一定要保证人体重心不间断地向前移动，否则会影响到标枪向前的移动速度。

二、延长作用时间原理

（一）原理描述

当要使器械或人体加速或减速时，例如，投掷动作要追求器械最大的出手速度，人体肌肉力对器械加速；人体跳跃落地最终速度要为 0，地面的反作用力对人体减速，这些情况都需要延长力（矩）的作用时间，以达到加速或减速的目的。在加速时，要延长力（矩）作用时间，不能有意识地通过放慢速度延长作用时间，这样会以牺牲爆发力为代价，因此，通常是通过延长力（矩）的作用距离来延长力（矩）的作用时间，同时又不影响爆发力的产生来实现的；而在减速时，往往也需要通过延长力（矩）的作用距离来延长作用时间，减小对人体的冲击力。因此，有时候这一原理也称为延长作用距离原理。

（二）力学基础

延长作用时间原理的力学基础是动量定理、动量矩定理和功能原理。

1. 动量定理

动量定理可由牛顿第二定律导出，但二者却有很大的不同。牛顿第二定律只是能说明在瞬间发生的情况，由净外力引起的加速度是瞬时加速度。而为了产生运动，必须施加一段时间的力。在人体运动中，相比在施加外力时运动员或物体获得的瞬时加速度，外力持续作用于运动员或物体一段时间的最终结果更值得关注。这就产生了动量定理，把物体的动量与力及力的作用时间联系起来，其数学表达为

$$\sum F\Delta t = m(v_{\mathrm{f}} - v_{\mathrm{i}}) \tag{4-3}$$

其中，$\sum F$ 是合外力，Δt 是合外力作用的时间，m 是物体的质量，v_f 是末瞬时速度，v_i 是初瞬时速度。

2. 动量矩定理

同样，动量矩定理也可由牛顿第二定律的角类比导出

$$\sum M\Delta t = I_f\omega_f - I_i\omega_i \tag{4-4}$$

式中，$\sum M$ 是相对于一个轴的合外力矩，Δt 是力矩作用的时间，$\sum M\Delta t$ 是冲量矩（角冲量），$I_f\omega_f$ 是相对同一轴的末动量矩（角动量），$I_i\omega_i$ 是相对同一轴的初动量矩。

这个方程的左边是角冲量，右边描述了角动量的变化，意味着由合外力矩持续一段时间产生的角冲量能够引起该力矩作用物体的角动量变化。

3. 功能原理

功能原理表明力对空间的累积效应，阐明了对物体做的机械功和所引起的物体机械能变化二者的等量关系：

$$\sum F\cdot S + \sum M\cdot\theta = \Delta(\frac{1}{2}mv^2) + \Delta(\frac{1}{2}I\omega^2) + \Delta(mgh) + \Delta(\frac{1}{2}kx^2) \tag{4-5}$$

式中，$\sum F\cdot S$ 是线功，$\sum M\cdot\theta$ 是角功，$\Delta(\frac{1}{2}mv^2)$ 是平动动能的变化，$\Delta(\frac{1}{2}I\omega^2)$ 是转动动能的变化，$\Delta(mgh)$ 是重力势能的变化，$\Delta(\frac{1}{2}kx^2)$ 是弹性势能的变化。

（三）应用分析

1. 加速时延长力（矩）作用时间

获得最大的运动速度是许多运动项目中的目标。在投掷项目中，投掷开始时被投器械（如铅球、铁饼、标枪）没有速度，其任务就是要在投掷结束时给它一个最快的速度。同样，在击打项目中，球拍（或者球棒、拳头）在开始时也没有速度，其任务就是在击打前给器械或人体末端一个最快的速度。在跳跃项目中人体往往也是一个需要增加速度的对象。

要使目标物体获得尽可能大的（角）速度，也就是要加大动量（矩）的增量，根据动量（矩）定理， 就需要增大施加给该物体的冲量（矩）。有两条途径：一是加大肌力（矩）；二是延长肌力（矩）的作用时间。对于不同的项目，重点依靠的途径也有所不同。例如，扔一个乒乓球时，平均净力不是问题，问题在于力的作用时间；在铅球投掷中，作用时间长，而施加的力是有限的。在这两个例子中，力和作用时间都最大化将产生最快的投掷。但是投掷一个比较轻的物体时，对于成功来说技术（力的作用时间）是比较重要的。而当投掷一个比较重的物体

时，施加的力是比较重要的。把棒球的投手和标枪投掷者与铅球投掷者作一个比较。铅球投掷者比较高且比较壮。他们的训练和选择的基础是他们发挥较大力量的能力。棒球的投手和标枪投掷者没有那么强壮。他们能成功的原因是因为他们的技术使力的作用时间最大化。人能发挥的力（矩）的大小受人的力量极限所限，通常多数项目中运动技术的基础是通过延长力（矩）的作用时间来获得较大冲量（矩）。

在运动过程中，增大作用力（矩）和延长力（矩）的作用时间常常是矛盾的。例如，若有意识地放慢动作的速度来延长作用时间，会降低肌肉的收缩力量。正确的做法是：在保证发挥肌肉最大力量的同时，通过延长力（矩）的工作距离来延长作用时间。在投掷项目中为了提高力（矩）的作用时间，投掷者往往采用"人体超越器械"的做法。它不仅可以通过延长投掷器械所经过的距离来最大化力的作用时间，而且还可使原动肌拉长到肌肉的最适长度，以提高肌肉的爆发式收缩力。例如，铅球技术的改变从侧向滑步→背向滑步→旋转推铅球技术的演变，目的也是延长加速距离或者说是增加了肌肉的工作距离，客观上延长了作用时间。再如跳高技术的演变，背越式跳高技术相对于其他技术由于采用了弧线助跑，背向横杆，人体重心可降得很低，这样就增加了下肢蹬伸动作的向上空间，延长了加速距离以及蹬地力的时间，从而增加了人体向上的冲量。又如游泳的"S"形划水，其目的也是利用延长力的工作距离，以延长力的作用时间，从而提高动作速度。

从功能原理上来讲，增大速度就是要增大动能，要求对目标物体做更多的功。加速时为延长作用时间而客观地延长了作用距离，直接增大了对该物体所做的功。

2. 减速时延长力（矩）作用时间

当要把物体较大的初始速度减慢或减到零，例如跳跃的着地，接一个速度很快的篮球等，也需要延长作用时间和作用距离。

使物体减速，事实上就是要减少动量（矩），根据动量（矩）定理，当要减少的动量（矩）一定时，人体所受到的冲量（矩）是一定的，即力（矩）和其作用时间的乘积是一定的。如果人体在较短的时间内承受较大的冲击力就极易产生损伤，因此，只能通过延长力（矩）的作用时间的方法来减小冲击力。同样道理，为了达到延长作用时间的目的，只能通过延长作用距离来客观地获得。各种落地缓冲动作，一般都要求前脚掌着地，并迅速过渡到全脚掌，同时伴有屈膝、屈髋和伸踝动作，以延长脚与地面相互作用的时间，进而减小地面的冲击力对人体可能造成的伤害。又如，用手接高速飞行的球时，在手接球的同时屈肘回收，顺势接球，可延长手与球的接触时间，从而减小球对手的冲击作用。体操用的海绵垫、跳高用的海绵包、拳击用的手套、跳远用的沙坑等，都是利用器械来延长力的作用时间以减小对人体的冲击力。

从功能原理的角度来讲，减速就是要减动能，当物体动能变化一定时，对物体所做的功也是一定的，延长了作用距离，也就是减小了冲击力，可避免运动损伤。

三、增大有效质量原理

（一）原理描述

在打击类动作中，如排球的扣球、棒球的击球，需要增大主动冲击物体的有效碰撞质量，以增加打击过程中的动量传递，使被打击物体获得更多的动量增量从而达到更大的速度。

（二）力学基础

增大有效质量原理的力学基础是牛顿第三定律、动量守恒定律。

（1）牛顿第三定律：两个物体之间的相互作用力总是大小相等且方向相反，又称作用力—反作用力定律。

（2）动量守恒定律：若系统不受外力或外力的矢量和为零，则系统的总动量保持不变，即

$$m_1v_1 + m_2v_2 = m_1v_1' + m_2v_2' \tag{4-6}$$

式中，m_1、m_2是两个相碰撞的物体，v_1、v_2是碰撞前的初速度，v_1'、v_2'是碰撞后的末速度。

在没有外来作用的情况下，系统的总动量保持不变，而系统内物体在相互作用过程中，系统内每个物体的动量各自改变着，系统内各物体动量的变化一定是某些物体的动量增加量等于另一些物体的动量减小量，而系统的总动量保持不变。系统内各物体的相互作用力只能使动量在系统内各物体间传递或转移。

（三）应用分析

在分析两个物体碰撞过程中，首先应当明确牛顿第三定律，即每一个作用力都会有一个相等的反作用力，这是分析碰撞问题的前提。在理想情况下，当碰撞的两物体是完全弹性碰撞时，即物体的恢复系数为 1 时，可实现动量从一物体向另一物体的完全传递。只要相互碰撞的两物体不是完全弹性碰撞，即恢复系数小于 1 的情况下，不论碰撞系统是否满足动量守恒的条件，动量的传递都是部分地传递，而不是完全传递。在体育实践中，多数情况都属于动量的部分传递，为了增大被冲击物体所获得的动量，就需要提高冲击过程的动量传递效率。

根据动量守恒定律，提高主动冲击物体的动量是影响冲击过程动量传递效率的主要因素。这可通过两个途径实现：一方面增大主动冲击物体的速度；另一方

面尽可能地增大主动冲击物体的有效质量，二者的乘积即是主动冲击物体在碰撞前所具有的动量。例如，利斯和诺兰（Lees and Nolan，1998）曾描述了踢足球正碰的力学计算方法

$$\mathrm{V}_{\mathrm{ball}}=\frac{M(1+e)}{M+m}V_{\mathrm{foot}} \tag{4-7}$$

式中，V_{ball}是碰撞后球的速度，V_{foot}是在碰撞前脚的速度，M是踢球腿的有效质量，m是球的质量，e是恢复系数。

上式表明，当踢球腿的有效质量M越大，则踢球后的球速V_{ball}就越大。式中的$M/(M+m)$是有关碰撞时脚和腿的刚度的指标，其值反映了脚和腿的固化程度，它与踢球时腿部肌肉的用力活动情况有关。在踢球技术中要求踢球脚的脚背绷直（跖屈），事实上就是要提高脚和腿的固化程度，增大踢球腿的有效冲击质量。

当排球扣球，棒球、网球等击球时，为了增大动量的传递效率，也都应在触球击打过程中尽可能地绷紧上肢关节，最大限度地提高上肢或上肢与器械的固化程度，增大主动打击的人体或器械的有效碰撞质量。当然，也需要以避免运动损伤为前提。

四、调节转动惯量原理

（一）原理描述

由于人体是由多个环节组成，尽管人体质量不能改变，但是人体的转动惯量却是可变的。在人体运动中，要根据运动的目标任务来调节转动惯量的大小。例如，在跳水项目中，为了增加在空中的空翻周数而团身以减小人体相对于额状轴的转动惯量。

（二）力学基础

调节转动惯量原理的力学依据是牛顿第三定律的角类比、转动定律、动量矩守恒定律。

（1）牛顿第三定律的角类比：一个物体施加给另一个物体一个转矩，另一个物体就施加大小相等、方向相反的转矩给前一个物体，需要说明的是作用于两个物体转矩的转动轴是相同的。

（2）转动定律：见前义。

（3）动量矩守恒定律：当合外力矩为0时，其动量矩保持不变，即

$$I\omega=\mathrm{Const} \tag{4-8}$$

人体处于腾空无支撑状态时，满足动量矩守恒的条件。动量矩是矢量，其方向为角速度ω的方向。无论人体空中动作多么复杂，其总动量矩完全由腾空瞬间

的初始条件所决定。借助人体姿态的变化和环节的相对运动，可以实现人体转动速度的变化和动量矩在基本轴间的转移，但是，人体的总动量矩的大小和方向均守恒。

（三）应用分析

人体的转动惯量可以调节，既可以减小转动惯量，也可以增大转动惯量，主要看运动的目的任务如何。

在排球扣球时，先要屈臂加速摆动，而后再伸展上肢击球；足球踢球时，也要先屈腿加速摆动，而后再伸展下肢踢球。根据转动定律可知，屈臂和屈腿分别是为了减小相对于肩轴、髋轴的转动惯量，易于从静止开始加速，等到角速度达到一定的程度，伸展上、下肢的目的主要是增加肢体末端对器械的冲击速度，尽管这一动作也同时增加了转动惯量，但这不是主要目的。在短跑中，运动员为了提高肢体的摆速，采用折叠大、小腿以减小下肢对髋轴的转动惯量，屈前臂以减小上肢对肩轴的转动惯量。在运动选材时，在肢体等长的情况下，通常选近侧环节，如大腿、上臂较短，远侧环节较长的人当运动员，其目的就在于减小肢体对近侧关节轴的转动惯量。

当一个花样滑冰运动员在冰上开始旋转时，内收两臂可以减小人体整体相对人体纵轴的转动惯量，外展两臂则可以增大转动惯量。通过改变人体姿势来调节人体转动惯量的大小，目的是要控制人体的转动速度。在整个过程中，假设冰和人之间的摩擦力所产生的转矩很小并可以忽略，根据动量矩守恒定律可知人体的角动量仍然保持守恒，以致转动惯量的减小必定伴随着角速度的增大。再如，跳水运动员在空中团身可以减小人体相对于横轴的转动惯量，伸展身体则可以增大转动惯量，目的也是要通过调节转动惯量的大小来控制人体的转速。

五、控制自由度数原理

（一）原理描述

在 20 世纪早期和中期，一位俄国的科学家 Nicolai Bernstein (1896~1966)用一种全新的方式来观察神经系统和人体。将机体作为一个机械系统进行描述时，Bernstein 注意到有许多自由度需要进行控制。动作协调就是运动机体控制过多自由度的过程（Bernstein，1967）。人体的多环节性提供了在人体运动过程中控制自由度数的可能性，有些动作要求稳定、准确，需要减少运动环节链的自由度数目。例如，篮球中的原地投篮动作，减少上肢自由度数目将有助于高质量地完成动作。而有些动作由于人体解剖特点的约束自由度数目不够，则要增加自由度数，这样一来动作灵活性增加了，但可能会对动作的稳定性和准确性产生一定程度的负面影响。

（二）力学基础

控制自由度数原理的力学基础是力学中关于自由度的表述，即完全确定一个物体在空间位置及方位所需要的独立坐标的数目称为这个物体的自由度。一个物体的自由度数目愈多，准确描述该物体的运动所需要的方程数就愈多。力学系统的自由度由一组坐标来描述，例如一个质点的三维空间中的运动，在笛卡儿坐标系中，由 x，y，z 三个坐标来描述；或者在球坐标系中，由 r，θ，φ 三个坐标描述。描述系统的坐标可以自由的选取，但独立坐标的个数总是一定的，即系统的自由度。一般地，n 个质点组成的力学系统由 $3n$ 个坐标来描述。但力学系统中常常存在着各种约束，使得这 $3n$ 个坐标并不都是独立的。对于 n 个质点组成的力学系统，若存在 m 个约束，则系统的自由度为 $\mathrm{d}f = 3n - m$。

一个刚体在空间任意运动时，可分解为质心 O' 的平动和绕通过质心轴的转动，它有 3 个平动自由度和 3 个转动自由度共计 6 个自由度。一个刚体系的自由度是对刚体系中所有刚体的自由度求和，但要减去其所含的约束数目。

（三）应用分析

人体各个环节运动链的自由度数一般都非常多，完成大多数任务自由度都大量过剩。过多的冗余自由度不仅对完成动作没有帮助，反而会影响动作的稳定和准确。因此，需要采取各种方式对冗余自由度加以限制和约束。从这个角度上讲，人对运动的控制可以看成是排除冗余自由度。例如，篮球原地投篮时，上肢运动链从肩带到手指超过了 17 个自山度，显然对多余的自由度要加以限制才能保证投篮的稳定和准确。把肘关节内收置于躯干前方就可以减少冗余自由度，保证用力方向与运动方向的一致性。在标枪投掷过程中，上臂的水平内收也可以减少多余的自由度，以保证用力方向和运动方向一致，有利于近、远端环节角动量的传递方向与运动方向保持一致。

另外，人体关节由于受到其自身结构解剖学特点限制，一些关节的自由度受到限制，为了完成动作任务就需要增加运动环节链的自由度。例如足球运动中的脚背内侧踢球或者脚内侧踢球，触球时需要脚内侧或脚背内侧面向踢球方向，而摆动腿在前摆伸膝过程中，膝关节旋外幅度很小，最大约 50°，超过这个旋转幅度就会造成韧带的拉伤，因此仅靠膝关节的旋转不能使得踢球脚充分外展，此时只能依靠近端关节——髋关节的主动旋外使得脚内侧或脚背内侧更加充分面向踢球方向。引入髋关节的运动必然使下肢链的自由度增多，由大关节为主导具备多自由度的下肢链来控制踢球方向会影响踢球的精确度。上肢关节也是如此，如肘关节只能进行屈伸、旋前旋后，而不能进行外展内收，因此有些动作只能靠与其上位关节——肩关节的密切配合得以实现，也会增大自由度数目。因此，在某些动作中，部分关节自由度数量不足必定会限制动作的灵活性，此时则需要增加自由度数目，但有可能会带来其他一些负面影响。

六、关节活动顺序原理

（一）原理描述

当需要克服大阻力，或需要表现出较高的运动速度时，肢体各关节的肌肉虽然同时用力，但其中大关节总是首先产生活动，并依据关节的大小表现出一定的先后顺序。根据关节大小表现出大关节首先发力以克服环节的惰性，便于环节从静止开始启动；中等肌肉次发力，便于环节进一步加速；小块肌肉最后发力，便于控制环节的运动方向和幅度的顺序性原理。

（二）力学基础

关节活动顺序原理的力学基础是转动定律、动量矩定理。

（三）应用分析

人体四肢由近端关节至远端关节，各关节所配置的肌肉的强弱，即肌肉生理横断面逐渐减小。所配置的肌肉生理横断面大的称大关节，反之称小关节。由于大关节的肌肉生理横断面大，产生的肌力矩也大。关节活动顺序原理首先是依据转动定律由大关节首先产生活动克服大的阻力矩产生角加速度，而后是依据动量矩定理使动量矩在运动环节链中产生传递和转移。如在纵跳时关节活动（伸展）的时间顺序是：髋关节、膝关节，最后是踝关节。

在完成运动技术的过程中主动加强大关节作用，充分发挥大关节的潜力，有利于动作技术的完成。如踝关节的力量为膝关节的80%，因此在跳远起跳过程中，踝关节产生活动的时刻必须晚于膝关节，在膝关节的活动基础上进行。否则会出现所谓“提踵过早”，即踝关节先于膝关节产生伸展活动，降低起跳效果。又如在做双杠倒立推起练习时，动作的失败往往是没有充分发挥大关节（肩带）肌肉力量。

在人体运动中，小关节同样具有重要作用。例如起跳动作、投掷项目等的“结束”动作，都是在小关节参与下完成的。因此小关节活动直接影响动作质量。小关节在封闭状态下起稳固支撑的作用，如起跳中的踝关节；而小关节在开放状态下起定向的作用，如投掷中的腕关节。

当然，关节的活动顺序并不是一成不变的，可以根据动作的目的任务产生多种配合方式。例如游泳划臂动作，先是肘关节及腕关节产生活动，做入水、抱水动作，然后才是大关节（肩关节）进行活动。又如击剑的攻防动作，主要通过小关节（手腕的动作）的活动，使剑的移动达到快速、多变、准确、隐蔽，才能达到击中对手和防止被对手击中的目的。

第二节　类群性力学原理

一般地，人们把人体的基本动作形式分为上肢、下肢和全身的基本动作形式。上肢包括推、拉、鞭打动作，下肢包括缓冲、蹬伸、鞭打动作，全身包括摆动、躯干扭转、相向运动，总计 9 类基本动作形式。千变万化的人体运动都是由基本动作形式组合而成，且每一类基本动作形式在不同的人体运动中所含的力学原理相同，所起的作用和所做的贡献也都相近或相似，因此，我们把每一类基本动作形式所含的力学原理称为类群性力学原理，并按传统的分类方法利用基础性力学原理对每一类基本动作形式的类群性力学原理进行重新审视，这有助于理解、解释复杂人体运动的力学原理。

一、推与拉动作原理

从动作形式上来看，推与拉是人体上肢常见的一对相反方向的动作，前者是上肢由屈曲状态发展为伸展状态，既可把器械推离人体（举重、推铅球、篮球的胸前传球等），又可把人体推离支点（俯卧撑、双杠的倒立推起、跳马的推马动作等）；后者是上肢由伸展变为屈曲状态，同样可把物体拉近人体或把人体拉近物体，例如，爬绳、划船、游泳的划臂动作等。

从保持动作连贯原理来看，推的动作常要求不能间断，例如，人体上举杠铃时应避免中间的停顿，以避免没有必要的加速度的产生，增加上举杠铃的难度。

从延长作用时间原理来看，推的动作常要求人体超越器械，例如推铅球，目的就是要延长人体对铅球的作用距离，从而延长作用时间，以使铅球在投掷方向上获得更大的动量，增大铅球的出手速度；拉的动作也同样包含延长作用时间原理，例如，游泳的 S 型划水，其目的也是增大了作用距离。

从关节活动顺序原理来看，上肢的推与拉动作都遵循关节活动顺序性原理，但又不完全相同。推的动作基本上遵循大关节带动小关节活动的规律，首先由肩带及肩关节产生活动（如考虑到躯干，则躯干首先产生活动），紧接着是肘关节产生活动，最后是腕关节活动，共同完成推的动作。小关节的肌力强弱，直接影响到动作的力量和出手速度。推铅球时，腕关节及手指关节的活动起重要作用。而拉动作的关节活动顺序性形式要视具体情况而定。在克服大的阻力时，通常运用大关节带动小关节活动的规律；在克服小的阻力时，按技术需要往往是小关节先产生活动而完成运动的。如做游泳划臂动作，并不是首先以肩带及肩关节肌群发力，而是肘关节首先工作，做上臂旋内及屈肘活动，使上肢处于较大的迎水面积，以增大划水效果，然后才是主要由肩带及肩关节的肌肉用力完成划水动作。

二、缓冲与蹬伸动作原理

从动作形式上来看，缓冲与蹬伸是人体下肢常见的一对相反方向的动作，缓冲是当人体通过下肢与地面相互作用时，由于身体重力与惯性力的作用，伸展下肢各关节的肌肉被迫拉长做退让性工作，下肢各关节由伸展变为屈曲状态。而蹬伸是在完成动作技术时下肢由屈曲状态积极伸展蹬离地面的动作过程。

缓冲动作有效地利用了延长作用时间原理，当人体从高处下落着地时，人（通过下肢）与地面之间的相互作用是较大的。为了保证动作的顺利完成和防止运动器官的损伤，下肢各关节通过屈髋、屈膝、伸踝进行缓冲，从而使作用于人体的外力减小。人体与地面相互作用时，是人体在着地方向上实现动量变化的过程，从动量定理可知，人体与地面相互作用动量变化值一定时，力的作用时间延长，使人体所受的外力减小。

蹬伸动作则应遵循关节活动顺序原理，表现出大关节带动小关节的活动规律性。这里更应注意小关节活动的重要性。如果提高薄弱环节（踝关节）的肌力，可以使髋、膝关节的伸展得到更加稳固的支撑，并使踝关节在下肢的蹬伸动作过程中更早地参与用力。这样可以增大蹬地力和提高蹬地速度，从而使蹬伸动作的效果更好。

缓冲和蹬伸往往是相继发生的两个相邻动作，前者可为后者提供适宜的空间和时间，以及各关节肌肉适宜的发力条件。缓冲可拉长人体下肢臀大肌、股四头肌、小腿三头肌，提高伸肌群或肌腱的弹性势能，以在蹬伸过程中发挥更大的作用。在长跑中，我们强调利用肌肉的弹性势能，这有助于保持动作的连贯性。在这个过程中，人体动能的获得并非完全是通过肌肉消耗物质由肌肉收缩元的收缩产生的，其中一部分是通过肌肉及肌腱中积蓄的势能转换产生的。

三、鞭打动作原理

鞭打是指在克服阻力或自体位移过程中，肢体依次加速与制动，使末端环节产生极大速度的动作形式，由于其类似于鞭子抽打，因此称为鞭打动作。鞭打动作可分为上肢的鞭打动作、下肢的鞭打动作和全身的鞭打动作。上肢的鞭打动作又可分为投掷性鞭打动作与打击性鞭打动作，打击性鞭打动作根据运动员是否持有器械又可分无器械打击性鞭打动作与有器械打击性鞭打动作。例如投掷标枪及棒、垒球的投球等属于上肢鞭打动作中的投掷性鞭打；排球的扣球、发球等属于上肢打击性鞭打动作的无器械鞭打；乒乓球、羽毛球、网球的某些发球及扣击球等属于上肢打击性鞭打动作的有器械鞭打动作；下肢的大力踢球属于下肢鞭打动作。

人体的鞭打不同于真实鞭子的抽打，前者远端环节的动力来源包括动量矩/角动量传递和关节发力两个方面，而后者由于没有主动产生力的结构，其下位环节的速度完全由上位环节的动量矩传递而来。人体在鞭打动作中角动量的传递是通过相邻环节相互作用力产生的冲量矩来实现的。近端关节肌肉的收缩力产生肌力矩，使近端环节产生角加速度、角速度，获得角动量。此时远端关节肌肉主动收缩力产生的力矩使远端环节获得角加速度、角速度的同时其反作用力矩使近端环节产生反向的角加速度、角速度而制动，相连的近、远端两环节之间存在的冲量矩使得近端环节获得的角动量传递至远端环节，使远端环节的角速度增大。在制动过程中，近端环节的角动量传给了远端环节，加之远端关节控制肌群主动施力过程，使远端环节角速度大大加快。从鞭打过程中可以看出，近端环节的适时制动是近端环节的角动量能够传递给远端环节的关键，那么，近端环节的制动力来自何处呢？人们会想当然地认为可能是使近端环节加速的原动肌的对抗肌用力而使近端环节制动。试想一下，如果近端环节的制动是由其对抗肌实现的，那么该环节的角动量就不会传向远端环节，而主要是转变为对抗肌的弹性势能。因此，在鞭打过程中，近端环节的制动不可能是其对抗肌的收缩阻力产生的，而应是其远端关节的肌肉用力，在其远端环节产生角加速运动的同时，产生的阻力矩造成的。与真实的鞭子抽打相比，由于人的运动有意识的参与，人体运动链的角动量传递就更为积极，且相邻环节间的肌肉收缩力能够使环节的角动量得到进一步增加，因此人体鞭打动作更加有效和复杂。

鞭打动作首先遵循关节活动顺序原理，表现为大关节首先产生活动，然后由大到小表现出活动的顺序性。在投掷过程中，投掷臂各关节点的速度变化呈一定的规律性，肩关节点首先出现速度峰值接着开始减速，肘关节点出现速度峰值接着开始减速，最后腕关节点出现速度峰值，以上说明鞭打动作的一个特点，即远端环节角速度是由近端环节动量矩传递和角速度依次叠加而成的，使远端获得很大的角速度和线速度。在鞭打动作过程中，大关节克服阻力矩后，小关节的配合作用也有非常重要的意义。小关节具有定向的作用，它的运动质量直接影响到动作的速度和质量。例如，投掷标枪最后出手瞬间，屈腕、屈指“拨”的动作。除了增加标枪的初速度，还可以加快标枪绕纵轴旋转的速度，保证飞行过程中的稳定性。在铁饼投掷过程中，如果铁饼出手瞬间完成不好“拨饼”动作，这一细微动作也会导致动作失败，铁饼将不能绕铁饼几何中心转动而在空中翻转，直接影响铁饼投掷远度。

鞭打动作利用调节转动惯量原理，通过减小整个肢体的转动惯量以增加角加速度。例如，排球扣球时的先屈臂就是减小了整个上肢的转动惯量，足球踢球时的先屈腿就是减小了整个下肢的转动惯量，根据转动定律可获得最大化的角加速度。而后的伸臂、伸腿则可以增大转动半径，在相同角速度的情况下最大化末端环节的线速度。

在打击类项目中，鞭打动作利用增大有效质量原理可以最大化打击效果。在排球扣球、足球踢球的触球瞬间，上肢或下肢甚至整个人体都应尽可能地绷紧各个关节，最大限度地提高肢体或肢体与器械的固化程度，有利于增大打击的有效质量，提高冲击动量。

为了提高鞭打动作的准确性，需要采用控制自由度数原理。上肢鞭打动作的运动链，从肩带到手指包含约 17 个自由度，显然，许多自由度必须进行控制，以防止不同程度的重复运动。人体鞭打动作过程中表现出的对环节自由度的控制，保证了用力方向与运动方向的一致，这也是人体鞭打动作区别于实际鞭打抽打的重要特征之一。例如，在标枪投掷过程中，上臂的水平内收可以减少多余的自由度，以保证用力方向和运动方向一致，有利于近、远端环节角动量的传递方向与运动方向保持一致。

四、摆动动作原理

摆动动作是指人体肢体为增加全身活动的协调性及增加动作效果而绕某一轴进行的一定幅度的转动。摆动的主要目的有二：一是增加全身活动协调性、保持人体平衡；二是增加动作效果。摆动动作是通过上、下肢的加速活动实现的，肢体的摆动主要包括上肢的摆动和下肢的摆动，多数情况下是在上、下肢协同摆动共同配合主体动作完成的。

在跳跃类项目中，肢体的摆动动作与起跳动作存在合理的配合关系，理想起跳效果的获得要依靠肢体摆动与起跳腿的密切配合来实现。从力学分析来看，摆腿和摆臂动作在跳高项目中具有重要的意义：①协调人体动作，维持身体平衡；②摆动所产生的惯性力可反射性地加大地面对人体的支撑反作用力。从力学上讲，肢体加速上摆时，向下的惯性力作用在支撑腿上，从而增加了支撑腿对地面的作用力，根据作用力与反作用力原理，地面对支撑腿的支撑反作用力也相应增加。③向上摆动的肢体提高了起跳离地瞬间时身体重心的高度。做摆动动作时，由于摆动环节的质量向上移动，改变了身体的质量分布，因而使得人体总重心的相对位置升高。④摆动动作的突停，可促进摆动肢体的角动量向全身转移，增加了躯干和起跳腿向上的速度。因此，摆动对于主要动作的完成是十分重要的，我们在实践中应当合理地利用摆动技术。

根据调节转动惯量原理，摆动动作减小肢体的转动惯量可以达到增大摆动角加速度的目的。因此，在环节绕关节的摆动过程中，通常采用摆动环节尽可能靠近转轴的方法，以减小它们对转轴的转动惯量。如短跑运动员在摆腿时通过折叠大、小腿减小下肢对髋轴的转动半径来减小转动惯量，从而达到快速前摆。足球运动员在前摆的开始阶段往往也通过折叠大、小腿来减小下肢对髋关节的转动半径以减小其转动惯量，从而达到快速前摆的目的。

五、躯干扭转动作原理

躯干的扭转是指躯干上下两端即肩轴与髋轴同时绕躯干纵轴的反向转动。躯干扭转可增加摆动幅度、速度及蹬地力。

尽管下肢的髋关节是一个大关节，但如果把躯干的扭转也考虑进来，从关节活动顺序原理来看，躯干的扭转在下肢髋关节活动之前，也就是说躯干的扭转动作是下肢关节活动顺序的向前延伸。例如，在跑、跳动作中，髋轴向蹬地腿方向转动，与此同时，伴随着摆动腿送髋前摆动作，骨盆转动的方向与摆动方向一致，而快速摆臂动作促使肩轴向相反方向转动，躯干扭转的合效应使身体保持平衡，但是髋轴的转动先于髋关节发力，加大了摆动的速度、幅度，有利于增大蹬地的效果。

从延长作用时间原理来看，躯干的扭转在投掷铁饼动作中延长了人体作用铁饼的时间。在左侧支撑投掷铁饼时，躯干先扭转后打开的过程就是躯干投掷肌群先拉长后缩短的超等长收缩过程，也延长了投掷力作用于铁饼的距离，从而延长了作用时间，最大化了投掷距离。

六、人体相向动作原理

相向动作是指人体处于无支撑的腾空状态时人体两部分同时相互接近的运动形式，如跳远、跳高的空中动作就是相向运动的例子。

人体相向动作的边界条件是人体处于无支撑状态，人体不受外界环境的约束（不考虑空气阻力）；解剖基础是人体肌肉跨过关节，并起止于人体两个环节或两个部分。当肌肉收缩时，必须以等值反向的肌肉作用于其起止点的骨骼；力学原理是动量矩守恒定律，人体处于腾空状态时，由于不受外力矩作用，因此人体活动服从动量矩守恒定律。人体某一环节转动时所产生的动量矩，必须被另一环节所产生的反向动量矩所抵消。因此，人体在空中表现出相向运动的形式。

人体的相向动作利用调节转动惯量原理可以达到保持身体平衡的目的。例如，跳远运动员起跳离板后，身体有向前翻转的运动，因此运动员在空中采用“走步”动作克服这个转动，以防身体过早着地。在走步过程中，向后摆的腿是伸直的，向前摆的腿是屈曲的，走步过程中两腿的转动惯量大小不等。因此由走步产生了指向纸面的角动量。由于腾空时人体服从角动量守恒定律，因此在走步时整个人体产生背离纸面方向的角动量。它的方向正好与起跳离板后人体旋转方向相反，所以抵消了离板后人体的转动。在走步时向前摆臂是直的，向后摆臂是屈的，其效果与两腿一样。

第三节　专项性力学原理

在运动技术诊断领域中存在着大量的具体运动项目或基础问题需要去研究，以形成对该问题专门、全面而深入的研究，我们把这些具体研究所获得的具有独特性的力学原理称为专项性力学原理。这里的“专项”既指具体的运动专项，也指专门的待解问题，这样的研究很多，本节不可能包罗万象，仅举几例以作示范。

一、人体动态稳定原理

稳定性是人体活动的基本要求之一。对于老年人及其他一些特殊人群如中风患者、脑瘫患者等，稳定性具有特别重要的意义，因为，这些特殊人群在最基本的生活过程中都存在着严重的失去身体稳定性的危险，例如他（她）们在行走过程中不能保持身体平衡，尤其遇到路滑等外界环境的突然变化或外界干扰的情况容易发生跌倒、导致伤残甚至死亡的现象经常可见。国内外有报道称跌倒是威胁老年人健康的重要危险因素之一。在美国，2004 年一年内到急诊室治疗因跌倒产生损伤的老年人超过了 185 万。每年有 81%~98%的髋关节骨折是缘于跌倒。跌倒会导致人体功能减退、独立生活能力下降，甚至在骨折后的头三个月有较严重的死亡危险。总之，跌倒成了威胁人类健康的大敌之一。在中国由于跌倒的防护意识、防护设施及防护措施等的滞后，后果就显得尤其严重。据 WHO 报告，中国已于 2000 年成为世界上因跌倒所致疾病负担最重的国家。

为了有效地预防跌倒事故的发生，探索人体稳定性的神经力学机制就显得尤为重要。长期以来，人们对传统的静态稳定性理论了解得较多，这对于人体处于静态姿势（如站立）时如何保持身体的稳定性提供了理论支持。而现实中多数情况下人体是处于运动状态，如走步是人体的一种基本活动形式，利用静态的稳定性理论则很难解释清楚人体处于运动状态时如何才能保持身体稳定性的问题。为此，近些年来人们以步态为载体在动态稳定性理论和防跌倒实践方面进行了大量的有益的探索，并取得了非常有价值的进展。

（一）传统的静态稳定性理论

稳定性的概念与平衡紧密相连。定义人体稳定性和定义平衡的方法类似，即人体对线加速度和角加速度的抵抗能力，或者在受到干扰后人体回到平衡或原来位置的能力。根据牛顿力学，如果作用于人体的合力和合力矩是零，那么人体的线加速度和角加速度就是零，从而人体的线速度和角速度保持恒值或为零，此时人体处于平衡状态，或者说人体处于稳定状态。

稳定性包括静态稳定性和动态稳定性。生物力学的创始人 Borelli 于 1680 年所提出的稳定性评价方法奠定了静态稳定性研究的理论基础。根据该稳定性评价方法，要判定一个物体是否处于稳定状态主要看这个物体的质心（COM）或重心（COG）与它的支撑面之间的关系。这里的支撑面是指连接每个边缘支撑点的线所包围的内部区域。从静态的角度来看，当人体质心的投影落在支撑面内，人体就处于稳定状态。需要强调的是此时人体质心的水平速度相对于支撑面是可以忽略的，即人体质心的水平速度不足以使人体质心移动到支撑面以外。因此，支撑面的面积就成为了影响稳定性大小的一个重要因素。一般认为增加支撑面的面积通常会增加稳定性。然而，稳定性是有方向性的。例如，分开一个人的双脚增大支撑面的面积，如果在额状面被推动这个人就很稳定。然而，分开双脚这个动作对矢状面上的稳定性是没有帮助的。因此，要判断稳定性的大小要首先明确方向性，人体的稳定性是指在某一方向上的稳定性，可以由支撑面上重心之投影在该方向上到支撑面边界的距离来确定，而不能笼统地说人体的支撑面的面积大小以及稳定性的大小。这个基础理论至今还有一定的统治地位，在临床检测前庭系统平衡功能的 Romberg 测试还是根据这个原理来进行的。

事实上，人体完全处于平衡状态的情况是不存在的，即使静止站立人体也无法保证处于持续的绝对平衡状态或稳定状态。在人体静态稳定性大小的测量实践中，有研究用压心（COP）相对于支撑面的位移来评价静态站立时人体稳定性的大小。压心位移越小，稳定性就越大；反之亦然。这种测法的主要依据是压心的偏移是围绕人体质心的位置而振荡，二者有一定程度的关联。但是，从概念上要明确人体的压心并不等同于人体质心，人体质心是三维空间中每个环节质心的加权平均位置。假设所有人体接触点都在测力台上，压心是来自一块测力台的垂直地面反作用力矢量的位置，而这个位置取决于足部的位置和踝部的肌肉运动。

压心的位移是人体静态稳定性的较敏感指标，但是以此来预测人体动态稳定性则不是最适合的指标。例如，利用静态站立时压心在前后左右方向上的位移而得出的稳定性大小与一个人在走路过程中突然绊倒恢复平衡的能力相关程度较低。人们日常生活中，跌倒多数发生在运动过程中。而在人体运动过程中，人体的质心经常不在支撑面以内，例如，人从坐到站离开椅子时刻人体质心一般在脚跟的后面，人在行走过程中后脚离地时刻人体质心也是落在前脚跟的后面。对于上述人体处于运动状态的情况，静态稳定性理论已无法使用于人体的稳定性问题。而跌倒一般都是在人体处于运动状态下发生的，所以为了更好地预防跌倒事故的发生，对人体动态稳定性理论的研究就显得尤为重要。

（二）动态稳定性理论进展

1. 动态稳定性的概念

对于动态稳定性而言，目前并无完全、确切的概念，一般是指人体在运动过程中抵制外部干扰并保持身体平衡的能力。在步态研究中，动态稳定性则是指人在走步过程中抵制干扰保持身体直立姿势而不跌倒的能力，或者是指不改变原来或预期的支撑面而能保持身体直立姿势的能力。从力学角度出发，动态稳定性仍然是人体质心与支撑面之间的关系问题。例如，人在走步过程中，摆动腿刚离地时，支撑面就完全移动到了前面的支撑腿的脚下，此时，人体质心的投影落在支撑面的后面。从静态稳定性概念来看，显然人体是处于一个不稳定的状态；而当人体质心向前移动超过了支撑面，摆动腿向前着地之前，人体质心的投影也不在支撑面内，而是在支撑面的前面，这时从静态稳定性概念来看人体也是处于一个不稳定的状态。其实此时的步态是稳定的，人并没有后倒的倾向。又比如，在站立起来刚离椅子这一瞬间，人体质心往往还落在脚跟之后，但人却也不会往后摔倒。由此可见，静态的概念已不足以解释运动状态的稳定控制。在这两个例子中，尽管开始时人体质心的投影不在支撑面内，看起来人体是不稳定的，而由于质心的速度较大其投影在运动结束时完全可以移进支撑面，此时人体反而进入了稳定状态。反之，如果开始时人体的质心投影在支撑面内，看起来人体是稳定的，但若质心的速度较大其投影在运动结束时移出了支撑面，人体还会是稳定的吗？由此看来，单纯的人体质心位置和支撑面之间的关系已无法说明运动中的人体稳定性大小，还需要考虑人体质心的水平速度。由此看来，人体质心位置和速度的组合是影响人体动态稳定性的关键因素，反映了人体质心所处的运动状态，即人体质心位置—速度的坐标点。

2. *动态稳定性的研究方法*

为了探索人体动态稳定性与人体质心位置—速度状态之间的定量关系，人们进行了大量的理论和实验研究以及数学运算。

（1）模拟法

开始利用的人体模型是一个简单的两环节模型。该模型是一个倒摆模型，包含的两个环节一个是足，另一个是身体的其余部分（简化为集中在一个点上）。之后又建立了 4 个环节的人体模型，包含足、小腿、大腿和头—臂—躯干（HAT）4 个环节。到目前，已经建立了 7 个环节的人体模型，包括左右足、左右小腿、左右大腿和头—臂—躯干（HAT）。在上述建立的人体模型的基础上，可建立动力学方程，对人体运动进行动力学模拟计算。在进行数值模拟时，一个重要的环节是运用优化算法来寻找对应于一个给定初始质心位置的最优初始质心速度。运用最优化算法的目的是在所有可能的人体质心位置—速度组合中，找出能够满足假设给定人体质心位置，使人体质心在速度降到 0 时其投影能够达到支撑面内部的边界速度。这个边界速度有两个：①最大可容忍速度，使人体质心速度降为 0 时人体质心的投影不超过支撑面前面的边界；②最小必须速度，使人体质心速度降为 0 时人体质心的投影达到支撑面后面的边界。人体质心速度在两个边界速度之间就能保证人体的动态稳定性。事实上，从广义上讲静态稳定性是动态稳定性的一种特殊情况，就像直线从广义上讲是曲线的一种特殊情况一样。对于给定位置的人体质心，其速度在这两个最大和最小边界速度以外，人体就是不稳定的，就容易失去平衡，甚至跌倒。假设给定人体质心位置在支撑面的后面，人体质心的速度超过最大边界速度人体就容易向前跌倒，低于最小边界速度人体则容易向后跌倒。

（2）实验法

为了获取有关动态稳定性的原始数据，就需要建立实验模型，使人体在运动过程中受到干扰，然后再测试其恢复或失去平衡的过程。给人产生外界干扰的方法有很多，对于滑倒来讲可以让人走过冰面、油面等摩擦系数较低的地面而使人体产生滑倒，也可以使人踩上可移动的物体使人产生滑倒。例如，当人从坐的位置站起时（sit-to-stand）突然使脚下所踩的滑板释放或者在人正常走路时突然使脚下所踩的滑板释放，都可以使人产生滑动甚至滑倒。利用计算机控制的滑板来模拟路滑易跌倒的情况时，可使受试者无法发现滑板是处于被锁住（无滑）还是释放（滑）状态以模拟真实的生活场景。当然，对于每一种实验干扰都需安装安全保护装置，以免受试者受伤。

在每种有外界干扰或无外界干扰的实验中，可采用摄像系统、测力系统，以及肌电测试系统对人体分别进行运动学、动力学和生理学测量，以取得人体保持身体平衡和失衡时的各项原始数据，作为进一步建立动态稳定性理论模型的基础。

3. 动态稳定性的理论模型

人在矢状面内从坐到站立或是向前行走，人体质心往往落在支撑面的后面，对应每一个给定的质心位置，都可以确定一组最大和最小边界速度。如果对一系列质心位置都通过最优化算法计算出所对应的最大和最小边界速度，就可以在人体质心的位置-速度坐标系内画出人体动态稳定区域（dynamic stability region, DSR）或称可保持稳定的区域（feasible stability region, FSR）。如果人体质心的位置-速度坐标落在动态稳定区域内，人体就是稳定的，如果不在这个区域内，人体就会失去平衡。

（1）无滑动干扰的动态稳定区域

图 4-1 为根据对人体在矢状面内从坐到站立或是向前行走进行测量所得数据而优化绘制的无滑动干扰情况下的动态稳定区域，这个动态稳定区域是向后失衡边界和向前失衡边界所包围的面积。图中 x 轴代表在矢状面内（前后方向）的人体质心位置，并除以单腿站立时支撑面的前后长度即足长进行归一化处理；y 轴代表前后方向上相对于支撑面速度的人体质心速度，并除以 $\sqrt{g\times h}$（g 是重力加速度，h 是身体高度）进行归一化处理。从图中可以看到，如果人体质心的位置

在脚跟的后面，其投影则不在静态稳定区域（static stability region, SSR，即足跟与足尖之间的面积）之内，用静态稳定区域来预测此时的人体就处于不稳定状态，人体会失去平衡；而此时的人体质心投影却可能在动态稳定区域以内，用动态稳定区域来预测此时的人体则是稳定的，不会失去平衡，因为此时质心的速度足够大，其投影完全能够进入支撑面内，抵抗人体产生向后失去平衡甚至跌倒的趋势。由此可见动态稳定区域与静态稳定区域之间存在着显著的差别，不仅在概念上，也包括操作层面。

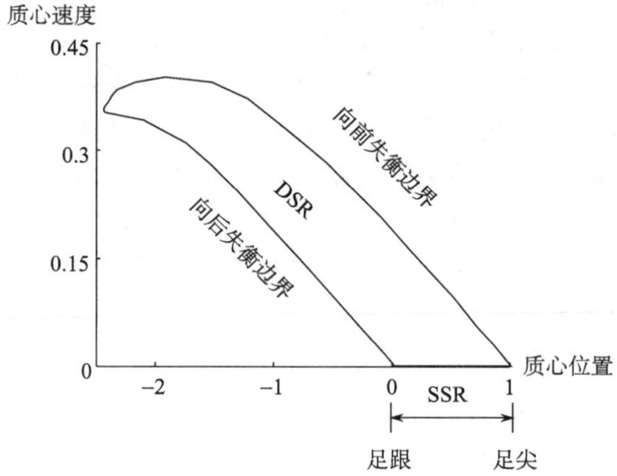

图 4-1　无滑动干扰的动、静态稳定区域的比较（改自 Pai and Patton，1997）

DSR 是指动态稳定区域，SSR 是指静态稳定区域，下同

（2）动态稳定性的评价

前面只是根据动态稳定区域来定性判断一个质心位置—速度状态点是否处于稳定区域。但当要定量地计算某个给定质心点的稳定性大小，则需要给出一个明确统一的判定变量，如图 4-2 所示。人体从坐到站立或向前走时经常出现向后跌倒的情形，以此为例来说明稳度的定义，因此图 4-2 仅给出了人体向后失去平衡的边界。人体动态稳度（s）是指给定的质心位置—速度状态点到向后失衡边界的最短距离。如果给定的质心位置-速度状态点在向后失衡边界的上面，说明是稳定的，人体动态稳度 $s>0$；而如果给定的质心位置—速度状态点在边界的下面，说明是不稳定的，人体动态稳度 $s<0$。人体质心位置—速度状态点在负方向上离向后失衡边界越远，说明人体越容易向后跌倒。反之，人体质心位置—速度状态点在正方向上离向后失衡边界越远，说明人体越不容易向后跌倒，但如果距离过大，超越了向前失衡边界，则会产生向前跌倒的危险。当然，如果要计算人体向前失去平衡时的稳度时，稳度的符号方向则相反，当人体质心位置—速度状态点在向前失衡边界的上面稳度 $s<0$，人体向前失衡；反之则稳度 $s>0$，人体不会向前失衡。

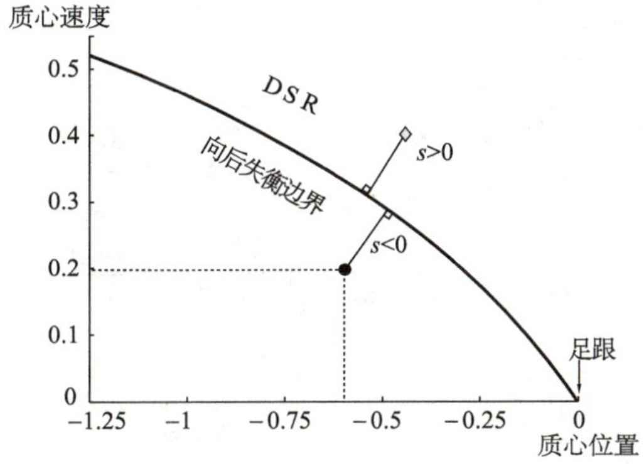

图 4-2　人体动态稳度的定义图示（改自 Pai et al.，2003）

s 是人体动态稳度

（3）有滑动干扰的动态稳定区域

在人体从坐到站或向前走时突然释放受试者脚下所踩的滑动板，给人体以滑动的外界干扰，此时人体的滑动腿就会向前滑动，人体的稳定性就会更差，可能会产生向后失去平衡。图 4-3 给出了有滑动干扰时的动态稳定区域，并与无滑动干扰时的动态稳定性区域进行了比较。有滑和无滑干扰相比，相同的人体质心位置要求更大的质心速度才能进入动态稳定区域而不致人体向后失衡，反过来，相同的质心速度则要求质心位置更加移前才不致人体向后失衡。有一个有趣的实验，让 41 名受试者完成从坐到站的动作，他们的人体质心在坐起时位于图中的 1 区域。在这时，尽管这些人处于无滑状态稳定区域的中心位置，他们同时也非常接近有滑干扰条件下的动态稳定区域的向后失衡边界。当第一次突然释放受试者脚下所踩的滑板时，结果所有人都向后失去了平衡。紧接着经历了几次重复的滑动实验后，受试者为了保持身体平衡，在坐起时将人体质心向前调整到了 2 区域。这时尽管这些人处于有滑状态的稳定区域，他们同时也非常接近无滑干扰条件下的动态稳定区域的向前失衡边界但在其上。当实验者突然又不释放脚下的滑板了，人体没有受到滑动干扰，结果由于补偿过量几乎所有的人又都向前失去了平衡。此后，受试者又将人体质心的运动状态（他的质心位置及其速度）对最新经历过的有滑—无滑进行重新调整，在坐起时由 2 区域移到了 3 区域，这样，受试者不论遇到有滑还是无滑条件都不会失去身体平衡了。这从力学数学模拟和预测上为预防身体失去平衡提供了理论和实践的支持。

4. 影响动态稳定区域的因素

影响动态稳定区域形状的因素分为外部因素和内部因素。外部因素是指人所处的外界环境，如脚底与地面的摩擦系数大小，直接影响了动态稳定区域的形状。内部因素是指受试者的自身身体条件，如一个人的解剖学特点、生理学极限包括

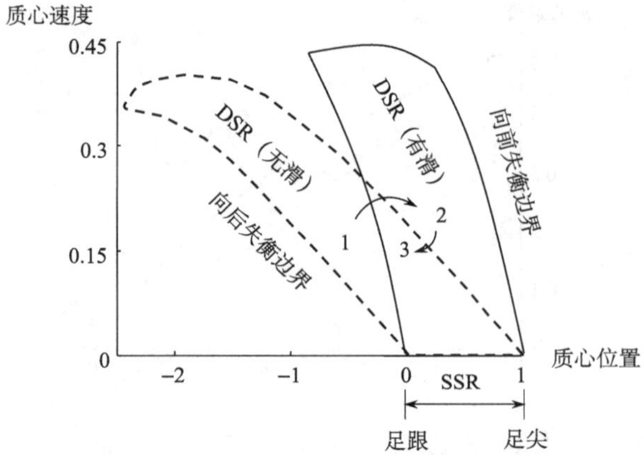

图 4-3　有滑动和无滑动干扰动态稳定区域的比较

（改自 Pai et al.，2003）

肌肉力量大小和发力速度等都直接影响着一个人动态稳定区域的形状，即动态稳定区域的边界位置。这些边界可通过数学模拟和优化的方法确定。

（三）防跌倒的研究进展

1. 跌倒的生物力学机理

（1）稳度为负

在没有滑动干扰的情况下，人要完成从坐到站或向前行走的动作应当是一件很容易的事，即使对健康的老年人也不是一件很困难的事。当人体质心在支撑面之后时，人体质心的向前速度可以将其投影带到支撑面以内，保持人体的稳定性；等人体质心到达支撑面之前时，人体向前迈步可以建立新的支撑面承载人体质心的投影，也能保持人体的稳定性。正常情况下，人体的质心位置—速度状态始终保持在动态稳定区域以内。当滑动干扰过大时，人体质心的向前速度不足以将质心带入支撑面内，人体质心位置—速度状态在动态稳定区域的向后失衡边界以下，动态稳度 $s<0$，因此，人体就会失去平衡状态。看来，人体质心位置—速度状态不在动态稳定区域以内，动态稳度 $s<0$ 是人体向后跌倒的预警。

（2）支撑不力

事实上，人体的动态稳度 $s<0$ 并不一定就意味着跌倒，如果滑动腿能够单腿支撑人体重力或能提供足够的时间完成保护步，如在人体向后失衡时摆动腿的脚向后着地，在几百毫秒之内人体稳定性即可获得恢复。要保证人体不跌倒还需要单腿或双腿能够支撑身体的下降。无论是在绊倒还是滑倒时，下肢不能够提供适时和充分的人体支撑是跌倒的一个重要原因。这与受到干扰之后下肢的神经肌肉

响应有关，而这些响应受到来自脊髓或大脑皮层与任务相关的调节的影响。人在受到突然干扰后的几百毫秒之内下肢肌肉的 EMG 信号幅度最大，达到正常行走时 4~9 倍，并且持续时间较长。但是，往往这样的响应仍不足以阻止人体的下降，或者可能是响应的太迟了。下肢伸肌产生的强直控制（stiffness control）不足以补偿滑动带来的重力的影响。

对于老年人，下肢的支撑不力是引起跌倒的一个非常重要的原因。而导致老年人下肢支撑不力的主要原因有二：①因肌力流失造成的肌力下降。肌力流失是指肌肉质量、力量与品质（包括结构组成、神经支配、收缩性、毛细血管密度、疲劳度与葡萄糖的代谢）流失的一个通称。一般情况下，50 岁以上的人，其肌肉力量每 10 年就会下降 12%~14%，肌肉质量每 10 年大约下降 6%。并且，老化对爆发力的影响更甚于对最大肌力的影响。②人体老化过程中神经系统控制能力下降。老年人神经传导减慢，中枢整合能力削弱，反应时间延长，中枢和周围神经系统的控制能力下降导致平衡功能失调。以上两个原因决定了老年人具有速度慢、步幅短、抬不高、行不稳、易跌倒的步态特点。

接下来的问题是：是否可以改变这样的不稳定和不足的支撑的状况从而达到预防和避免摔倒的目的呢？

2. *防跌倒的扰动性训练方法*

近些年来，人们在不断地探索有效的防跌倒训练方案，尤其是针对老年人的适宜训练方案。例如通过不同组合的静、动态平衡动作来提高人体的平衡控制能力，甚至在水中进行训练以保证安全性，利用不同组合的抗阻力量训练来提高下肢的肌肉力量，利用太极拳练习来综合提高人体的防跌倒能力，等等。上述从不同角度、采用不同方法对人体平衡能力进行训练仅是对防跌倒的辅助的、间接的训练方法，还有一种更加直接的防跌倒适应性训练法近些年来也取得了重要的研究进展。简单地说，这种防跌倒的适应性训练即是让受试者在安全措施保护下直接进行抗跌倒练习，在对跌倒动作的不断适应过程中提高人体对自身姿态的控制能力和对环境干扰迅速做出反应的能力。

防跌倒的扰动训练（perturbation training）属于运动技能的学习和控制范畴，可以用来调动受试者的适应性。练习计划显著地影响着运动学习（motor learning）的效果，特别是组合随机练习将会显著地延长练习效果的保持时间，研究证明通过这种一次性强化练习（over learning）可以延长步态稳定性的保持时间到 4~6 个月以上，从而减少身体失衡甚至跌倒事件的发生。已探索的练习计划如下：第一步，让受试者先完成一组（10 次）的正常行走；第二步，通过突然释放受试者脚下所踩的滑板使受试者进行没有预期的一组（8 次）滑动测试；第三步，进行一组（3 次）无滑动的正常行走；第四步，再进行一组（8 次）滑动练习；第五步，再进行一组（3 次）无滑动练习；第六步，最后进行一组（15 次）滑动和不滑动的随机组合测试（其中滑动练习 8 次）。总起来，从第一次滑动练习开始，共计进行了 24 次滑动练习，并根据运动学习原理在滑动练习期间安排了共计 13 次无滑练习。为了了解上述练习的效果，之后又安排了 4 次重测实验，时间间隔依次为 1 个周，2 个周，1 个月和 4 个月。每次重测都是先让受试者进行 8~13 次的正常行走练习，之后再进行一次突然的受试者事先没有预期的滑动练习。在重测过程中，受试者只是意识到脚下的滑板有可能会突然被释放产生滑动，但却无法确定滑动会在哪一次练习中发生。

为了评价练习效果，选测两个参数：滑前稳度（滑动脚踏上滑板时的人体稳度）和滑后稳度（摆动腿离地时的人体稳度）。前者反映了人对滑动产生的前馈反应，后者则反映了人对滑动产生后的反馈响应。研究结果显示：①在练习期间受试者能够很快地提高滑前和滑后的稳度。滑前稳度的提高是因为受试者意识到有滑倒的危险，及时调整身体姿态以使质心位置-速度状态不论滑动是否产生都处于动态稳定区域内，以减小对后续反馈响应的依赖。但是，受试者只是意识到危险还不足以避免身体失衡和滑倒，还必须亲身经历滑动过程才能抵制身体失衡甚至跌倒，意识滑动危险和实际体验滑动过程会产生不同的适应性，后者更加重要，在练习过程中可以改善本体感觉、提高人体神经肌肉的响应能力，从而提高了滑后的稳度。②一次性的初始练习期过后，练习期结束时的滑前稳度在练习之后的测试期内是可以完全保持的，而滑后稳度有所下降，在练习期内获得的防跌倒能力在一定程度上可以保持至少 4 个月。进一步的实验已能初步证明，同样的训练运用在老年人中效果至少可以达到 6 个月以上。

这种适应性训练手段在不同项目的运动中进行练习都会有效，实验表明：利用从坐到站动作的加滑扰动练习（sit-to-stand-slip）与利用行走时的加滑扰动练习（gait-slip）可以取得同样良好的练习效果。而且，在实验室和诊所内通过扰动训练而使人获得的抗跌倒技能可以在不同于受训条件的实际生活场景中发挥作用。实验表明，经过在滑板上随机组合滑倒练习的受训者在油滑的地面上行走，相对于没有经过训练的对照群体（control group）其稳定性显著提高、跌倒的机率明显减小。那这些训练效果的神经控制的机理是什么呢？

3. 防跌倒的动作控制原理

通过练习人能够在不同的活动中适应外界环境突然和没有预期的变化，而且老年人这种适应能力也完全存在。这对开展防跌倒练习提供了理论和实验依据。在防跌倒练习中，有两方面的动作控制原理在起着重要作用，即对动作的前馈控制和反馈控制。

（1）前馈控制

前馈控制是指在外界环境发生变化或干扰产生之前由于人对危险的经验、认识和预期而使中枢神经系统（CNS）包括它的运动皮层对运动指令根据经验进行修改后发出以达到对动作进行控制和对即将到来的干扰进行事前调整的目的，属于一种离线控制方式。在前馈控制阶段，神经系统有充分的时间来预计危险的可能性及程度并对动作进行调整以适应环境的变化。在防跌倒的适应性练习过程中，人已经意识到了外界环境变化可能产生的危险，例如脚下所踩的滑板，湿滑的地面等都会导致人的失衡和滑倒，神经系统就会通过前馈控制对动作进行适当的预调整。这些预调整充分说明了神经系统在控制人体稳定性上的预测作用。

在防跌倒的适应性练习过程中，神经系统通过前馈控制不断调整人体姿势，如通过减小步长、平脚着地、加大膝屈等动作使人体质心的位置更加向前，提高了滑前稳度。这些姿态的改变也可以直接减小人体对地面摩擦阻力的要求，对滑动开始后人运用“走过”（walkover）和“滑过”（skate-over）的动作技巧来抵御跌倒有很大的影响。而这两种技巧成功地运用都会使摆动腿向前迈步来防止人体跌倒。而且，前馈控制的运用还会减小人对后续反馈控制的依赖。由此可知，提高前馈控制是运动学习和适应性训练的最主要的机制之一。

（2）反馈控制

反馈控制是指人的中枢神经系统和外周神经系统（PNS）对外界环境发生变化或干扰产生之后对动作进行的快速调整，属于一种在线控制方式。这些调整的神经机制包括调动脊柱神经反射（spinal reflexes）和超脊柱（supraspinal）姿态自动保护性反应（automatic posture response），前者往往不足以对抗大幅度或大强度的干扰，后者由于可以来自于脑干（brainstem）或者出自于大脑皮层的反射，这类反应往往可以干扰到人体所有的四肢和躯干，反应也表现得较为剧烈，因此，相对而言后者就更为有效。在防跌倒的适应性练习中，尽管前馈控制可以减小对反馈控制的依赖，但却无法达到完全替代的程度。因为意识到滑动的危险只能改变滑动腿着地时的运动学参数，而只有经过多次体验滑动的过程才能改变滑前肌肉活动和滑动脚着地时与地面的相互作用力。同时，适应性练习还可以提高反馈控制的效能，主要表现有保护步的步长减小、反应时间缩短等。在提高重力支撑方面，适应性练习主要是提高了膝关节伸肌完成向心收缩输出正功的能力。

根据外界环境发生变化和干扰产生的程度不同，反馈控制所发出的动作信号强度也不同，表现出不同的动作技巧。对于小幅度和慢速度的干扰主要是依靠踝关节的动作技巧来抵制不稳定，常称为“踝技巧”（ankle strategy）；对于大幅度和快速的干扰，因其涉及躯干、髋、膝、踝等多个环节的相互协调动作，其中髋关节起主导作用来抵抗不稳定，常称为“髋技巧”（hip strategy）；对于更大幅度、更大速度的干扰，以致需要通过扩大或改变支撑面才能保持稳定的情况，则需要向前或向后踏步才能抵御不稳定，这样的技巧常称为“踏步技巧”（stepping strategy）。因而，提高反馈控制是动作学习的另一个重要机制。

二、纵跳动作力学原理

纵跳可分为原地纵跳和助跑纵跳，前者是后者的基础。纵跳起跳动作是人体在中枢神经系统的控制下，依靠身体各环节的协调配合，发挥下肢肌群最大爆发力，以达到最佳纵向起跳效果的技术动作。大多数纵跳类研究以高度作为最佳起跳效果的评定标准，Dowling 等则在研究中采用了起跳速度这一指标，因为从理论上讲高度和速度之间是函数关系，从而可断定起跳速度是纵跳高度的直接决定性因素。实测研究也证实了这一关系，郑亦华等（1983）计算的二者相关系数为 0.997（$p<0.01$），Coleman（1993）则计算了速度平方与纵跳高度的相关系数 0.78（$p<0.01$）。纵跳是各种纵向起跳运动项目起跳技术的研究基础，因而有必要对纵跳理论研究中的若干重要命题进行深入探讨，以便依据项目特点，有效地控制影响起跳效果的各种生物力学因素。

（一）纵跳的时相划分

1. 时相划分依据

正确地进行时相划分对研究纵跳技术动作极为重要。而由于研究对象、目的及研究侧重点的不同，动作时相划分的依据也多种多样。通常确定依据的客观标准是既要能表达动作结构的实际又便于实际测量。在分析纵跳实验时有人采用人体重心升降作为时相划分依据，李亚茹（1982）则认为以膝角变化作为原地纵跳时相划分的参量较为合适，而张家正（1990）不同意这种观点，他认为关节角度作为划分纵跳运动时相的依据有很大的局限性。原因是髋、膝、踝、肩等关节角度随着动作初始条件、人体的解剖、生理条件和专项技术条件的不同而变化，个体差异性较大，因而建议采用以纵跳过程中的能量转换和质心运动过程的对应关系来划分动作时相。李良标等（1991）则针对各种体育动作时相划分依据的多样性，概括性地提出了划分时相的 5 方面依据，即肌肉工作形式等解剖学条件、作用力的性质、动作方向、动作的任务与性质和人体工作环境。

2. 时相划分方法

根据纵跳起跳动作的下肢肌肉工作形式，动作时相可简单地划分为两个阶段：缓冲阶段和蹬伸阶段。缓冲阶段人体重力及惯性力矩等载荷力矩大于下肢肌群的拉力矩，肌肉离心收缩完成退让性工作；而蹬伸阶段则相反，下肢伸肌群向心收缩完成克制性工作。李良标等（1991）认为：在从缓冲到蹬伸的转换过程中，膝关节为最大缓冲时，上述两力矩作用相互平衡，因而在二者之间存在一个瞬间肌肉等长收缩时相。该时相特征为两臂由后伸位过渡到体侧甚至体前，髋关节在原先屈曲角度的基础上作 4°～7° 的伸展，膝关节和踝关节则在下蹲结束前屈曲的基础上再次分别作 2°～5° 和 3°～5° 的屈曲。上肢的摆动和下肢各环节的制动动作积聚了起跳动力肌群的内势能，并进一步激励动力肌群使更多的肌纤维尽快地进入高强度的节律性收缩状态，可以达到缩短肌肉收缩反应时和提高肌肉收缩兴奋性的目的。

下蹲结束时人体动力曲线应该回到体重线，但实验证明曲线却超过体重线。如果下蹲速度愈大，人体下蹲结束时速度制动愈明显，那么支撑反作用力将愈大。由此可知，在研究纵跳起跳动作时应当重视而不能忽略该时相的存在。把起跳时相划分为下蹲、下蹲结束、起跳 3 个阶段是依据人体动作方向而确定的。

原地纵跳的起跳特点是依靠身体的团缩与快速伸展动作以获得腾起初速度，肌肉收缩力量的提高对增强起跳效果具有显著性意义；助跑纵跳则要在原地纵跳的基础上尽可能地利用水平速度来完成起跳动作，因此加快肌肉的收缩速度就显得更为重要。由于助跑纵跳在起跳前具有一定的初速度，因而二者的时相划分并不可能完全相同，在原地纵跳缓冲的开始阶段，下肢伸肌是在松弛状态下被拉长，人体处于失重状态，伴随着人体重心的下移，下肢伸肌群产生离心收缩以抵制人体的向下运动。因此对于原地纵跳可把其缓冲阶段进一步分为身体失重向下运动和下肢肌群离心收缩两部分。张家正（1990）则从能量的角度把身体失重向下运动阶段称为储能阶段。狄风岗（1986）把该储能阶段的外延扩展到了包括下肢肌群离心收缩的被动缓冲部分。而助跑纵跳在踏跳前身体固化程度较高，踏跳时下肢肌群的初始状态并非是处于松弛状态，因此在时相划分时应注意二者的这一明显区别。

原地纵跳与助跑纵跳在蹬伸阶段二者的运动规律基本相同，刘北湘（1992）利用动态测力曲线所反映的生物力学特征证实了这一点，如图 4-4 所示，并根据人体髋、膝、踝三关节的伸展顺序把蹬伸阶段分为蹬伸前期和蹬伸后期。蹬伸前期髋、膝关节开始伸展运动，踝关节此时基本保持不变；而在蹬伸后期踝关节开始作伸展运动并随髋、膝关节一起伸展至足离地。

由于原地纵跳的动作结构相对统一，因而时相划分方法也基本一致，只是由于研究目的的不同而有所侧重。狄风岗（1986）通过实验概括性地总结了原地纵跳时人体运动的基本规律：先按踝→膝→髋依次屈曲缓冲，后按髋→膝→踝依次用力蹬伸而跳起。并据此划分为 4 个阶段：踝膝屈曲、髋腰屈曲、髋腰伸展、膝踝伸展。禹小明（1992）则依据人体各环节是一种弹性连接的假设把该过程比作压缩—释放一个弹簧的过程，认为原地纵跳的缓冲与蹬伸阶段均依次分别经历了加速、减速两个过程。而对于助跑纵跳，由于助跑距离、助跑速度等动作强度的不同以及人体内部下肢肌群肌肉类型的不同，人体踏跳时牵张反射的效果并不相同，因此时相划分的方法应结合研究对象的具体情况以及研究任务的需要而确定，不能一概而论。

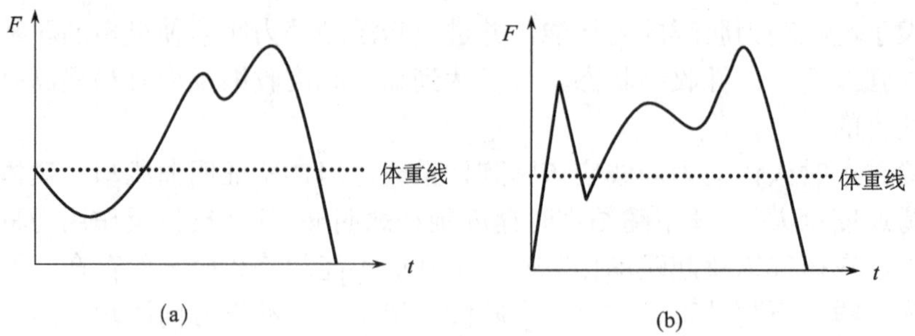

图 4-4　原地纵跳(a)、助跑纵跳(b)垂直方向 F-t 曲线示意图（刘北湘，1992）

（二）纵跳动作的协调性

运动训练学认为：动作协调性是指人体按照技术动作的空间、时间、节奏等要素的要求，人体各器官系统、各运动部位协调一致地完成动作。进一步探讨动作协调性的内部机理可知，人体内部相应肌群的协调配合是外部肢体环节动作协调的根本原因。Northrip 等（1982）把协调性看成人体各肌群按正确顺序收缩而产生最佳动作效果的能力，协调性不同的运动员在利用储存的弹性能方面存在显著性差异（F=8.70，p<0.01）。Bobbert 等（1998）从肌肉力学角度指出，尽管肌肉力量是纵跳能力的决定性因素，但纵跳效果更取决于肌肉性能控制的协调性。Aragon-Vargas 等（1997）把动作协调性定义为适时的肌肉活动使人体各环节产生适时的运动，并阐释了纵跳动作协调性三个层面的任务：①以最佳的肌节长度、肌节收缩速度、收缩顺序使人体各环节达到较高的角速度；②以人体各环节的最佳运动使人体重心达到最大垂直加速度；③使人体重心在起跳时处于最佳初始位置。

目前，国内外对纵跳动作协调性进行了大量的研究，由于研究对象、方法及采用参数诸方面的差别，研究结果也存在较大分歧。Hudson 等（1986）根据躯干、大腿、小腿三环节的角速度关系把协调性区分为两种主要形式：顺序性（sequential）和同步性（simultaneous）。并认为最具代表性的形式为同步性，且头—臂—躯干与大腿的同步性比大腿与小腿间的同步性更重要。单信海等同意该观点，并从关节角速度—时间曲线中发现：纵跳成绩优者髋、膝、踝三关节同步性较好，差者下肢三关节明显带有超前或滞后现象。Fowler 等（1998）尽管认同同步性的一般原则，但其实验结果却证明了关节活动的顺序性，髋、膝、踝角速度峰值出现时刻依次落后 0.03s。Bobbert（1998）、Marcus（1991）采用速度（角速度）—时间曲线、刘北湘（1992）采用关节角度—时间曲线、邓兵（1990）采用关节位移—时间曲线均证实了纵跳过程中关节活动顺序性规律的存在。上述研究结果存在分歧的原因可能与3方面因素有关:①纵跳动作协调性可能与运动项目的特点有关，不同项目的运动员由于长时间的专项训练形成了不同的起跳特征；②纵跳过程在不同动作阶段肢体动作协调性的表现形式可能并不一致；③纵跳动作协调性的表现形式可能与纵跳前是否具有初速度以及初速度的大小有关。

Hudson等（1986）把动作协调性描述为链条模式图：运动目标轻或是开放运动链时动作协调性表现为环节运动的顺序性，如投掷类的鞭打动作；运动目标重或是封闭链则表现为环节的同步性，如举重的下蹲动作。并且动作协调性在链条上的位置受动作的速度和准确度的影响，动作速度重要，人体环节运动的协调性就趋近于顺序性；准确度重要，则趋近于同步性，如图4-5所示。

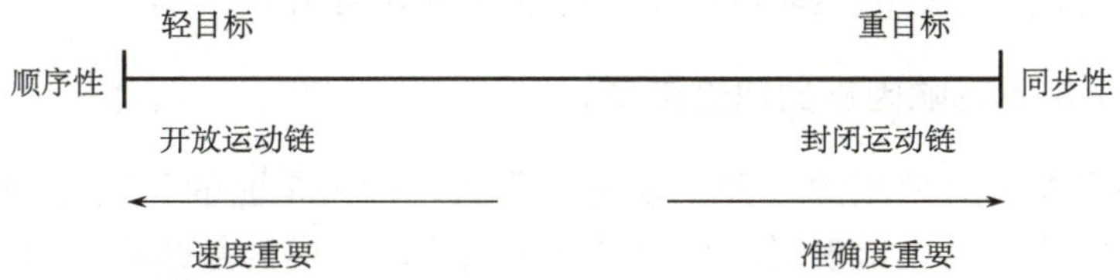

图4-5　环节运动协调性的链条模式图（Hudson，1986）

对于纵跳动作而言，运动时人体属于重目标，且由于起跳过程中双脚与地面相约束，趋近封闭状态，因此动作协调性应表现为同步性。当然，在起跳过程中人体腾起的速度决定着起跳的高度，因而速度也很重要，这直接影响到纵跳动作协调性在模式图链条上的位置。根据这一理论，纵跳动作协调性的表现形式很可能是顺序性与同步性的合理组合，至于二者各自比重的大小，仍需采用更为先进的设备仪器并增大样本含量进行进一步的研究。

（三）纵跳的能量转化

从能量角度来看，纵跳过程就是人体运动的机械能和人体内能释放做功的过程。有研究表明，全力纵跳时转化为人体向上的推动力的总能量可达97%。在这个能量转化过程中，下肢动力肌群离心收缩做负功储存的弹性变形能，在后继的向心收缩过程中被释放利用，肌肉储能的多少及再利用的效率可反映运动员下肢肌的力量素质和动作技术的优劣。

不同个体下肢肌的储能能力不同，严波涛等（1988）利用刚性系数来反映下肢肌内能的存储能力，并与延迟时间相结合综合地评价利用弹性变形能的能力。古福明等（1995）的研究表明下肢肌肉的储能还与缓冲结束时的瞬时力值之间有一定的比例关系。当肌肉受到一个最佳的拉伸力和拉伸速度时，肌肉储存的弹性变形能最多。

在纵跳类实验研究中发现，实测人体重心的腾空高度与相应起跳冲量换算的高度之间存在显著性差异。这表明在爆发用力的前导运动中肌肉储存的弹性变形能并没有完全向积极的方向转化。对这一能量转化规律进行探讨，有利于揭示起跳过程的实质。古福明等的研究表明肌肉在向心收缩过程中对其在离心收缩过程肌肉所做的负功的利用率，随着外负荷的增大而降低。严波涛等的实验结果则为随着刺激强度的增大，纵跳的冲量动量传递函数有一极值。并由下肢的传递函数分析结果看，纵跳能集中于 30Hz 以下，且随着强度的增大，能量集中更为显著。刘北湘对比研究了原地纵跳和助跑纵跳，前者冲量利用率基本上是趋向于 100%，而后者普遍不到 100%。其原因可能为后者落地时的非弹性碰撞引起的机械能损失所致。总之，不论采用何种生物力学参数来反映纵跳的能量转化规律，均说明了纵跳能量转化与人体的运动机能状况和技术因素有关。

（四）纵跳影响因素的理论模型

对于影响纵跳效果的各种生物力学因素，较为全面的研究是 Aragon-Vargas（1997）所建立的理论模型。其中第一个层次的指标为起跳离地瞬间人体重心位置和速度，而速度更具预测性。第二个层次涉及一些与质心高度、速度直接相关的变量，其中起重要作用的是人体的峰值功率、平均功率。Perrine 等（1978）的研究均证实了这一点，这说明运动员的速度力量水平是影响起跳效果的关键因素。第三个层次包括一些环节的运动学、动力学指标，最后一个层次是一些反映人体测量学和骨骼肌肉特性的指标，如图 4-6 所示。

后两个层次的最佳预测模型包含三个因素：髋关节峰值功率、膝关节伸展肌力、髋关节力矩。Pandy（1990）、Stefanyshyn（1998）的研究分别涉及了人体关节的力矩大小、功率形式、能量供应和肌肉性能等方面对起跳效果的影响。王宝成（1987）也从肌肉力学角度阐释了影响起跳效果的三方面决定性因素：①缓冲阶段相应工作肌群退让性收缩的速度和在退让性工作中所表现出的最大肌力；②蹬伸阶段相应工作肌群在克制性工作中所产生的瞬时爆发功率；③起跳工作肌群在退让与克制工作中的衔接性。实际上，第一因素是引起下肢工作肌牵张反射的必然结果。

（五）原地连续纵跳研究

随着竞技体育的飞速发展，许多运动项目（如篮球、排球、蹦床、竞技健美操、自由体操，等等）比赛过程中竞争的激烈程度、技术动作的难度系数越来越大，这对运动员的身体素质提出了越来越高的要求，它不仅需要运动员具有良好的弹跳能力，而且更要求他们具有连续多次、快速起跳的能力（弹跳耐力），这就要求运动员在平时训练时要特别注意发展弹跳耐力素质。与此同时，由于不同运动项目、同一运动项目不同技术下的运动节奏是不同的，运动员在不同运动节奏下纵跳的起跳效果可能也将存在一定差异。

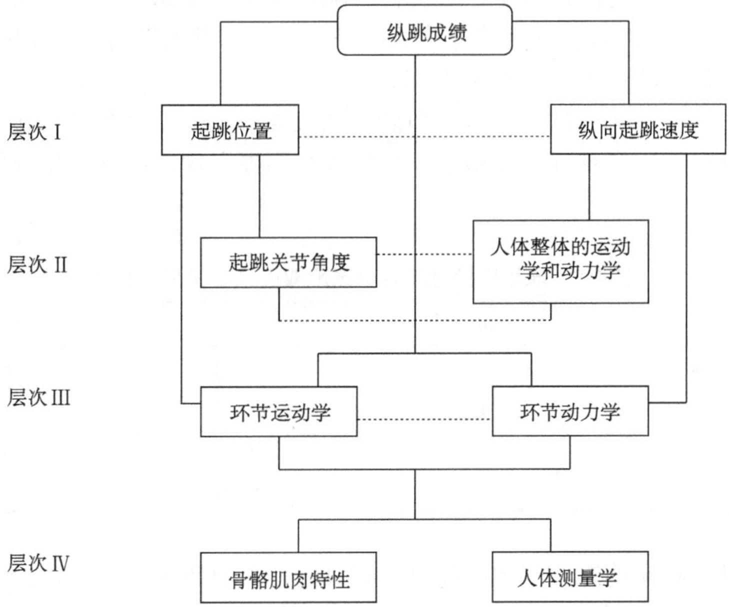

图 4-6 纵跳影响因素理论模型（Aragon-Vargas，1997）

为了探索原地连续纵跳的生物力学原理，我们选择了 40 次/分（f_1）、50 次/分（f_2）、60 次/分（f_3）三种频率进行原地连续纵跳实验。频率的选择主要从两个方面来考虑：一是受试者在该频率下能够以最大力量或接近最大力量起跳，二是在该频率下受试者能够连贯的、中间没有停顿的完成动作。在前期预实验中发现低于 40 次/分频率时，受试者为了按照运动节奏进行动作，在缓冲蹬伸转换时容易出现"等节拍"的停顿现象，而高于 60 次/分频率时，受试者很难以最大力量起跳。

由于不同受试者原地连续纵跳过程中纵跳次数并不相同，为了能更加准确地反映原地连续纵跳的生物力学特征，分别选取每个受试者原地连续纵跳过程中腾空高度最大（H）的跳次和腾空高度最小（h）的跳次作为基准点，并分别定义为 J_1 和 J_5，然后再依次选取[H–25%(H–h)]、[H–50%(H–h)]、[H–75%(H–h)]，分别定义为 J_2、J_3、J_4 三个中间跳次，共 5 个跳次进行研究。

1. 原地连续纵跳的运动学

原地连续纵跳腾空高度除了随着连续纵跳次数的不断增加呈现出逐渐下降的趋势外，不同频率作用下原地连续纵跳的腾空高度在整体上也存在着一定差异，这说明运动时间和频率对原地连续纵跳的起跳效果产生了一定影响。为了深入探讨本研究中运动频率、运动时间等因素对腾空高度的影响，我们将腾空高度 H 作为因变量，频率作为固定变量，跳次作为随机变量，受试者的克托莱指数作为协变量，利用双因素协方差分析的方法对其进行了统计学处理，结果如表 4-1 所示。研究表明，跳次和频率对腾空高度都有非常显著性影响（$p<0.01$），而协变量克托莱指数、跳次与频率的交互作用对腾空高度都没有显著性影响（$p>0.05$），这说明运动时间和频率是导致原地连续纵跳腾空高度出现差异的最主要的两个外部因素。

表 4-1　原地连续纵跳腾空高度双因素协方差分析表

	df	F	p
克托莱指数	1	0.243	0.623
跳次	4	132.500	0.000**
频率	2	10.429	0.000**
跳次*频率	8	0.221	0.986

运动时间对原地连续纵跳的起跳效果具有非常显著的影响。原地连续纵跳过程中随着运动时间的延长，腾空高度呈现明显下降的趋势，其运动学原因有：①时间因素的影响。原地连续纵跳过程中随着运动时间的延长，起跳支撑时间逐渐加长。起跳时间越长，下肢从缓冲到蹬伸的转换速度越慢，肌肉越容易出现松弛现象，下肢肌群储存的弹性势能利用率降低，越不利于发挥肌肉快速收缩能力，从而影响起跳的效果。②位移因素的影响。随着运动时间的延长，原地连续纵跳过程中人体重心垂直位移、下肢各关节角位移在整体上都呈现逐渐减小的趋势。位移的逐渐减小，缓冲阶段起主要作用的肌群没有充分受到牵拉，储存的弹性能较少，蹬伸阶段能够利用的能量就相对较少，因而获得的腾空高度就相对较低。③速度因素的影响。随着运动时间的延长，人体重心着地速度和离地速度、下肢各关节蹬伸阶段角速度峰值都逐渐较小，这就造成了缓冲和蹬伸阶段动作时间的延长，导致动作过程中能量的损失较大，从而影响了起跳的效果。④配合模式的影响。随着运动时间的延长，人体在出现疲劳以后，下肢环节的配合模式发生了改变，环节间的运动没有形成最佳的配合模式，这也是影响起跳效果的一个重要原因。

通过对不同运动频率原地连续纵跳腾空高度的多重比较显示，40 次/分频率与 50 次/分频率之间不存在显著性差异（$p>0.05$），而 60 次/分频率与 40 次/分、50 次/分频率之间都存在非常显著性差异（$p<0.01$），纵跳频率增加到 60 次/分，腾空高度明显下降。其原因可能是由于在 60 次/分频率作用下人体下肢各关节缓冲幅度较小，缓冲阶段起主要作用的肌群没有充分受到牵拉，储存的弹性能较小，

蹬伸阶段能够利用的能量相对较小，导致获得的腾空高度相对较低。单信海（2007）在不同快慢节奏对连续性原地纵跳影响的实验研究中也发现，弹跳高度与纵跳的频率有很大关系，频率越高，弹跳高度就越低。另外，我们在实验中证实：随着原地连续纵跳频率的增加，起跳支撑时间、人体重心位移和速度、下肢关节角位移及蹬伸阶段角速度峰值等运动学参数整体上都表现出减小的趋势。

2. 原地连续纵跳的动力学

（1）缓冲结束瞬时力值：人体在纵跳过程中下肢肌肉储能与缓冲结束瞬时力值之间存在一定的比例关系。当肌肉受到一个最佳的牵拉力和牵拉速度时，肌肉储存的弹性能最大。人体在踏跳过程中是人体运动的机械能和人体内能释放做功的过程，在这个能量转化过程中，下肢动力肌群离心收缩做负功储存的能量，在后继的向心收缩过程中释放，下肢肌储能越多，踏跳效果越好，这与缓冲结束瞬时力值的大小有着直接的关系。由表 4-2 可知，60 次/分频率作用下原地连续纵跳的标准化缓冲结束瞬时力值在整体上要明显大于其他两种频率（$p<0.05$），根据上述分析的缓冲结束瞬时力值与踏跳效果的关系可知，60 次/分（f_3）频率作用下人体纵跳过程中的踏跳效果应该要好于其他两种频率，然而这与实际情况却恰恰相反。通过进一步结合拍摄的录像和三种频率原地连续纵跳动力学曲线的分析发现，60 次/分频率作用下人体在纵跳过程中几乎没有缓冲，人体与地面碰撞结束后便进入了蹬伸阶段，人体下肢肌群储存的弹性能很小，而在该频率作用下之所以产生了较大的缓冲结束瞬时力值可能是由于人体与地面碰撞产生的，这可能是导致缓冲结束瞬时力值大，腾空高度却低的主要原因。

表 4-2　原地连续纵跳标准化缓冲结束瞬时力值统计表　（n=20）

	J_1/N	J_2/N	J_3/N	J_4/N	J_5/N	F	p
f_1	1.785±0.078	1.711±0.069	1.637±0.086	1.558±0.121	1.466±0.095	15.678	0.000**
f_2	1.806±0.086	1.723±0.082	1.651±0.110	1.578±0.105	1.452±0.100	10.216	0.000**
f_3	2.001±0.102	1.852±0.113	1.706±0.121	1.617±0.125	1.508±0.091	12.015	0.000**

由表 4-2 也可以看出，3 种频率原地连续纵跳缓冲结束瞬时力值随着运动时间的延长都表现出明显逐渐减小的趋势，经统计学检验不同跳次间缓冲结束瞬时力值都存在非常显著性差异（$p<0.01$），表明人体在运动过程中随着连续纵跳次数的逐渐增加，下肢肌群受到的刺激越来越小，产生的牵张反射逐渐减小，导致下肢肌群离心收缩储存的弹性能较小，在后继向心收缩过程中没有更多的能量释放来增强下肢肌群的正功效果，减小了蹬伸冲量的积累，最终影响到起跳的效果。

（2）蹬伸力峰值：从统计学来看，标准化蹬伸力峰值越大，腾空高度越高。比较三种频率蹬伸力峰值发现，60 次/分频率蹬伸力峰值要大于另外两种频率，似乎应该得出该频率的腾空高度应该更高的结论，但这与实验结果不符。然而通过对三种频率原地纵跳动力曲线（图 4-7）分析发现，40 次/分频率和 50 次/分频率原地纵跳人体在获得蹬伸力峰值后很短时间内就腾离地面，而 60 次/分频率原地纵跳蹬伸力峰值出现到人体离开地面的时间要明显长于其他两种频率。单信海（2007）在不同节奏连续性原地纵跳的实验研究中发现随着纵跳节奏的加快，人体有明显变硬的趋势，Hiroaki 等（2007）研究表明支撑阶段人体与地面接触的时间越短，下肢的刚度越大，这说明 60 次/分频率作用下纵跳过程中蹬伸力峰值很大程度上是依靠人体与地面碰撞的基础上获得。而 40 次/分频率和 50 次/分频率原地连续纵跳过程中人体在着地后有充分的时间完成缓冲，下肢主要工作肌群牵拉充分，储存了大量的弹性能，蹬伸阶段能够快速释放能量，蹬伸力达到峰值后很快人体腾离地面，这说明 40 次/分频率和 50 次/分频率蹬伸力峰值的获得主要是依靠人体下肢主要工作肌群收缩产生的。

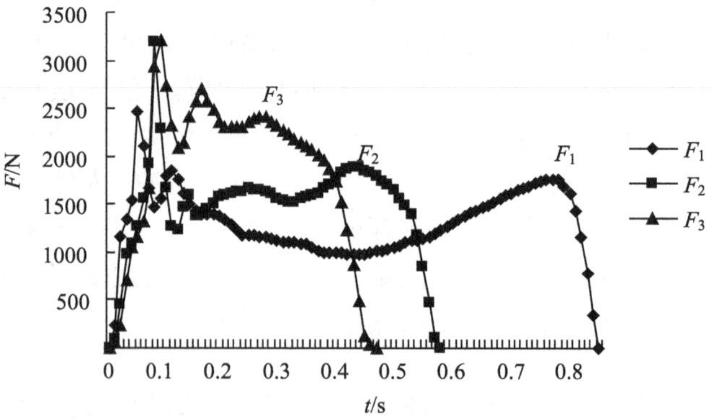

图 4-7　三种频率原地纵跳典型的动力曲线图

F_1、F_2、F_3 分别表示三种频率原地连续纵跳的蹬伸力峰值

三、下肢鞭打力学原理

上肢鞭打和下肢鞭打是两种最基本的鞭打动作形式。由于鞭打动作是许多体育技术的重要组成部分，譬如，标枪投掷技术、排球扣球技术、网球击球技术等都含有鞭打这一关键动作，因此，一直以来人们就十分重视对鞭打动作的研究，尤其对上肢鞭打动作的研究较多，而对下肢鞭打动作的研究则较少。由于人的下肢和上肢在解剖结构、用途特点等方面的不同，即使二者同属于鞭打动作，其动作特点也会有很大不同。上肢鞭打动作可分为投掷性鞭打与打击性鞭打两种主要形式，而下肢一般来说只有打击性鞭打动作。鉴于此，为了更加全面、深入地探讨下肢鞭打动作的运动生物力学原理，本研究选择足球踢球动作这一典型的下肢

打击性鞭打动作为载体，实现对下肢鞭打动作运动学、动力学、肌电学的同步分析，即利用三维运动拍摄与解析技术进行运动学测试与分析、利用逆向动力学法进行关节动力学计算与分析、利用无线遥测肌电仪进行肌电学测试与分析，以揭示下肢鞭打动作的肢体运动特点、下肢各关节力矩和下肢各主要肌肉收缩在鞭打动作中所起的作用，为下肢鞭打类动作的有效训练奠定理论基础。

（一）下肢鞭打动作的运动特征分析

1. 下肢鞭打动作的时相划分

考虑到下肢鞭打一般属于打击性鞭打动作，且往往不是从静止状态开始，而常是连续动作最后非常关键的一部分，因此，本研究在选择踢球动作时，要求运动员进行 2～3 步助跑。与从静止开始踢球相比，这样设计实验的目的不仅可以使下肢鞭打动作成为助跑踢球连贯动作的一部分，还可以增大下肢鞭打动作的效果。

下肢鞭打动作是下肢各环节依次加速摆动与制动的过程，为了研究需要，本研究采用环节摆动顺序与环节摆动速度相结合的方法来确定下肢鞭打动作时相的划分。首先确定踢球腿鞭打动作的特征画面，即不同动作阶段的临界点，可分为“摆动腿脚尖离地时刻”、“大腿最大后摆幅度时刻（髋最大伸展）”、“小腿最大后摆幅度时刻（膝最大屈曲）”、“大腿前摆最大角速度时刻”，以及“小腿前摆最大角速度时刻”5 幅特征画面，相应地就把摆动腿的摆动过程划分为了 4 个阶段，即大腿后摆阶段（P1 段）、小腿后摆阶段(P2 段)、大腿加速前摆阶段(P3 段)、小腿加速前摆阶段(P4 段)。如图 4-8 所示，图中 1~5 动作分别代表 5 幅动作特征画面。

大腿后摆阶段（P1 段）是指从“摆动腿脚尖离地”到“大腿最大后摆”动作时段。随着大腿后摆幅度的不断增大，一方面，大腿后摆肌群的对抗肌被动拉长，会反射性地引起肌肉被动张力的增加，为了防止髋关节过度伸展造成损伤，大腿后摆的对抗肌开始发挥抑制作用；另一方面，在大腿后摆过程中，小腿也开始后摆，多关节肌同时作用于所跨各关节时，就会出现“主动肌力量不足”现象，为了克服这种现象，就要求摆动肌群进行积极用力，因此，大腿后摆末期是大腿后摆肌群积极主动发力的过程。

小腿后摆阶段（P2 段）是指从“大腿最大后摆”到“小腿最大后摆”时段。小腿的最大后摆幅度不能够与大腿的最大后摆幅度同步完成，因为，在大腿极力向后伸展的情况下，再屈曲小腿，“主动肌力量不足”现象就会出现，股后肌群的肌力就不能完全作用在小腿后摆上。大腿后摆结束开始前摆，“主动肌力量不足”现象就会减弱，从而使得小腿最大程度的向大腿靠拢。

大腿加速前摆阶段（P3 段）是指从“小腿最大后摆”到“大腿前摆最大角速度”时段。大腿最大前摆角速度出现在小腿最大后摆时刻以后，在大、小腿充分折叠的状态下达到角速度峰值。事实上，大腿在其达到最大后摆幅度后就开始前摆，

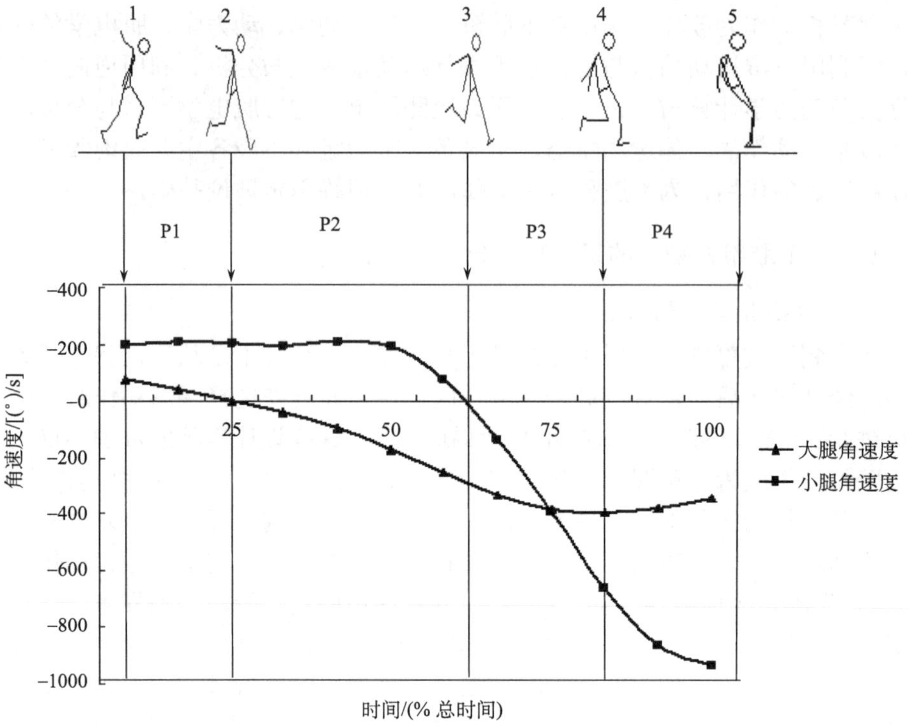

图 4-8　下肢鞭打摆动腿摆动阶段时相划分示意图

在前摆的初期往往伴随着小腿的后摆（小腿逐渐向大腿靠拢），随着大腿继续前摆，大腿股后肌群“主动肌力量不足”现象消除，小腿最大限度地与大腿靠拢，减小了下肢以髋关节为轴的转动半径，使下肢的转动惯量减小，从而使得大腿加速更为容易，可很快达到角速度峰值。

小腿加速前摆阶段（P4 段）是指从“大腿前摆最大角速度”到“小腿前摆最大角速度”时段。大腿角速度出现峰值后，其角速度急剧下降，小腿角速度达到峰值，完成了角动量由近端环节向远端环节的传递。此阶段，在大腿前摆基础上快速伸膝，加长了下肢绕髋关节的转动半径，增加了末端环节——足的线速度，从而增加了最后的总动量。

2. 下肢鞭打动作的时间特征

下肢鞭打动作摆动腿摆动阶段时间特征如表 4-3 所示。研究表明，摆动腿摆动阶段的时间特征具有大腿后摆时间短，小腿后摆时间长；大腿前摆时间长，小腿前摆时间短的时间占用特征。统计分析表明，摆动腿的摆动总时间以及各个阶段摆动时间标准差非常小，说明总体样本的离散程度小，摆动腿的摆动时间表现出很强的规律性。

表 4-3　下肢鞭打摆动腿各阶段摆动时间一览表　　（n=8）

	$T_{总时间}$	$T_{大腿后摆}$	$T_{小腿后摆}$	$T_{大腿前摆}$	$T_{小腿前摆}$
M±SD	0.23±0.014	0.06±0.023	0.14±0.017	0.13±0.019	0.09±0.006

注：时间单位为 s，下同。

为了比较下肢鞭打动作不同阶段摆动腿的时间占用特征，对摆动时间进行归一化处理，取摆动腿全部摆动时间为 100%。四个阶段所占摆动腿摆动时间的比例关系如图 4-9 所示。其中，摆动腿后摆过程中，大腿后摆时间很短，不及小腿后摆时间的一半，因此可以认为摆动腿的后摆主要是完成小腿的屈曲后摆；摆动腿前摆过程中，大腿的摆动幅度要小于小腿的摆动幅度（表4-4），但小腿的摆动时间要比大腿的摆动时间小得多，说明大腿的摆动角速度要慢，同时也反映了小腿在前摆过程中进行爆发式摆动的动作特征。

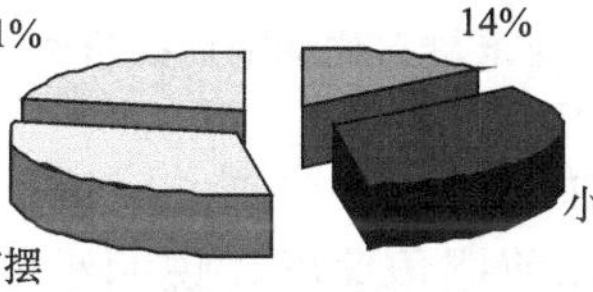

图 4-9　下肢鞭打摆动腿摆动阶段时间结构图

表 4-4　下肢鞭打摆动腿各阶段角位移一览表　　（n=8）

	$AD_{大腿后摆}$	$AD_{小腿后摆}$	$AD_{大腿前摆}$	$AD_{小腿前摆}$
M±SD	3.62±2.29	76.07±9.65	60.72±4.29	97.87±10.60

注：AD 即角位移，单位为(°)，下同。

3. 下肢鞭打动作的角速度特征

表 4-5 为下肢鞭打摆动腿摆动速度一览表。研究表明，脚尖离地后，大腿的后摆角速度一直呈现出不断减小的趋势，当达到大腿最大后摆幅度时，其摆动角速度减小为 0。脚尖离地时，小腿的后摆速度要大于大腿的后摆速度。脚尖离地后，小腿的后摆角速度达到最大，然后慢慢减小，直到达到其最大后摆幅度。而总体上，在后摆过程中，大腿表现出逐渐减速的特点，小腿表现出加速—最大角速度—减速的特点(图 4-10)。

表 4-5　下肢鞭打摆动腿摆动速度一览表　（n=8）

	BAV 大腿（脚尖离地）	BAV 小腿（脚尖离地）	BAV 小腿（最大）	FAV 大腿（最大）	FAV 小腿（最大）
M±SD	126.95±39.31	240.84±89.81	320.53±71.72	−473.49±48.91	−1113.64±111.34

注：BAV 为后摆角速度，FAV 为前摆角速度，下同。

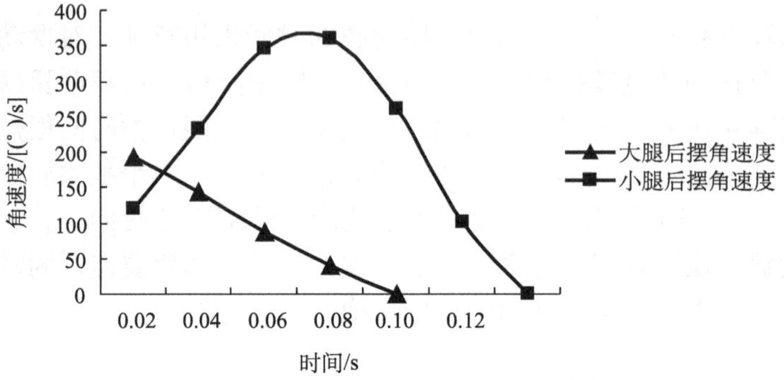

图 4-10　下肢鞭打摆动腿后摆角速度变化图

下肢鞭打动作踢球腿前摆阶段是整个摆动阶段的关键部分，由表 4-5 可知，小腿前摆角速度要远大于大腿前摆角速度，说明小腿摆动速度要快，在加速前摆过程中完成了爆发式前摆，有利于增大踢球力量。由图 4-8 可知，在摆动腿前摆过程中，大腿角速度表现出加速—达到峰值—减速的变化特点，小腿角速度表现出持续加速的变化特点，二者依次到达速度峰值，从动作形式上看属于鞭打动作。

大腿达到最大后摆后的加速前摆具有重要的意义，首先，大腿的前摆能够使“主动肌力量性不足”现象减弱甚至消除，有利于小腿向大腿积极地靠拢；其次，大腿的加速前摆使摆动腿获得一定的初始动量，为小腿的加速前摆奠定基础。大腿角速度峰值出现前，伸膝肌群开始收缩用力，膝关节的伸膝力矩使得小腿也开始加速前摆，同时其产生的反力矩作用于大腿上，使得大腿前摆角加速度开始下降。由于大、小腿通过膝关节相连，两环节之间存在的冲量矩使得大腿获得的动量矩传递到了小腿，使得小腿角速度迅速增大。目前，对于大腿出现减速的原因还存在争议，有学者认为在大腿前摆角速度达到峰值后应该主动减速制动，近端环节的制动力来自大腿前摆的对抗肌。但是，如果大腿的减速制动确实是由其对抗肌来实现的，那么大腿的角动量就不会传递到小腿，只能转变为对抗肌的弹性势能。因此，在这一过程中，大腿的减速制动不可能是其对抗肌主动收缩产生的阻力造成的，而应是小腿加速前摆产生的关节反力矩造成的。由此可见，小腿能够完成爆发式前摆动作除了支配小腿前摆的伸膝肌群主动收缩外，还有大腿的角动量传递。Hiroyuki Nunome 等（2006）研究发现，小腿前摆初期主要是膝关节肌力矩起支配作用，而在小腿前摆后期是大、小腿之间关节反作用力产生的交互力矩在起支配作用。

本研究还发现，大腿达到最大角速度前，小腿就开始了加速前摆，但是当大腿达到最大角速度时，小腿所达到的摆动速度各不相同，多数样本表现出了小腿刚进入加速的状态（n=6），速度远不及小腿最大前摆角速度的1/2（图4-11（a）），但同时也有样本显示，大腿达到最大前摆角速度时，小腿已经具备了较大的角速度（n=2），速度超过了小腿最大前摆角速度的1/2（图4-11（b））。根据Hiroyuki Nunome 等（2006）的研究发现，上述现象说明下肢鞭打动作伸膝肌群参与发力的时机有早晚之分，图4-11（a）中显示的是伸膝肌群参与发力的时机较晚，而图4-11（b）显示的则是伸膝肌群参与发力的时机较早。从理论上推测，伸膝肌群参与发力不宜过晚或过早，过晚不利于发挥伸膝肌群在小腿摆动初期的主导作用；

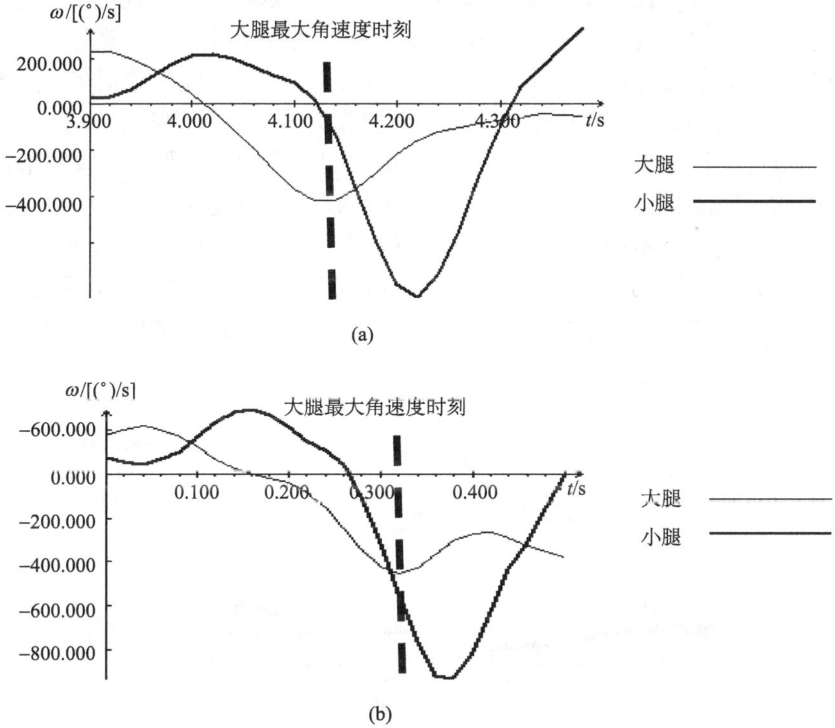

图4-11　下肢鞭打大腿角速度峰值出现前小腿角速度特征图

过早则大、小腿依次达到最大前摆角速度时间间隔变短，不利于小腿摆动后期大、小腿之间的动量矩传递。因此，在下肢鞭打过程中，小腿伸膝肌群参与发力的时机要适当，充分发挥膝关节肌力矩在小腿前摆初期的支配作用和大、小腿之间的交互力矩在小腿前摆后期的支配作用，以最大限度地增强下肢鞭打的效果。

（二）下肢鞭打动作的关节力矩分析

下肢髋、膝、踝三关节肌力矩的变化规律是下肢大腿、小腿、足三环节产生鞭打动作的动力学原因。因此，本书主要从下肢髋、膝、踝三关节的肌力矩随时间的变化曲线来初步探讨下肢鞭打的动力学原因。

1. 髋关节力矩

图 4-12 是下肢鞭打髋关节力矩随时间的变化曲线，包括屈/伸（Fle-Ext）力矩，内收/外展（Add-Abd）力矩，旋内/旋外（Ext-Int）力矩。①从髋关节的屈/伸力矩来看，开始存在一个较小的伸髋力矩，致使摆动腿脚尖离地后产生了一个微小的主动后摆动作；接着，髋关节屈肌力矩开始占优势，致使大腿向前摆动达到最大摆速；最后，在摆动末期髋关节产生了一个伸髋力矩，其主要作用可能是防止整条摆动腿的过度前摆。②从髋关节的内收/外展力矩来看，在髋关节向前屈摆过程中，髋关节还存在一较大的内收力矩，这是由于大腿后摆时髋关节略呈外展姿位，因此大腿前摆过程中必须存在一个内收力矩，以控制髋关节的外展角度，摆动末期出现的较小外展力矩作用则是防止大腿过度内收。因此，髋关节的内收/外展力矩在下肢鞭打过程中起定向作用。③从髋关节的旋内/旋外力矩来看，髋关节旋内力矩的存在则是因为受踝关节自身解剖学结构的影响，其自身不能进行有效的旋内，其最邻近的膝关节也只有在一定屈膝条件下，才能进行幅度较小的旋内。因此，需要摆动腿的髋关节与之配合来完成旋内动作以形成脚触球前合适的

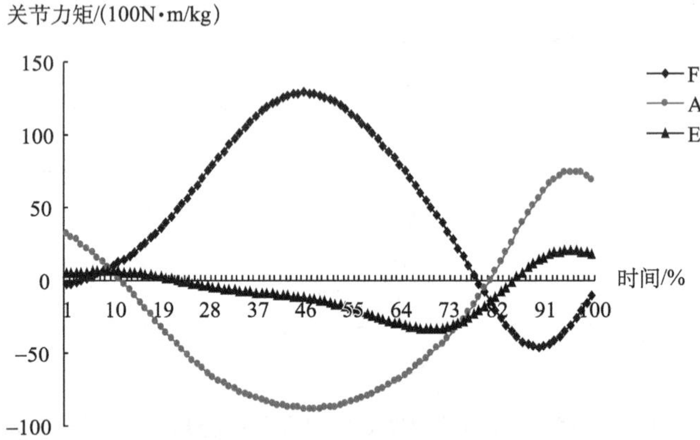

图 4-12 下肢鞭打髋关节力矩随时间变化曲线

Fle-Ext 代表屈/伸力矩；Add-Abd 代表内收/外展力矩；Ext-Int 代表旋内/旋外力矩。其中髋关节屈为正、伸为负，外展为正、内收为负；旋内为正、旋外为负

脚的方位。因此，尽管旋内力矩峰值较小，但是髋关节存在的这个旋内力矩对于完成脚的方位调整具有重要作用。

2. 膝关节力矩

图 4-13 为下肢鞭打膝关节力矩随时间的变化曲线，包括屈/伸（Fle-Ext）力矩，旋内/旋外（Ext-Int）力矩。①从膝关节的屈/伸力矩来看，摆动腿在脚尖离地时存在一个伸膝力矩，伸膝力矩的存在就是使小腿不会提前后摆，为大腿后摆留下一定空间，避免多关节肌“原动肌力量不足”现象过早出现。接着，膝关节屈肌力矩开始占优势，以使小腿快速屈曲后摆，小腿达到最大后摆角速度后，膝关节伸肌开始占优势，小腿后摆速度减缓，直到达到最大屈曲状态，此后，膝关节伸肌力矩逐渐增大。在脚触球前膝关节伸肌力矩有一个下降，可能是由于运动员为了追求踢球的精度而进行的主动控制。②从膝关节的旋内/旋外力矩来看，膝关节旋内、旋外的力矩较小，其原因可能是由于受膝关节解剖学结构的制约，膝关节只有在一定的屈膝状态下才能进行有限度的旋内、旋外动作，该力矩主要是参与对脚的方位的调整。

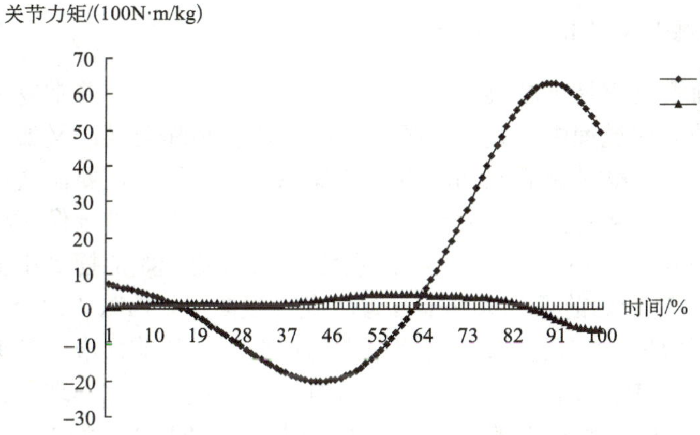

图 4-13 下肢鞭打膝关节力矩随时间变化曲线

Fle-Ext 代表屈/伸力矩；Ext-Int 代表旋内/旋外力矩；其中膝关节屈为负、伸为正；旋内为正、旋外为负

3. 踝关节力矩

图 4-14 为下肢鞭打踝关节力矩随时间的变化曲线，包括背屈/跖屈（Dor-Pla）力矩，内翻/外翻（Inv-Eve）力矩。①从踝关节的背屈/跖屈力矩来看，在摆动过程中踝关节一直是背屈力矩占优势，说明踝关节背屈肌群收缩发力以形成坚固的脚踝屈曲状态，一方面可以固化踝关节，减小脚与球碰撞时的微变，增大动量的传递效果；另一方面踝关节的固化可以增大踢球腿的有效质量，达到增大脚与球碰撞前初始动量的效果。②从踝关节的内翻/外翻力矩来看，踝关节内翻力矩的存

在主要是调整脚的倾斜角度。

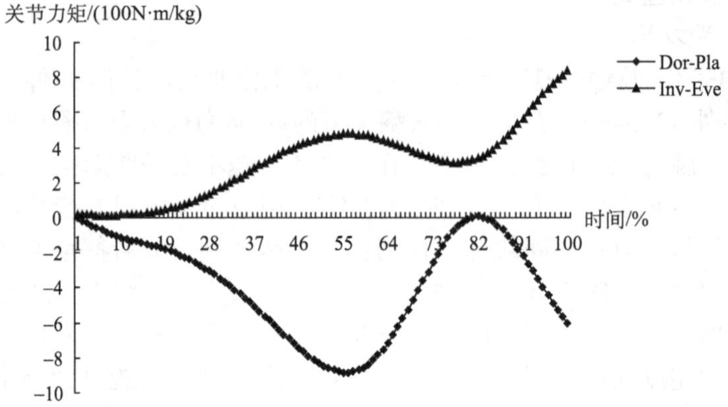

图 4-14　下肢鞭打踝关节力矩随时间变化曲线

Dor-Pla 代表背屈/跖屈力矩；Inv-Eve 代表内翻/外翻力矩。其中跖屈为正、背屈为负；内翻为正、外翻为负

（三）下肢鞭打动作的平均肌电分析

摆动腿的前摆过程是下肢鞭打动作的关键阶段，这是一个非常复杂的过程。例如，在大腿的前摆过程中，既有小腿的后摆，还有小腿前摆；又如，对于股直肌等多关节肌来说，既是屈髋原动肌也是伸膝原动肌。因而，要洞察摆动腿前摆过程的肌电学特点需要对其进行分阶段分析。本研究根据三维录像解析系统将摆动腿前摆过程分为 3 个小阶段：图 4-15 中“1”代表大腿开始前摆到小腿开始前摆阶段；“2”代表小腿开始前摆到大腿前摆最大角速度阶段，“1”、“2”合起来就是前面时相划分的 P3 段；“3”代表大腿前摆最大角速度到小腿前摆最大角速度阶段，即前面时相划分的 P4 段。对各阶段内的肌电信号进行平均化处理，得到各阶段的平均肌电（AEMG）和标准差，平均化处理时选取 FFT 宽度为 128。

研究表明，从大腿开始前摆到小腿开始前摆阶段内（图 4-15 中 1），所测 8 块肌肉均有肌电信号产生。为了分析每一块肌肉的平均肌电在后续两个阶段的变化情况，我们将该阶段内所测的各块肌肉的平均肌电作为进一步分析的基准。

小腿开始前摆到大腿前摆最大角速度这一阶段（图 4-15 中 2），股直肌放电现象进一步加大，原因是股直肌作为双关节肌，不仅具有屈髋的功能，同时还具有伸膝的作用，在既要屈髋又要伸膝的情况下必须加大肌肉收缩力量。与此同时，股内肌、股外肌的放电现象也出现加大趋势，说明小腿前摆初期的动力来自于伸膝肌群，也就是伸膝力矩在起支配作用，这与 Hiroyuki Nunome 等（2006）认为“小腿前摆初期是由膝关节肌力矩在起支配作用”的观点是一致的。小腿前摆是伸膝的过程，而腓肠肌外侧放电现象却进一步加大，其原因可能是由于小腿爆发式前摆过程中有旋外动作所致。以上运用逆向动力学法计算膝关节的关节力矩时曾发现膝关节旋外力矩的存在，该旋外力矩的来源就应该是腓肠肌外侧发力产生的。

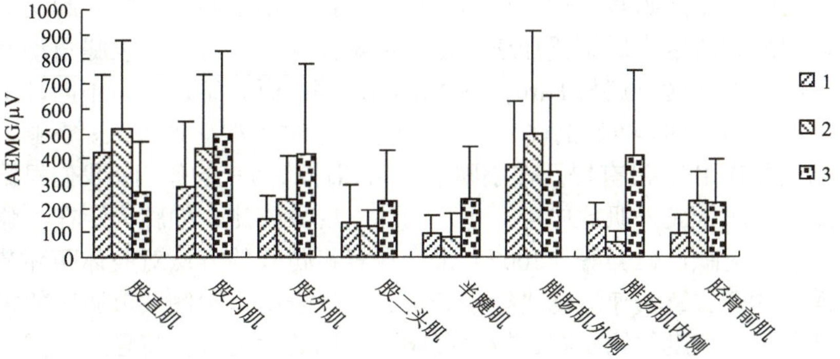

图 4-15　下肢鞭打摆动腿前摆阶段肌群平均肌电水平图

图中“1”代表大腿开始前摆到小腿开始前摆阶段；“2”代表小腿开始前摆到大腿最大角速度阶段；“3”代表大腿最大角速度到小腿最大角速度阶段

大腿前摆最大角速度到小腿前摆最大角速度阶段内（图 4-15 中 3），股直肌放电现象明显减弱，而股内肌与股外肌的放电现象则更进一步加强，说明股直肌作为双关节肌，在摆动腿摆动过程中对屈髋的贡献要大于对伸膝的贡献，小腿前摆过程中股内肌与股外肌的作用不断加大。在该阶段，股二头肌和半腱肌放电现象明显加大，而传统理论认为，股二头肌与半腱肌主要作用是伸髋、屈膝，本研究中，二者在屈髋、伸膝的过程中出现了放电现象与传统的理论认识截然相反。有学者认为，踢球瞬间，只有将髋关节进行固定，伸膝动作才能更加有力，因此，可认为在此阶段中股二头肌放电增强主要是配合股直肌加强对髋关节的控制。半腱肌的放电加强则主要是与腓肠肌外侧配合，完成对膝关节旋外动作幅度的控制。

在小腿开始前摆的整个过程中（图 4-15 中 2 和 3），胫骨前肌均表现出了一定的放电现象，主要用于踢球前的伸踝工作，胫骨前肌的适当用力可以与腓肠肌密切配合，实现对踝关节的良好控制，完成踝关节的固化。利用逆向动力学法对踝关节肌力矩进行计算时也发现了背屈力矩的存在，由此看见，踢球前踝关节背屈力矩是影响踢球效果的一个重要因素。

由上述分析可知，小腿加速前摆初期的动力主要来源于膝关节肌力矩，伸膝力矩在起支配作用，随着小腿的不断加速，其关节反力矩逐渐加大，使得大腿前摆角速度出现峰值后开始减慢，在大腿角速度减速制动过程中，大腿角动量通过冲量矩不断地向小腿转移，同时，伸膝肌群继续主动用力，甚至收缩程度进一步加强，使得小腿角速度迅速增大，实现了小腿的爆发式前摆。从小腿开始前摆到小腿前摆最大角速度整个过程中，股内肌、股外肌的放电现象是不断加强的，由此可见，伸膝肌群的主动用力贯穿于小腿整个前摆过程中，在小腿的整个前摆过程中起着重要作用，角动量的传递则是在通过伸膝肌群不断使得小腿加速前摆基础上使大腿角速度开始减小后获得的。小腿前摆初期是伸膝力矩在起支配作用，而大腿达到最大角速度后小腿加速前摆后期是伸膝力矩与来自大腿角动量的传递共同作用的结果。这一点与Hiroyuki Nunome等的研究结论稍有不同，主要区别在于小腿前摆的后期。他们的研究主要强调了"小腿前摆后期是大、小腿之间交互力矩在起支配作用"，没有提及在小腿前摆后期伸膝力矩的作用。我们根据在小腿前摆后期股内肌、股外肌放电进一步加强这一现象推测，伸膝力矩在小腿前摆后期也会有较大贡献。伍勰等（2002）采用计算机仿真的方法对肢体两环节在同一屈伸平面内的开放链快速运动进行了分析。结果表明，远侧关节肌肉的发力时机对远侧环节末端速度的输出存在较大影响，不同的发力时机将导致不同的动量矩传递效果。但是，大、小腿之间的交互力矩和伸膝力矩在小腿加速前摆后期的贡献比例目前尚不能确定。

四、撑竿跳高力学原理

一个完整的撑竿跳高技术由持竿助跑、插穴起跳、悬垂、摆体、伸展、拉转推竿和过竿落地等环节组成。我们结合多次为我国女子撑竿跳高选手进行科技攻关服务所获得的资料，提出了影响撑竿跳高动作技术的关键性词汇，对女子撑竿跳高的技术进行生物力学分析，以探索女子撑竿跳高技术的突破途径，为有针对性地实施训练提供参考。

（一）助跑与"速度"

持竿助跑可使人体获得一定的动能，根据能量守恒，横竿越高，相应要求助跑速度也越高。近几年来，女子撑竿跳高运动成绩的大幅度提高，与世界优秀选手广泛重视提高助跑速度是分不开的。测试表明：女子撑竿跳高运动员持竿助跑速度的最大值为8.13 m/s，与世界男子优秀撑竿跳高运动员的助跑速度9.90 m/s的比值为82.1%，这一比值反映了目前我国女子撑竿跳高运动员助跑速度的实际情况，表4-6为不同跳跃项目女子运动员助跑能力的比较表。

由表4-6可知：三级跳远项目女子运动员的助跑速度可达到男子助跑速度的88.4%，跳跃项目女子运动员的助跑速度可达到男子的91.8%，均大于撑竿跳高项目的88.2%。上述数据表明，我国女子撑竿跳高运动员的助跑速度还有很大的提高空间，这提示我们在女子撑竿跳高项目的运动训练时，可以在一定程度上加强女子撑竿跳高运动员持竿助跑的能力，为提高握竿高度打下基础。

表 4-6　不同跳跃项目女子运动员助跑能力的比较

项目	男子助跑速度/（m/s）	女子助跑速度/（m/s）	女子占男子的百分比/%
跳远	11.17	10.25	91.8
三级跳远	10.75	9.50	88.4
撑竿跳高	9.90	8.13	82.1

（二）举竿与“时机”

人体在助跑时所获得的水平速度，要通过合理的举竿插穴和起跳动作才能最大限度地转化为竖竿和摆体的动量，在这一过程中，举竿插穴的时机是非常重要的一个因素。在举竿插穴的时机问题上，我国女子撑竿跳高选手的举竿均始于倒 2 步着地之后约 0.06″，基本上接近倒 2 步最大缓冲时刻。而沃尔科夫、布勃卡等国际一流的男子撑竿跳选手举竿插穴动作却均始于倒 2 步着地之前。苏联的伊 · 尼科夫诺不赞成过早降竿动作。他认为过早降竿必然使肩向后、挺腰，以便保持水平持竿姿势，从而引起肌肉过分紧张，不利于完成下面的动作。事实上，较早的降竿有利于运动员在后继的起跳时采用自由式起跳技术，即起跳离地结束后，撑竿竿头才顶到穴斗后壁。这样的起跳技术可使插穴更有力，有利于运动员从水平助跑更顺利地进入支撑阶段；运动员起跳时竿的位置较高，因而可使竿与水平线达到最大角以降低水平速度的损失。目前，男子选手较为普遍地采用这种自由式起跳技术，而我国的女子选手采用这一技术来完成起跳的则很少，这与举竿时机较晚不无关系。因此，在举竿插穴的时机上，对于我国的女子撑竿跳选手而言，不妨强调适当地提前举竿时机。

（三）起跳与“角度”

这里所说的角度是指腾起角度。运动员在完成插穴起跳的过程中，一方面要把通过持竿助跑所获得的速度尽可能地向竖直方向转化，另一方面还要保持一定的水平方向的速度。人体腾起时这两个方向的速度大小决定了人体的腾起角度。反过来说，人体的腾起角度也可以反映运动员起跳技术是否合理，综合地反映竖直速度和水平速度的大小关系。我国女子撑竿跳高选手的腾起角普遍在 24° 左右，而世界优秀撑竿跳高运动员起跳角的均值为 18.5°。显然，我国女子撑竿跳选手的腾起角远大于世界优秀男子撑竿跳选手的腾起角。腾起角度大说明运动员在起跳过程中过分强调了人体腾起时竖直速度的获得，而忽视了保持必要的水平速度。这一点不符合撑竿跳高的项目特点，不利于加大弯竿、加速摆体。

在撑竿跳项目中，运动员从起跳脚离地后就进入了悬垂阶段，悬垂实质上是起跳的延续，利用助跑起跳所获得的速度使躯干继续快速前移，深入竿下，并把起跳腿保留在体后，使身体形成最大背弓（良好的技术特征是在悬垂结束时上手和起跳脚基本保持在一条垂线上）。一方面，悬垂的深度取决于起跳离地时的水平速度，人为地延长悬垂时间是一种被动的做法，所以起跳离地时人体的水平运动速度是悬垂的基础；另一方面，有关研究表明，悬垂阶段撑竿的弯曲量占总弯竿量的 15.4%。从上述分析，我们可知撑竿跳高运动员起跳离地时的水平速度不宜太小，这一点与同属于追求最大高度的跳高项目有很大的差异，因为跳高项目不需要弯竿，故不必追求较大的起跳离地水平速度。

由此看来，我国的女子撑竿跳选手应当十分重视适当减小插穴起跳时的腾起角，以有利于保持适当的人体腾起时竖直速度与水平速度的大小关系。

（四）摆体与“半径”

摆体是从悬垂结束（身体最大背弓）至团身时髋角最小，这一阶段的任务就是在加大弯竿作用力的同时，使身体适时地达到良好的位置。在摆体阶段人－竿系统包含着两个转动，即人竿转和人摆。因此，也对应着两个转动半径，二者是相互协调、相互影响的。缩短人竿转的转动半径即增加撑竿的弯曲，可增加撑竿储存的形变势能量，有利于在后续的伸展阶段撑竿快速反弹时形变势能的利用。而要缩短人竿转的转动半径，则需要依靠人摆的摆动效果，即增大摆动半径和摆动速度。人摆的作用不仅可以增大撑竿的弯竿量，还可以使身体在伸展前处于良好的相对位置。而要同时增大人摆的摆动半径和摆动速度往往是不容易做到的，因此，摆动半径和摆动速度要搭配适当，使人摆获得最大的摆动效果以缩短人竿转的转动半径。从动作技术图片上看，女子撑竿跳选手在摆体阶段与男子选手的差距突出反映在这两个转动半径上，还有很大的技术提高空间。目前，我国部分女子撑竿跳高运动员已经采用了较为先进的“低髋摆体”技术，该摆体技术的半径长，幅度大，有利于增加竿子的弯曲，但完成动作的难度也相应增大。采用该种技术的突破关键是如何提高摆体的速度，因此，运动员应加强腰腹肌、肩带肌的力量训练。

（五）伸展与“相位”

伸展阶段是指人体由团身状态逐步伸展成直臂倒悬垂状态，这一阶段是人体利用撑竿弹性力量的主要阶段，其效果直接影响到运动员的腾跃高度。我们知道，撑竿跳高的运动成绩大致是由 4 个分量构成的，即 H（跳跃总高度）$=H_1$（推离撑竿瞬间上握点距地面的高度）$+H_2$（推离撑竿瞬间上握点与身体重心之间的高度）$+H_3$（推离竿后身体重心升起的高度）$-H_4$（身体重心升起的最大高度与横竿高度之差）。而对于女子撑竿跳高的多数选手，实际上并不存在手推离竿后的人体自由腾空阶段。多数女子撑竿跳选手在伸展阶段不是尽量向上举髋，而是一开始就直接指向横杆，Stefanic Grabner（1997）的研究也表明了这一点。而布勃卡，在推竿后可获得 1.3 m/s 的垂直方向的速度，重心上升 0.85m。形成这一差距的一个重要原因就是多数女子撑竿跳选手没有能够处理好人的展体与撑竿的反弹二者之间的相位关系。人的展体和撑竿的反弹如果相位一致，二者同向相叠加，可最大限度地利用撑竿的反弹力量，把人体推向尽可能的高度；反之，则会影响人体腾跃的高度。

（六）过竿与“顺序”

人体在推离撑竿后就进入无支撑的腾空阶段，根据经典力学的抛物线理论，人体重心的运动轨迹就已确定，此时，要合理调整人体各部位的运动状态，使人体的各部位能够有顺序地顺利越过横杆，这样，可以最大限度地减小 H_4 以提高过杆的效率。在拉引过程中，人体要完成一个绕纵轴转体的动作，形成了人体倒立面向横杆的姿势。当双腿越过横杆后，双腿应积极下压，并收腹、含胸成弓身姿势，以利于臀部越过横杆；当臀部越过横杆后，向上扬臂、抬头，以利于整个身体依次越过横杆。强调这个顺序性在过杆过程中是非常必要的，否则就会影响到整个人体的顺利过杆。譬如，如果过早地扬臂、抬头，尽管没有改变人体重心的运动轨迹，但是，却使臀部的位置由于相向运动而下降，极有可能碰落横杆，造成失败，这也是我国女子撑竿跳高选手不能忽视的最后一个技术环节，以避免前功尽弃。

主要参考文献

部义峰, 李世明, 秦玉鹏, 等. 2007. 不同踢球方式摆动腿的运动学与肌电信号特征研究. 体育科学, 27 (12): 27-32.

曹志飞. 2010. 原地连续纵跳的运动生物力学研究. 鲁东大学硕士学位论文.

曹志飞, 李世明, 朱红红,等. 2009. 原地连续纵跳的运动生物力学特征研究. 天津体育学院学报, 24 (3): 269-273.

陈峥, 崔德华, 张洪林, 等. 2010. 老年跌倒综合征. 中国老年学杂志, 30 (19): 2863-2866.

邓兵, 王广虎. 1990. 原地纵跳人体重心与下肢各关节时相关系的探讨.湖北体育科技, (1): 19-21.

狄风岗. 1986. 试论蹬地力量与跑速和跳跃高度的关系. 体育科学, 6 (1) :70-73.

弗拉基米尔 M 扎齐奥尔斯基. 2004. 运动生物力学-运动成绩的提高与运动损伤的预防. 陆爱云,译. 北京: 人民体育出版社.

古福明. 1995. 踏跳动作中下肢肌的储能. 成都体育学院学报, 21 (4) :75-78.

凯普曼 A E. 2008. 人体基本运动的生物力学分析. 季金春, 译.北京: 北京体育大学出版社.

李良标, 吕秋平, 潭汀, 等. 1991.运动生物力学.北京:北京体育学院出版社.

李世明. 2004a. 不同助跑距离对撑竿跳高起跳技术的影响. 浙江体育科学, 26 (4): 1-3, 14.

李世明. 2004b.我国女子撑竿跳高技术突破探蹊．田径, 11: 45-46.

李世明, Pai Y C, Yang F,等. 2011. 人体动态稳定性理论及防跌倒扰动性训练进展.体育科学, 31 (4): 67-74.

李世明, 部义峰, 秦玉鹏, 等. 2012.人体下肢鞭打动作技术原理的生物力学研究.中国体育科技, 48 (4) :101-107.

李世明, 刘学贞. 2004c. 纵跳理论研究进展. 北京体育大学学报, 27 (1): 65-67, 70.

06.运动生物力学理论与方法.北京：科学出版社.

李亚茹. 1982. 原地起跳的生物力学.第三届中国运动生物力学论文汇编. 1-8.

刘北湘. 1992. 初探人体跳跃过程中的能量利用.成都体育学院学报, 18(2): 70-75.

刘卉. 2004. 上肢鞭打动作技术原理的生物力学研究. 体育科学, 24(11): 30-36.

刘宇, 彭千华, 田石榴. 2007. 老年人肌力流失与肌肉疲劳的肌动图研究. 体育科学, 27(5): 57-64.

卢德明, 李良标, 苏品, 等. 1982. 运动生物力学. 北京：人民体育出版社.

陆阿明.1999. 1 次性力竭前后纵跳某些动力学特征的研究. 体育科学, 19(1): 90-92.

潘慧炬, 胡振浩. 1990. 人体鞭打动作的力学模型. 浙江体育科学, 6:17-21.

漆安慎, 杜婵英. 1982. 力学基础. 北京：高等教育出版社.

单信海. 1997. 不同弹跳能力的 3 名运动员其原地纵跳的运动生物力学指标的比较. 体育与科学, 18(4): 22-26.

单信海. 2007. 不同快慢节奏对连续性原地纵跳影响的实验研究. 天津体育学院学报, 3 (22): 228-230.

王宝成. 1987. 起跳过程肌肉工作特点之探讨. 西安体育学院学报, (1): 24-27.

严波涛. 2002. 运动生物力学原理浅议.石家庄：第十届全国运动生物力学学术交流大会.

严波涛,邓世祥, 姜才均, 等. 1988.神经控制对下肢力学性能的影响.西安体育学院学报, 5(1): 46-55.

禹小明. 1992. 试论跳跃动力的力学依据.武汉体育学院学报, 26 (2) : 91-93.

张家正. 1990. 对纵跳运动规律的初步探讨.运动生物力学论文选. 9: 267-289.

张廷安. 1986. 足背正面踢定位球踢球腿摆动速度的研究.北京体育大学. 硕士学位论文.

张跃. 1998. 测力台上 SJ 和 CMJ 测试用于肌肉生物力学性能研究.体育与科学, 19 (5) :102-106.

赵焕彬, 李建设, 李世明, 等. 2008. 运动生物力学. 第三版. 北京：高等教育出版社.

郑秀媛, 高云峰, 贾书惠, 等. 2007. 现代运动生物力学. 第二版. 北京：国防工业出版社.

郑亦华, 叶永延. 1983. 影响起跳效果诸因素的生物力学研究. 体育科学, 3 (2): 68-73.

周里, 金学斌. 1996. 对上肢鞭打动作生物力学原理的研究. 体育科学, 16 (3): 41-46, 52.

Aragon-Vargas L F, Gross M M. 1997. Kinesiological factors in vertical jump performance: differences among individuals. Journal of Applied Biomechanics, 13,24-44.

Aruin A S, Latash M L. 1995. The role of motor action in anticipatory postural adjustments studied with self-induced and externally triggered perturbations. Exp Brain Res, 106: 291-300.

Barrett C J, Smerdely P. 2002. A comparison of community-based resistance exercise and flexibility exercise for seniors. Aust J Physiother, 48 (3): 215-219.

Bhatt T, Pai Y C. 2009. Generalization of gait adaptation for fall prevention: from moveable platform to slippery floor. Neurophysiol, 101: 948-957.

Bobbert M F, van Ingen Schenau G J. 1998. Coordination in Vertical Jumping. Biomechanics, 21(3):249-262.

Campbell A J, Robertson M C, Gardner M M, et al. 1997. Randomised controlled trial of a general practice programme of home based exercise to prevent falls in elderly women. BMJ, 315 (7115): 1065-1069.

Coleman S G S, Benham A S, Northcott S R. 1993. Three-dimensional cinematographical analysis of the volleyball spike. Journal of Sports Sciences, 11:295-302.

Dietz V, Trippel M, Discher M, et al. 1991. Compensation of human stance perturbation: selection of the appropriate electromyographic pattern. Neurosci Lett, 126: 71-74.

Dowling J J, Vamosl A. 1993. Identification of kinetic and temporal factors related to vertical jump performance.Journal of Applied Biomechaneics, 9:95-110.

Duane K. 2007. Fundaments of Biomechanics. New York, NY: Springer Science + Business Media, LLC. Second Edition.

Fowler N E, Less A. 1998. A Comparison of the kinetic and kinematic characteristics of plometric Drop-jump and pendulum exercises. Journal of Applied Biomechanics, 14:260-275.

Hatzes H. 1998. Validity and reliability of methods for testing vertical jumping performance.Journal of Applied Biomechanics, 14:127-140.

Hiroaki H, Kanosue K, Suzuki S. 2007. Changes in muscle activity with increase in leg stiffness during hopping. Neuroscience Letters, 481(1):55-59.

Hochmuth G, Marhold A. 1977. The further development of biomechanical principles. International series on biomechanics, edited by Asmussen E, 2B, Biomechanics.

Horak F B. Nashner L M. 1986. Central programming of postural movements : adaption to altered support- surface configurations. J Neurophysiol, 55: 1369-1381.

Hudson J L. 1986. Coordination of segments in the vertical jump.Medicine and Science in Sports and Exercise. 18(2):242-251.

Lan C, Lai J S, Chen S Y, et al. 1998. 12-month Tai Chi training in the olderly: its effect on health fitness. Med Sci Sports Exerc, 30 (3): 345-351.

Marigold D S, Patla A E. 2002. Strategies for dynamic stability during locomotion on a slippery surface: effects of prior experience and knowledge. Neurophysiol, 88: 339-353.

Melzer I, Elbar O, Tsedek I, et al. 2008. A water-based training program that include perturbation exercises to improve stepping responses in older adults: study protocol for a randomized controlled cross-over trial. BMC Geriatrics, 8:19.

Nunome H, Lake M, Georgakis A, et al. 2006. Impact phase kinematics of instep kicking in soccer. Journal of Sports Science, 24(1):11-22.

Owings T M, Pavol M J, Foley K T, et al. 2000. Measures of postural stability are not predictors of recovery from large postural disturbations in healthy older adults. Journal of the American Geriatrics Society, 48: 42-50.

Pai Y C, Bhatt T. 2007. Repeated- slip training: an emerging paradigm for prevention of slip- related falls among older adults. Physical Therapy, 87(11): 1478-1491.

Pandy M G, Zajac F E, 1991. Optimal muscular coordination stretigies for jumping. J. Biomechanics,24(1):1-10.

Pandy M G, Zajac F E, Sim E, et al. 1990. An optimal control model for maximum-height human jumping. Biomechanics, 23(12):1185-1198.

Pavol M J, Owings T M, Foley K T, et al. 2001. Mechanisms leading to a fall from an induced trip in healthy older adults. Gerontol A Biol Sci Med Sci, 56: M428-M437.

Perrine J J, Gregor R, MunroeR, et al. 1978. Muscle power capacities and temporal output patterns of skilled vs non-skilled vertical jumpers. Non-skilled Vertical Jumpers.Medicine and Science in Sports and Exercise, 10:64.

Putnam C A. 1993. Sequential motions of body segments in striking and throwing skills: description and explanations. Journal of Biomechanics, 20 suppl. 1:125-135.

Robertson M C, Campbell A J, Gardner M M, et al. 2002. Preventing injuries in older people by preventing falls: a meta-analysis of individual-level data. Am Geriatr Soc, 50 (5): 905-911.

Stefanic G. 1997. Kinematic analysis of the women's pole vault.New Studies in Athletics, 1: 47-61.

Stefanyshyn D J, Nigg B M. 1998. Contribution of the lower extremity joints to mechanical energy in running vertical jumps and running long jumps. Journal of Sports Sciences, 16: 177-186.

Tinetti M E, Williams C S. 1998. The effect of falls and fall injuries on functioning in community-dwelling older persons. Gerontol A Biol Sci Med Sci, 53(2):112-119.

Vaughan C L. Davis B L, O'Connor J C, 1999 Dynamics of human gait, 2nd Edition. Kiboho Publishers, Cape Town, South Africa.

Winter D A. 1995. Human balance and posture control during standing and walking. Gait & Posture, 3: 193-214.

Wu M, Ji L, Jin D, et al. 2007. Minimal step length necessary for recovery of forward balance loss with a single step. Biomech, 40: 1556-1559.

Yang F, Anderson F C, Pai Y C. 2007. Predicted threshold against backward balance loss in gait. Journal of Biomechanics, 40: 804-811.

第五章　运动技术诊断的测量技术

测量技术的进步推动了运动技术诊断的发展，伴随着现代科学技术的迅猛发展，逐步形成了运动学、动力学和肌电学三大测量技术。第一节“运动学测量技术”主要讲述了运动学测试仪器和运动学测试指标，影像拍摄与解析技术是运动学测量技术中应用最为广泛的技术；第二节“动力学测量技术”主要讲述了动力学测试仪器和动力学测试指标，主要设备包括力传感器、三维测力台、足底压力分布测试平板及鞋垫、步态分析跑台、等动肌力测试系统等；第三节“肌电学测量技术”主要讲述了肌电学测试仪器和肌电学测试指标，肌电仪的电极分为针式电极和表面电极，后者由于其对人体的无创性成为了运动技术诊断中最常用的电极，肌电测试指标主要分为时域指标和频域指标，另外，时频分析、非线性分析方法的引入是当前肌电研究的热点领域。

运动技术诊断的发展主要是以测量技术的进步为标志的，伴随着现代科学技术革命，测量技术不断进步，运动技术诊断也逐步形成了运动学、动力学和肌电学三大测量技术。这三种测量技术在不同层次上反映了人体运动的状况，它们的具体参数构成了运动技术诊断的主要内容。

第一节　运动学测量技术

一、运动学测量仪器

随着传感器技术的快速发展，目前有多种多样的测量人体运动学指标的测量仪器，如测量关节角度的测角仪以及测量位移、速度、加速度等的专用传感器。根据采用的技术不同，传感器的测量原理及适用范围也不同，如专门测量速度的方法就有多种，激光测速系统（如比利时的 FAST 测速系统、德国 LAVEG-Sport 测速系统）采用让激光束直接打到运动员身上的方法可用于 100m 跑、跨栏以及跳远、三级跳远和撑竿跳高的助跑等人体直线运动速度的测量；根据多普勒效应设计的雷达测速仪（如德国 SPEEDCHEK 雷达测速仪）可用于测量网球、排球等的发球和扣球时的球速以及自行车、速度滑冰等的人体速度；利用全球卫星定位系统的 GPS（global positioning system）测速仪可用于测量运动范围大、距离长的赛艇、皮划艇、公路自行车等项目的速度。按感应源和传感器放置的位置不同来分类，运动捕获系统可分为机电式、电磁式和光学以及惯性动作捕捉系统等。当然，目前在人体运动的运动学测量上应用最广的仪器还是光学运动拍摄与解析系统。

（一）测角器

测角器是用来测量关节角度的电位计的专用名词。测角器的一个臂绑在一个肢体环节上，另一个臂绑在相邻的肢体环节上，并且测角器的轴和关节轴成一条直线。图 5-1 示出了测角器在膝关节上的安装。经过外部终端施加恒定的电压 E，电刷臂移动拾取总电压的一部分。这部分电压取决于关节角度 θ 。这样在电刷臂上的电压就是 $v = kE\theta$ V。注意：与关节角 θ 成比例的电压需要一个分压计，它的电阻随着关节角 θ 呈线性变化。测角器测出的是相对的角数据，而不是绝对的角度。

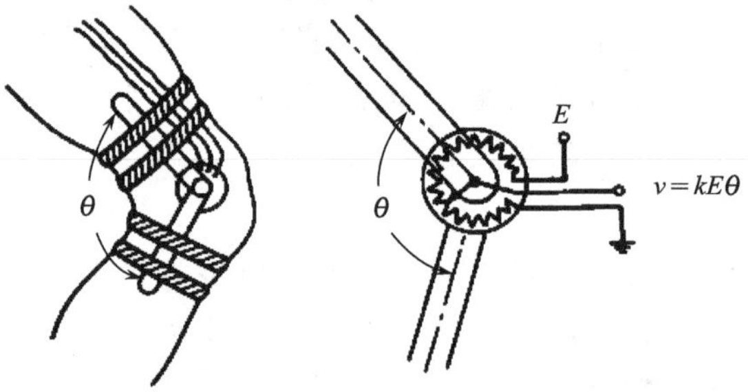

图 5-1　位于膝关节上的测角器的机械和电学排列

无线电子量角器(wireless electrogoniometer probes)是利用应变规技术对在不同平面上的关节作精确的角度测量，具有轻巧、便携、不限制运动及患者活动的优点，并能适应不同的身体部分（图 5-2）。

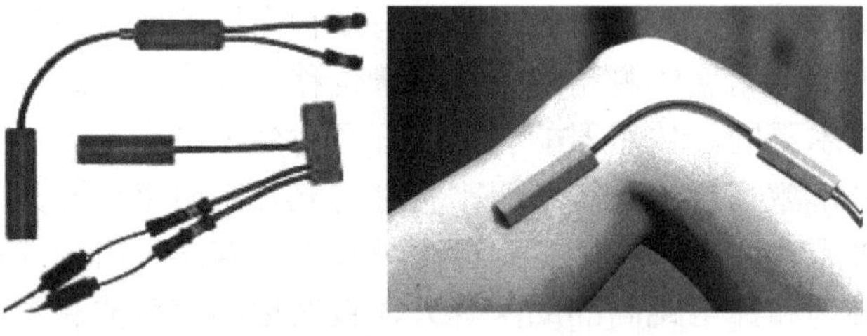

图 5-2　无线电子量角器(BTS S.p.A.)

（二）速度测试仪

比利时 TimeTronics 公司 FAST 速度测试系统可测量 200m 范围内的物体直线

运动的速度，可以达到 300Hz 的频率，并且它在速度上的精度是 0.1m/s，距离上的精度是 1cm。在物体运动期间它可以提供数据和图像，例如，速度—时间、速度—距离和距离—时间的关系，还有每一分段的时间间隔、步长、步频、30m 处的速度、最大速度和终点速度等（图 5-3）。比利时公司团队可根据数据制定动作技术改进的训练方案。

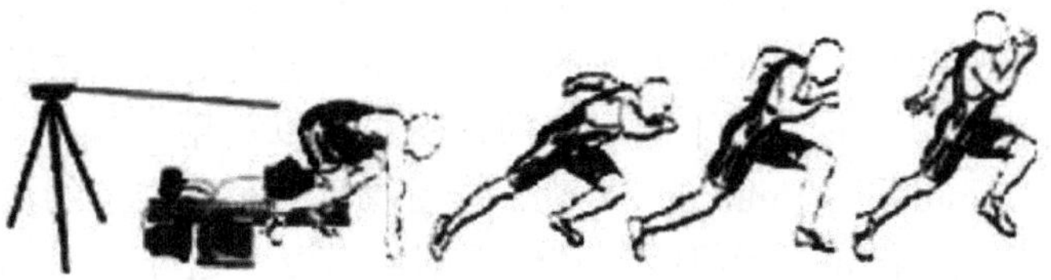

图 5-3　比利时 FAST 速度测试系统测试示意图

（三）加速度测试仪

加速度测试仪是测量加速度的装置。大多数加速度测试仪仅是为测量与给定加速度有关的反作用力而设计的力学传感器。如果一个肢体环节的加速度是 a 并且内部质量是 m，那么质量发挥的力是 $F = ma$。这个力可以利用力学传感器来测量，通常是应变计或压阻类型的。质量被加速来压迫力传感器使之产生一个电压信号 V，该信号与力是成比例的，并且因为 m 是已知的、恒定的，所以 V 也与加速度成比例。加速度可以朝向或远离传感器的表面，可以用信号的负号来指示。在大多数运动中，不能保证加速度矢量与力传感器的表面一定成直角。最可能的是图 5-4 描述的情况，加速度矢量有一个分量（a_n）垂直于传感器，另一个分量（a_t）正切与传感器的表面。那么加速计测量的是 a_n 分量。除非使用三维加速计否则就不知道 a_t 或 $\boldsymbol{a}$。这样的三维传感器仅是三个单个加速计相互成直角组装在一起。

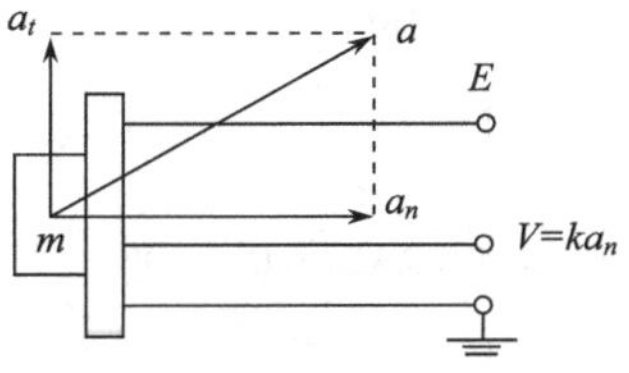

图 5-4　加速计示意图

无线加速规(wireless accelerometer probes)由三轴线性加速度规组成，其可进行位置、速度与加速度测量，且可自动辨识步态相位（脚跟着地、脚趾接触）或测量身体振动的振幅和频率。

（四）运动拍摄与解析技术

1. 电影拍摄与解析技术

伴随着电影机的出现，用于运动分析的电影拍摄与解析技术得到了快速的发展，并开始采用高速电影机对运动技术进行拍摄。其作法为采用（高速）电影机进行实地拍摄，然后对影片进行数字化后，计算人体运动的运动学指标。由于这是一种非接触式的测试，不妨碍人体的正常运动，因此，其测试结果能够比较真实地反映出运动情况。有许多不同尺寸的摄影机可以利用：8-mm 机是最小的，还有 16-mm、35-mm 和 70-mm 的。8-mm 的图像尺寸对于准确的测量来说稍微小点，而 35-mm 和 70-mm 摄影机购买和使用都太昂贵。这样，16-mm 摄影机就成为理所当然的折中方案，并且大多数高速摄影机都是 16-mm。16-mm 摄影机有不同的驱动方式：发条驱动和由电池或交流电源供电的马达驱动。电池驱动类型的优点是便携可以带到无电源的地方。

电影影片的解析是通过投影放映机将（高速）电影机拍摄下来的经冲洗过的电影胶片上的运动图像投影到数字化板上。利用数字化板对运动图像进行数字化，可以得到每一时刻运动图像特征点的坐标，这些特征点的坐标是数字化的直接结果，也是后续计算的基础数据。根据这些坐标值可以导出位移、角度、（角）速度以及（角）加速度等人体运动的运动学量。这种影片解析技术的原理在运动拍摄与解析技术的整个发展过程中变化并不大，变化大的是解析所采用的软、硬件技术在不断地进步。

电影拍摄与解析技术的优点是拍摄速度高、精度好、可复制清楚的照片等，缺点是拍摄要求的条件比较高、处理胶片的过程比较复杂，从拍摄到处理完胶片需要很多步骤，安全性也比较差。同时，这种利用放映机、数字化板的影片解析过程（如日本产 NAC SPORTIAS GP-2000 型）只有逐幅解析一种方式，即把一幅运动图像从放映机投影到数字化板上，需要把这一幅图像的所用标志点全部数字化完后，才能转换到下一幅运动图像进行数字化。这样的逐幅解析速度慢，修改程序烦琐。

2. 录像拍摄与解析技术

随着录像技术和计算机技术的飞速发展，录像拍摄替代电影拍摄成为了运动技术分析的主流技术。

录像拍摄有常速和高速之分。在欧洲和亚洲主要使用的电视制式是 PAL 制，即 DV 分辨率（水平/垂直）：720/576。常速录像的拍摄频率为 25 帧/秒，由于图像是由奇、偶场扫描而成，因此，在图像解析过程中可把一帧图像分解为奇、偶两场，即 50 场/秒，以提高拍摄频率。在北美使用 NTSC 制，即 DV 分辨率（水平/垂直）：720/480；每秒 30 帧（可分为 60 场）。视频图像的偶行和奇行在不同的时间曝光，使用分析软件可以分离奇数和偶数场，并得到静止画面。利用这种方法可以得到每秒两倍数量的图像（PAL50Hz、NTSC60Hz），但是因为只是隔行显示，所以会损失垂直方向的清晰度。

这样的频率对研究速度较慢的动作已经够了，但是对跑、跳等动作频率较高的运动项目，则需要较高的拍摄频率。一种方法可以采用高速录像，而传统的高速录像价格昂贵；另一种办法是采用伪高速摄像机，使拍摄频率提高。如目前常用的 JVC9800 录像机提供了两种高速频率，100Hz 和 200Hz。但是这种高速是以降低图像的分辨率为代价的，拍摄频率提高的同时，分辨率也下降了。如当拍摄频率达到 100Hz 时，分辨率为 720×264；当拍摄频率达到 200Hz 时，分辨率为 291×222。分辨率的下降必定降低图像数字化的精度。目前，另外一种原理的高速摄像系统也被应用于运动拍摄，该高速摄像的拍摄原理不同于标准的奇、偶场扫描技术，而是采用非标准的依次曝光的原理。传统的高速摄像不仅价格高昂，而且需要特殊的硬件才能与电脑相连，使用不方便。而这种非标准的高速摄像机如 Basler 602f 摄像机价格低廉，可以采用"火线"（IEEE-1394，数据传输的开放式技术标准）接口或"i-link"即时把拍摄的彩色图像存储到硬盘上。Basler 602f 摄像机有 656×490 的分辨率和每秒 100 帧的拍摄速度。如果分辨率降低，拍摄速度可达到 300 帧/秒。这种非标准摄像机的缺陷是必须与计算机相接，否则无法实时监视运动图像的拍摄。

相对于电影拍摄与解析技术，录像拍摄价格低廉、拍摄要求条件低，录像解析技术普遍采用的是系统内的坐标系进行图像特征点的数字化工作，不须另外使用放映机和数字化板，如德国的 Simi、美国的 Ariel、中国的爱捷（EDIAS）三维录像解析系统等；录像解析增加了逐点跟踪解析（即可以在整套运动图像上把一个特征点的坐标进行数字化结束后，再进行下一个特征点的数字化工作，这样可充分地利用人的视觉停留效果，提高运动图像特征点人工判读的准确性和速度）、可以任意修改，反馈速度明显加快。在录像拍摄中，由于提高拍摄频率会大大降低图像的分辨率，因此，为了提高数字化即图像特征点提取的精度，可采用投影机把图像投影在数字化板上进行数字化的方法，这样可以解决分辨率降低的问题，但这样做会减慢录像解析的速度。

尽管录像拍摄与解析较影片拍摄与解析已极大地提升了反馈速度，但离实际需要还相差很远。录像解析对关节点的获取目前仍然停留在人工判读的水平上，误差大、速度慢，不能够及时反馈测试结果。没有快速反馈，就不能够及时指导训练，也就无法保证运动技术诊断的效果。

为了解决录像拍摄与解析的快速反馈问题，目前已有多种系统譬如德国的 Simi 系统和美国的 Ariel 系统等推出了半自动提取图像中特征点的技术。首先由人工点取开始几幅图像的特征点，然后通过计算机特征点（如关节点）图像的自动识别，对特征点坐标进行自动采集。当某些点被遮挡或计算机无法识别时，由人工进行干预。这种技术较完全地靠人工判读图像中的每一个特征点要省时省力一些，但是还是不能完全解决快速反馈的问题。因为一方面这种半自动技术还是离不开大量的人工解析工作，容易引起疲劳误差和操作误差；另一方面，这种技术目前在应用上还未完全成熟。最近，Simi 公司在自动识别技术上又有新突破，推出了 Simi Shape^{3D}（图 5-5），可利用色差、轮廓形状以及模糊识别技术通过三维虚拟人体模型来探索人体无标点的自动跟踪技术，已达到可以直接测得身体关节的屈伸角度、旋转角度、位移等。该技术是一种既可跟踪 marker 也可跟踪无 marker 目标（轮廓）的混合技术，经测试证明对 marker 和轮廓的跟踪结果几乎相同，目前仅有 Simi 的影像技术支持这种跟踪，是 Simi Motion 3D 中一个升级的附加模块。

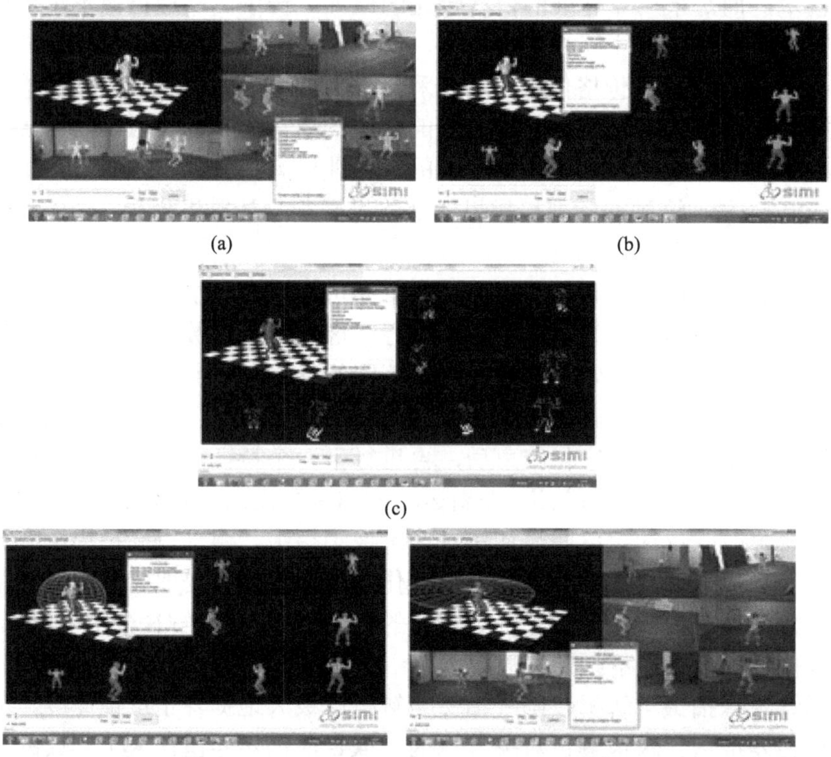

(a)　(b)　(c)　(d)　(e)

图 5-5　Simi Shape^{3D} 无标志点自动获取技术视频影像与轮廓模型融合图（8 台摄像机）

（a）产生与视频影像匹配的轮廓模型；（b）视频影像与轮廓模型融合在一起；（c）从视频影像中逐帧提取人体轮廓；（d）和（e）后期处理选项

Simi 公司最新还推出了带有彩色红外发光二极管标志点的 Simi Aktisys 系统，可以实现在视频流中对标志点的实时识别，整个过程全自动化，高效简洁且所有的数据都可以达到实时显示，并可以生成系统的测量报告。例如，步态测量中在选取的环节中心贴上彩色 LED 二极管标志点后，系统便会自动跟踪和识别标志点的位置，并在测试结束后自动生成测试报告，如图 5-6 所示，整个过程简单、全自动化。这项全新的技术很有可能在不久的将来改变现在用红外摄像技术进行动作捕捉的方式，使得运动分析更加便捷、经济。另外，Simi motion 系统提供了 Pan/Tilt/Zoom，功能可以实现三维跟踪扫描录像分析（艾康伟等，2011）。

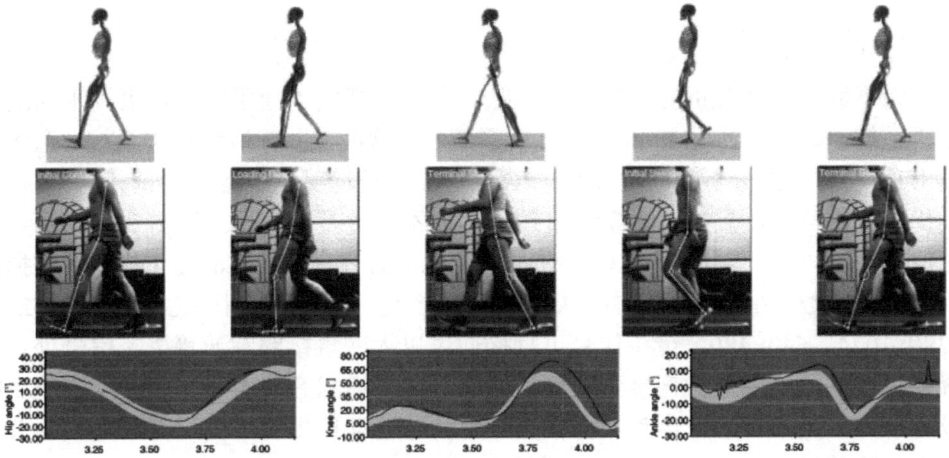

图 5-6　Simi Aktisys 系统提供的步态分析报告

为了加快对运动视频的编辑处理，有公司曾推出过快速图像反馈系统，它由数码摄像机、计算机和系统软件组成，以实现在运动训练现场对运动技术的现场反馈。如德国 Simi 公司推出的 Simi motion Twin 系统、瑞士产的 Dartfish 系统等。其主要功能有：可直接对两个动作录像进行比较；可设定任意的同步点对两个视频文件播放窗口中录像进行同步回放，并且回放的速度可以设定；对单幅图像进行距离、角度等简单参数的计算，例如计算图像中两点的距离、三点的角度等；可将两个录像图像相互叠加同屏显示，以比较一个运动员的两次动作或两个不同运动员的技术差异；不同时间点的运动图像可以叠加在一个画面中，可在一个画面中看到一个动作的连续动作。英国的 Quintic 公司在视频解析领域使用 6~8 台低成本的同步高速摄像对运动训练项目进行细化，划分出了单独对高尔夫、田径、游泳、自行车等项目独立的视频分析软件（图 5-7），对于不同项目的技术特点更具有针对性；并且，Quintic 公司还为运动诊断和训练改进方案提供咨询服务。

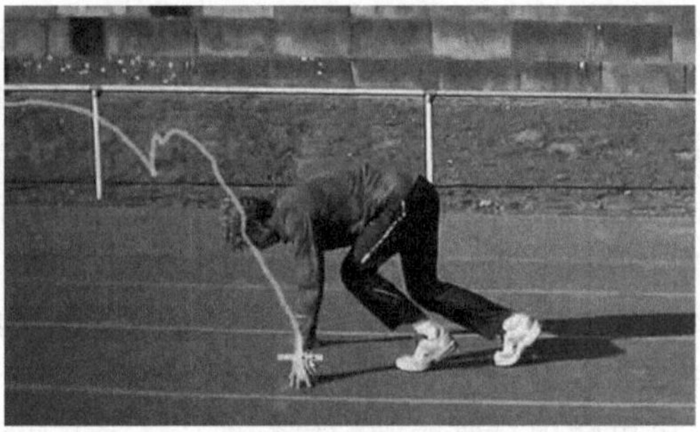

图 5-7　Quintic 视频分析软件在田径项目中的应用示例

3. 红外拍摄与解析技术

为了解决运动分析的快速反馈问题，人们又开发了利用红外拍摄技术的运动分析系统，如美国的 Motion 运动分析系统、英国的 Vicon 运动分析系统、意大利的 BTS 动作捕捉分析系统、瑞典的 Qualisys 红外远射三维运动测试分析系统等。其优点就是可以达到实时测量和自动识别，不足的是该测量方法需在运动员身上贴放反光标志点。例如，美国的 Motion Analysis 系统包括 Eagle 4 数字动作捕捉系统、Eagle 数字捕捉系统和 Hawk 数字捕捉系统，分辨率分别可达到 2352×1728、1280×1024、640×480。镜头信号可直接通过以太网直接跟踪计算机。信号处理内置于摄像头，从摄像头直接到计算机的信号传输模式意味着较少的硬件和较少的设备故障。英国 Vicon 运动分析系统是由全球运动捕捉上市公司英国 Vicon 公司生产制造。目前 Vicon 运动分析系统有 T-160、T40-S、T20-S、T10-S、BoinT10 等不同型号镜头组合的运动分析系统，其分辨率分别达到 4704×3456、2352×1728、1600×1280、1120×890、1120×890，并且全分辨率下采集频率分别对应 120Hz、515Hz、690Hz、1000Hz、250Hz，其中带-S 型系列镜头系统支持户外阳光环境下正常工作。系统硬件镜头方面内置三个物理处理器加速数据处理，软件方面提供专用采集分析软件、分析演示报告软件及人体建模软件等生物力学软件。意大利 BTS 的动作捕捉系统包括 SMART DX7000、DX6000 与 DX500 等系统，各分辨率可达 2048×2048、2048×1088、640×480。SMART DX 系统在最大分辨率使用下的拍摄速率分别为 500Hz、340Hz、300Hz，所以，研究者可依据研究运动的关键动作速率选用合适的拍摄速率。另外，动作捕捉精度也是研究者在科研中要考虑的重点，BTS SMART DX7000 在 6m×6m×3m 大小的实验空间中精度可达误差小于 0.1mm。

为了解决仅有运动数据却没有同步图像的问题，有些红外拍摄系统同时集成了视频采集的功能，如 BTS SMART DX 系统搭配 VIXTA 系列摄像机即具有红外采集和高速视频采集双重功能。另外，Qualisys 系统的 Oqus 水下用镜头可实现对游泳项目的水下拍摄。

为了避开杂散光的干扰，人们又研制了贴放有源标志点的运动分析系统，譬如英国的 Coda Sport、加拿大的 NDI Optotrak 三维运动测量系统等。发光二极管发出的红外光线被位置传感器（position sensor）接收，并合成标志点的三维坐标。英国的 Coda Sport 推出的主动式户外用红外系统（图 5-8），曾对英格兰足球队的任意球射门动作进行动作分析，可自动进行 marker 识别和数据分析，每个 marker 有各自的红外发射频率，确保了标志点的唯一性，避免标志点的混淆，极大地提高了动作捕捉的精度。

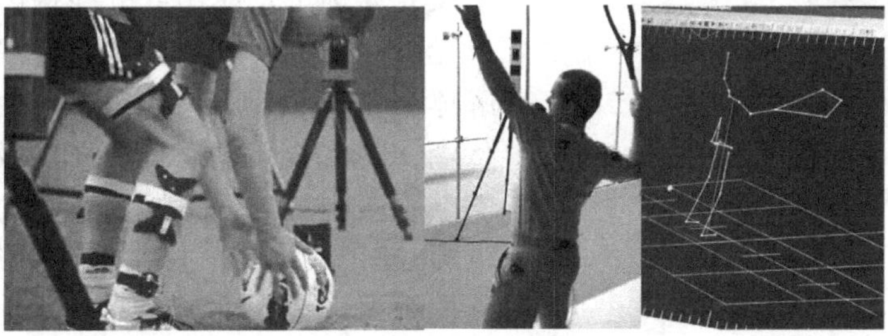

图 5-8　Coda Sport 主动式户外用红外系统分析示例

山卫集团-宏卫科技公司(AEC)应体适能研究需求推出了 Act Body 红外线运动捕捉系统。该系统仅需一台计算机与一台带有红外线传感器的摄影机即可在约九平方米的小型实验室进行测量。红外线运动捕捉系统利用捕捉来的动作影像及接收来自人体反射的红外线信息，建立人体位于虚拟空间中的位置信息（图 5-9）。Act Body 不需要在人体上贴放反光点，也不须再测量之前进行烦琐的校正。被测者进入画面后，一键即完成动作拍摄。Act Body 可以根据研究所需进行实时的体态捕捉、动作分析、运动轨迹录制、二维动作重现、三维动作重现及动作云点档案输出，并可输出适用于各种不同领域的分析应用的 C3D 文件格式。

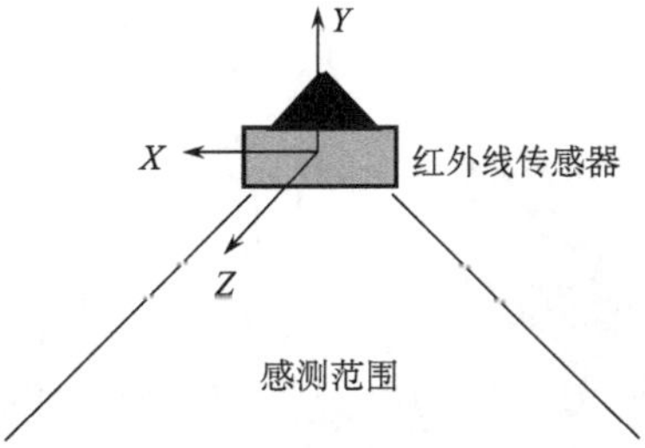

图 5-9　红外线传感器回传虚拟空间坐标方向示意图

为了扩展红外运动分析系统的应用，意大利 BTS 公司以其 SMART DX 动作捕获系统为基础，又推出了 BTS OEP SYSTEM 非接触式呼吸测量系统、BTS POSEIDON 脊柱姿态评估系统与 BTS SPORTLAB 整合性人体动作分析测量平台。

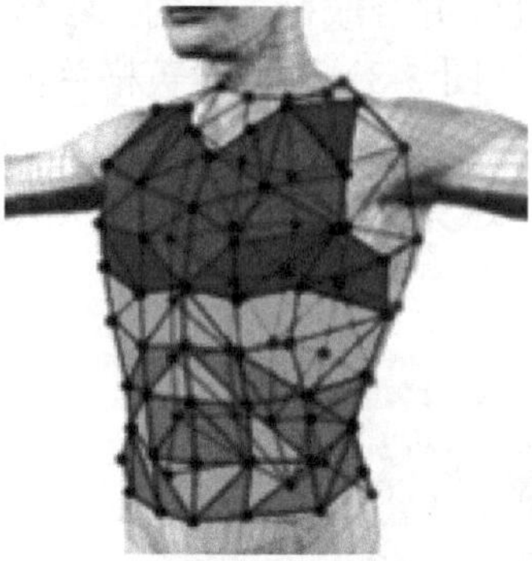

图 5-10　BTS OEP SYSTEM 系统的胸廓重建示意图(BTS S.p.A.)

BTS OEP SYSTEM 为了克服心肺康复评价易受主观因素影响的问题，米兰 Politecnico 大学与 BTS 生物工程团队推出了 OEP（Opto-Electronic Plethysmography）非接触式呼吸测量与分析系统。在被测者胸廓贴上反光球标记，应用红外线摄影机获取各个反光球的三维资料，通过软件演算并重建胸廓体积（图 5-10），因反光球会随着呼吸起伏，OEP 系统可精确提供在呼吸过程中胸腔的准确变化量与 3D 胸廓呼吸动作的画面。应用 OEP 系统进行心肺康复评价，可得到量化的数据，较为客观，并且，无需患者动作的配合，如当患者在昏迷时、睡眠期间，或是中风的老年患者，甚至婴儿均可测量。

BTS POSEIDON 可于人体静止和动态的条件下进行病患形态学和结构状态的评估，可获得身体不对称、全域和局部的脊柱运动学(垂直移动能力、运动范围、角速度/角加速度等)的准确测量数据，地面的作用力分布即可判定病患的本体感觉。此外，BTS POSEIDON 系统可结合压力测量设备进行整合性分析，了解身体躯干运动过程中躯干的弯曲角度与人体重心的关系，也可以进一步判断姿态问题与脊柱活动度问题（图 5-11）。

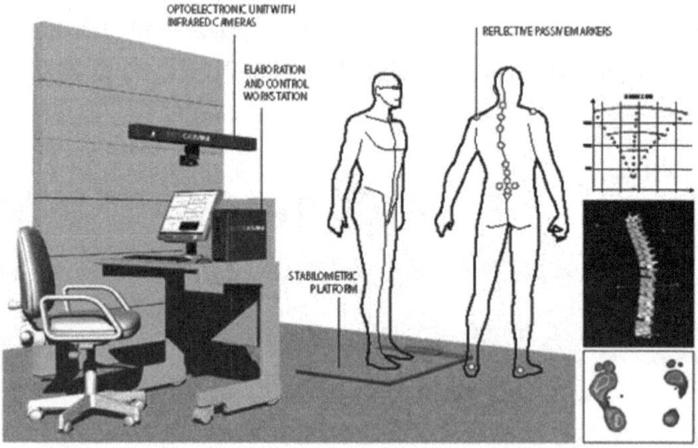

图 5-11　BTS POSEIDON 系统可结合压力量测设备进行整合性分析(BTS S.p.A.)

BTS SPORTLAB 是一整合性人体动作分析测量平台（图 5-12），该平台让运动教练与防护员能够在科学数据的支持之下，提升运动员的表现、制订个人培训计划、辨识和纠正运动员准备不足、大幅降低运动伤害的风险，此平台整合了 BTS SMART DX 动作捕获系统、BTS FREEEMG 表面肌电测量系统、BTS P-6000 六轴测力板、G-WALK 步态重心偏摆测量系统与 G-SPORT 跳跃力测量系统等，是目前唯一能够在同一平台之下同步进行数据采集的完整系统。

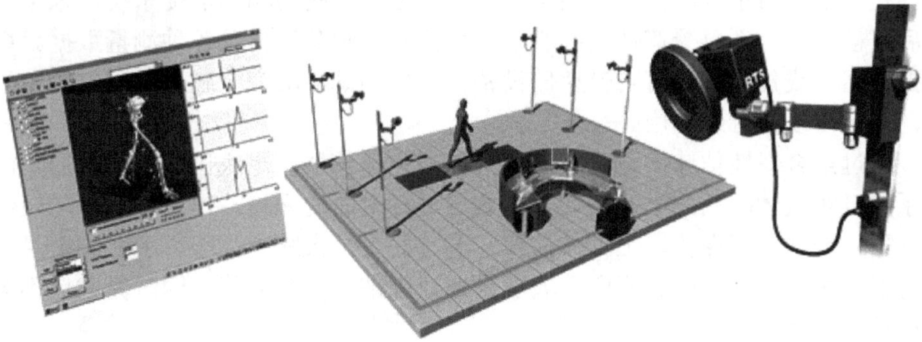

图 5-12　BTS 整合性人体动作分析平台示意图

4. 惯性动作捕捉与解析技术

惯性动作捕捉技术（图 5-13），是近几年新兴的一种技术，它通过惯性传感器获取运动人体关键点的方向、加速度等信息，测算出人体关键点的位置，对人体运动进行动态捕捉。并且可以利用逆向动力学原理计算出相关的力矩、力量、功率等数据。

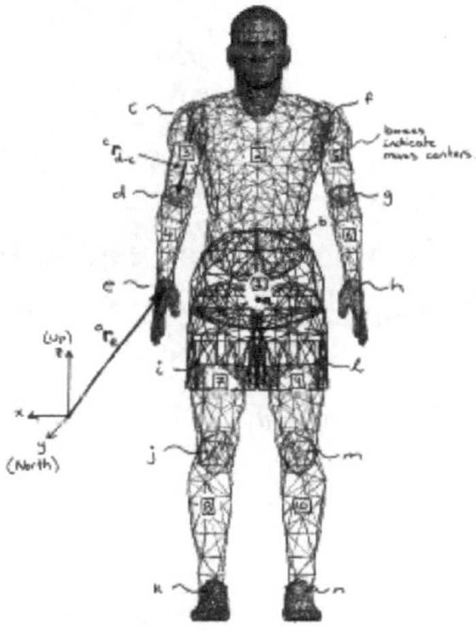

图 5-13　FAB 惯性实时动作捕捉原理图

惯性动作捕捉与解析系统操作简便，无需事先作特殊准备工作，在任何地点甚至野外都可以正常使用，极大地扩大了应用范围。由于脱离了摄像机和其他发射源的限制，相比传统的动作捕捉系统，它具有不怕遮挡，可脱离固定场地，可用于相对狭小空间的优点。通过对相关动力学数据的同步测量，它可方便地对运动员的动作进行分析及评估。

维拓启创（北京）信息技术有限公司 2009 年推出了 FAB 实时无线传感动作捕捉及力学评估系统。由于脱离了摄像机，相比传统的动作捕捉系统，采用此系统后，被捕捉者不再受遮挡物的影响，可实时显示其动作及各种测量数据。系统数据采用无线传输（也可自带存储设备），使测试活动完全脱离了固定场地的限制，甚至可以在野外使用。

通过结合惯性传感器、加速度传感器、方位传感器及足底压力传感器的功能，该系统可对人体的动力学及运动学的数据进行全面的采集。13~17 个小巧轻便的传感器，分别装配在头、上臂、前臂、胸、盆骨、大腿、小腿、手、脚及足底。传感器通过弹性绷带随意固定在衣服内部或外部，安装方便，同时佩戴后不会影响被捕捉者活动。

此系统可以捕捉运动员的动作并在计算机上实时显示（图 5-14），精确地测量出扭矩、角速度、加速度、空间角度、足底压力、身体姿势、力量等数据，用于量化分析和评估运动员的动作。同时该系统还可以与视频采集系统进行同步采集，配合表面肌电（图 5-15）和测力台等设备可以同步获取运动员更多的数据。同时数据可以不同文件格式输出，导入到第三方软件中进行分析或以 Excel 表格的形式导出进行后续处理。

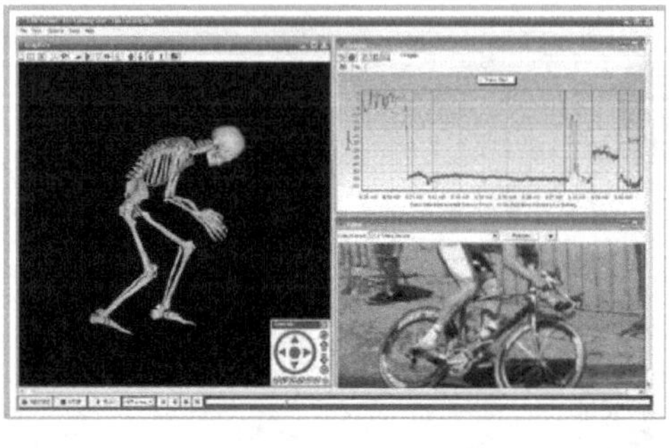

图 5-14　FAB 分析软件结合视频进行同步解析

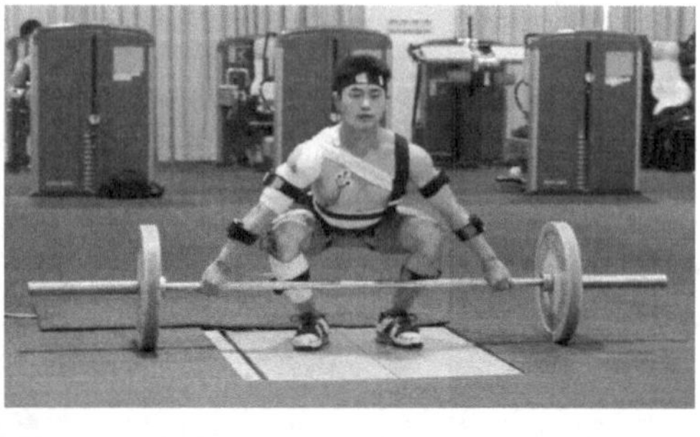

图 5-15　运动员佩戴 FAB 系统并结合肌电测量

5. 二维拍摄与解析技术

（1）二维拍摄原理。

二维拍摄适合发生在平面上的运动，即没有任何空间深度。例如，跳远、步行和跑步等。一台摄像机就可以完成二维拍摄。图 5-16 示出了一台普通的视频摄像机进行二维运动拍摄的布置图，摄像机透镜的主光轴垂直于受试者的运动平面。

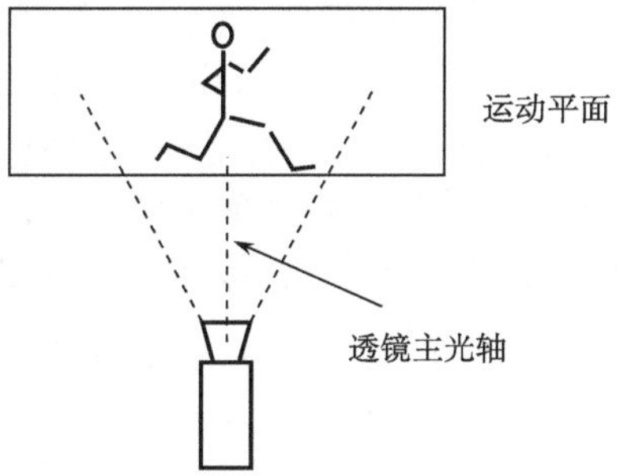

图 5-16　二维拍摄布置图（引自 Simi Motion 使用手册）

（2）二维标定框架。

在运动拍摄时，需要在运动平面设置标定框架，在人体运动之前或之后进行拍摄；在运动解析时，需要在解析系统对标定框架进行解析，以获取运动平面的坐标系，在该坐标系下可获取人体运动的二维坐标。二维标定框架经常采用一个已知尺寸大小的参考体来完成。图 5-17 示出了 Simi 系统的典型二维标定物体。

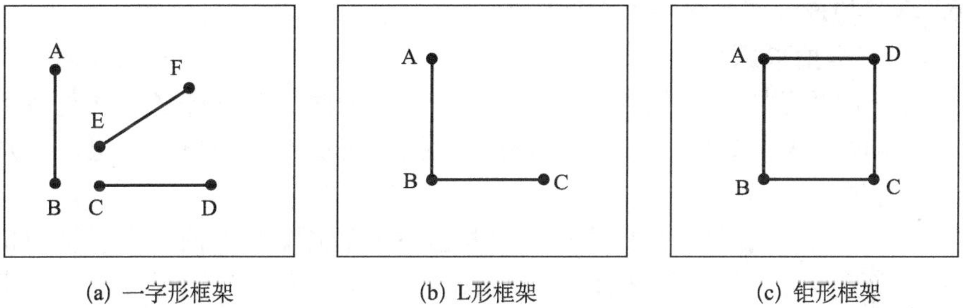

图 5-17　3 种典型的二维标定框架（引自 Simi Motion 使用手册）

图 5-17 示出了三种不同形状的二维标定框架，即一字形、L 型和矩形。要求事先知道框架的实际尺寸，并在拍摄时把框架置于运动平面，并垂直于拍摄镜头的主光轴。矩形框架要优于其他两种，原因是使用矩形框架时标定平面相对于摄像机可以倾斜一定的角度。

（3）二维解析技术。

运动解析事实上就是对人体标志点位置进行数字化。以录像解析为例，首先应当对拍摄的标定框架进行解析，以获取运动平面的二维坐标系。之后，再在已建立的二维坐标系下进行人体运动的二维解析，获取人体体表特征点的二维坐标，

如

$$(x_1, z_1), (x_2, z_2), (x_3, z_3) \cdots (x_n, z_n)$$

其中，(x_1, z_1)是第一标志点的坐标数据对，(x_n, z_n)是第 n 个标志点的坐标数据对（图 5-18）。这里，用 x 来表示在拍摄的画面里沿水平方向测量的位移，z 表示沿垂直向上方向测量的位移。每一幅拍摄的视频画面都将产生 n 个坐标对。这样，如果数字化 M 幅图像，那么将有位置数据的 nM 个坐标对。例如，使用 50 Hz 拍摄速度的视频摄像机，如果对于一个持续 1s 的录像剪辑数字化 15 个标志点，坐标对的数量是 15×50=750。

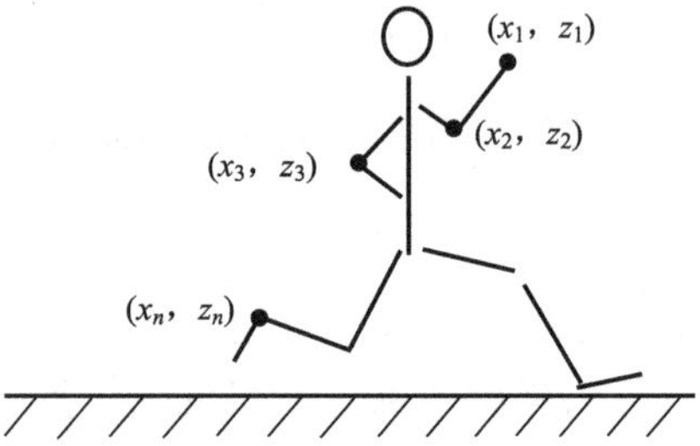

图 5-18　二维解析提取标志点的坐标

6. 三维拍摄与解析技术

（1）三维拍摄原理。

因为空间深度是一个重要因素，所以在一个平面上会有许多运动观察不到。空间标定有两个先决条件：一是至少有两台摄像机从不同的角度拍摄，二是应该有三维标定框架。

图 5-19 示出了两台摄像机进行三维拍摄的布置图。对于拍摄来说摄像机的位置不是很重要并且可以任意选择。特别地，摄像机不必放在同样高度。如果只用两台摄像机，相互之间应该以 60°~120°的角度来架设。而且，摄像机越多精确就越高，因为这样可以更好地弥补错误。

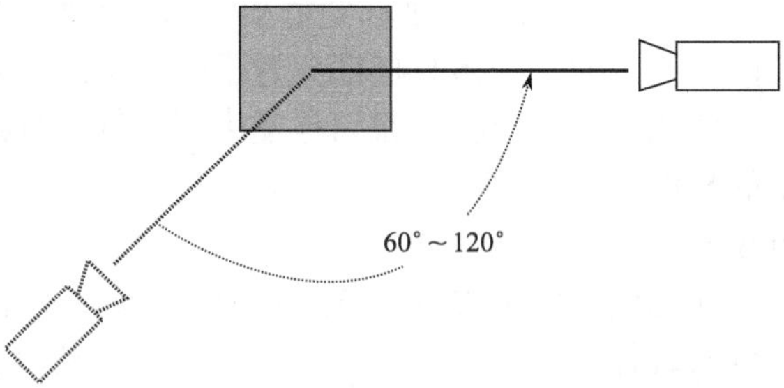

图 5-19　两台摄像机的三维拍摄布置图（引自 Simi Motion 使用手册）

图 5-20 示出了典型的 6 个红外摄像机的三维运动拍摄布置图。该系统使用半球形或球形的反射标志点来识别关节位置。摄像机发射红外线，再由能回返的标志点反射回来。

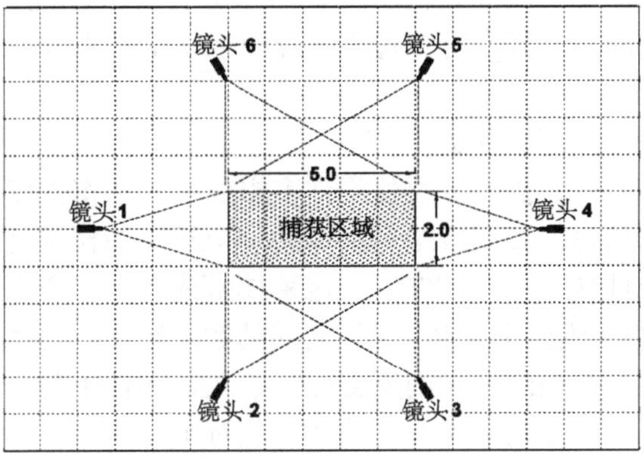

图 5-20　6 个红外摄像机的三维拍摄布置图（引自 Motion Analysis 使用手册）

（2）三维标定框架。

对于电影拍摄和录像拍摄与解析系统，使用的三维框架多是静态的标定框架，框架形状各异，常见的有辐射式、天线状、立方体状等。图 5-21 示出了典型的辐射状三维标定框架示意图。辐射式三维框架只有中心部位的一个连接体，每个杆只在 z 轴方向产生恒定的下垂力，因此，只有辐射式的每次安装后数据重复性最好。其他形状的三维框架因连接部位较多，连接部位的受力复杂，致使组装后控

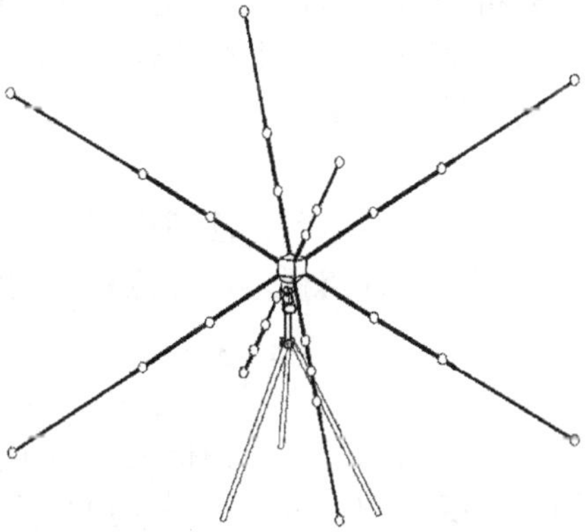

图 5-21　典型的辐射状三维标定框架示意图

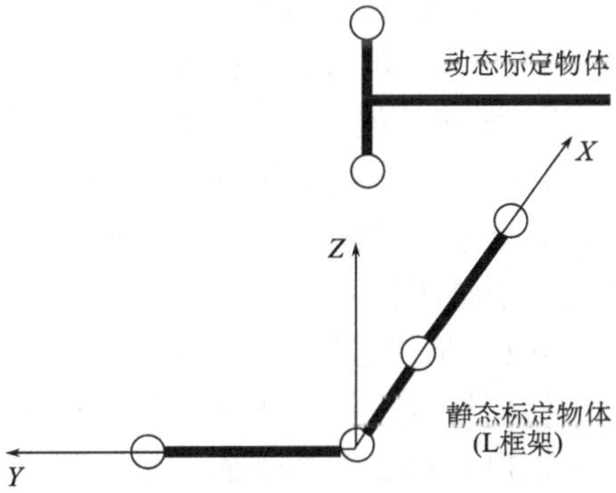

图 5-22　由静态和动态参考体组成的三维运动拍摄标定

制点的数据很难和标定时的一致。

而对于红外拍摄与解析系统，三维标定框架多是专用的。图 5-22 示出了一对典型的基于使用反射标志点的三维运动自动化分析系统的标定框架，包括一动一静两个标定物体。L 形框架固定在实验室并确定了坐标轴的方向，用另一个棒在预先确定的拍摄空间中挥舞。这个过程确保摄像机的位置和方向已知以便总的标定尽可能地精确。

（3）三维解析的 DLT 算法。

进行三维运动录像拍摄，需要使用许多摄像机以获得深度数据，也能从单台摄像机中获取平面信息。要完成这个工作的一个较好的技术是使用两台或多台视频摄像机的直接线性转换法（DLT）。这种技术依赖于一个点的原始二维摄像数据（u, v）和实际的三维坐标（X, Y, Z）之间的数学转换。这种转换的基础是来自每一台摄像机的图像都由透视法则所支配，以致在图像中的距离和方位由摄像机的位置和方位来确定，并且转换本身的特点是有 11 个常量（即摄像机参数）。

DLT 方程

$$u = \frac{aX + bY + cZ + d}{iX + jY + kZ + 1} \tag{5-1}$$

和

$$v = \frac{eX + fY + gZ + h}{iX + jY + kZ + 1} \tag{5-2}$$

如果有 6 个或更多的标定点（X, Y, Z）和相应的原始摄像坐标(u, v) 已知，就能够计算出摄像机参数 $a, b, c, \cdots, k$，因为有 12 个或更多个方程来计算 11 个未知量（每一个标定点有两个方程）。对每一台计算机都可以这样做。当摄像机参数是已知的，其他标志点未知的（X, Y, Z）坐标可以从两台或更多台摄像机（u, v）数据来获得，因为这样就有 4 个或更多个方程来计算 3 个未知量（X, Y, Z）。

7. 运动拍摄与解析技术的几个概念

目前已有多种类型的运动拍摄与解析技术，不同的技术和方法适用于不同的环境和要求，因此，在这里有必要对如下的几个概念进行辨析，以加深对运动拍摄与解析技术的理解。

（1）拍摄维度。

拍摄维度包括二维（平面拍摄）和三维（立体拍摄）。平面拍摄又包括定点平面拍摄、单参考体平面扫描拍摄（小角度扫描拍摄）和多参考点平面扫描拍摄（大范围扫描拍摄）。扫描拍摄与定点拍摄相比，摄像机镜头的主光轴与运动平面并不完全垂直，可能会产生一定的误差，而扫描拍摄优点是加大了拍摄的范围。需要注意的是：不是所有的运动都需要采用立体拍摄。对于一些基本上属于平面的运动，应当采用平面拍摄，譬如对步行、百米跑、跳远项目等的研究。因为平面拍摄对于这样的研究既有操作简单、容易掌握精度、反馈速度快等优点，又能够达到研究的要求。而对于一些在三维空间运动的项目，如掷铁饼，则又必须采用三维立体拍摄。刘卉（2002）采用瑞典的 Qualisys-MCU500 红外远射测试系统（6 个镜头）以 240 幅/秒的拍摄频率对羽毛球扣杀、排球扣球、标枪投掷、棒球投掷等动作进行了研究，发现在二维拍摄时所能观察到的“肩－肘－腕”的上肢鞭打关节活动顺序，在三维拍摄时更为准确的表述应为“肩－肘－肩－腕”的关节活动顺序。由于肩关节的加速首先从上臂外展 90°开始水平内收带动肘关节向前加速，之后，肘关节开始伸展，腕关节获得向前的速度。在肘关节尚未完全伸展时上臂开始快速旋内，这一动作进一步加快了腕关节向前的运动速度，最后，腕关节做快速的屈曲动作，使末端环节手获得了极大的向前速度。

（2）拍摄频率。

拍摄频率（速度）有常速和高速之分，常速是指 50Hz。需要注意的是：不是所有的拍摄都是频率越高越好。拍摄频率的选择与被测体的运动速度有直接的关系，被测体的运动速度越高，拍摄的频率也需要越高。譬如测量走步、举重等速度较慢的运动可采用 50Hz 拍摄，测量百米跑需要 100～200Hz，测量羽毛球离拍时的瞬时速度则需要达到 500Hz 的拍摄频率，频率太低，会出现连羽毛球在何时离拍都难以识别清楚。相反，对于录像拍摄来说，如果不需要高速拍摄而采用高速拍摄的话，不仅会增加不必要的工作量，还会出现因降低分辨率而降低录像解析精度的现象。

（3）拍摄技术。

拍摄技术是指电影拍摄、录像拍摄和红外摄像技术等，不同的拍摄技术适用于不同的拍摄环境和要求。通常把电影拍摄和录像拍摄两种技术统称为影像拍摄，当需要得到较清晰的运动图片的时候，以采用影片拍摄技术为宜。影像拍摄技术可实现运动过程的再现，便于对运动图像进行后期的观察分析。另外，由于它不需要在人体上贴放标志点，因而特别适合应用于比赛现场的拍摄。但是，影像解析目前还停留在对人体特征点（关节点）的人工判读水平，半自动解析技术目前还不十分成熟，精度差，速度慢，无法实现数据的快速反馈，可喜的是 Simi 系统在快速反馈方面现已有了重大突破，例如利用色差、轮廓形状以及模糊识别技术的无标志点跟踪和带有彩色红外发光二极管标志点的 Simi Aktisys 系统；而红外拍摄技术则可以实现运动数据的快速反馈，计算精度也摆脱了人工判读。但是，一方面，它需要对人体的关节点贴放标志物，不利于比赛现场的拍摄，只适合用于实验室的研究；另一方面，有一些红外拍摄系统无法得到真实的人体运动图像，不能够实现运动过程的再现，不利于后期的分析。

二、运动学测量指标

人体运动的运动学是研究人体或器械在空间的位置随时间变化的规律性。在运动学层面上，可确定动作技术的空间特征、时间特征、时空特征。运动轨迹可反映空间特征，运动的开始和结束时刻、运动的持续时间、运动的频率、动作的节律等可反映时间特征，（角）速度、（角）加速度等可反映时空特征。运动学诊断是对运动的外部表现进行观察、记录、分析、评定并给出改进建议的过程。下面，我们以运动拍摄与解析技术中运动学指标的计算为例进行阐述。通过解析，我们可以得到每一时刻所对应的每一幅运动图像中所有解析点（如肩、肘、腕等特征点）的二维或三维坐标，这是解析后的原始数据，一般经过低通滤波（可选截断频率 6～8Hz）或五点三次平滑法后所得数据为进一步计算各运动学指标的来源数据。

（一）前差商、后差商与中心差商

以上肢投掷为例，上肢各环节绕其关节的转动最终形成了上肢末端环节的运动，把器械投掷出去，如掷铅球。掷铅球成绩的优劣很大程度上取决于上肢末端环节——持球手的运动速度、加速度，而持球手的运动速度、加速度又取决于上肢各环节绕其关节转动的角速度、角加速度的组合。因此，在运动影像解析中，我们经常要获得点的速度、加速度和角度的角速度、角加速度等运动学指标，譬如计算关节点、环节重心点、人体总重心点或某些特殊点（如在网拍等器械上贴标志点）的运动速度、加速度，计算关节角、环节角的角速度、角加速度等。这些点的速度、加速度和角度的角速度、角加速度是衡量人体动作技术质量的重要指标。

严格来说，点的速度是点的位移对时间的一阶导数，点的加速度是速度对时间的一阶导数或位移对时间的二阶导数，同理，角速度是角度对时间的一阶导数，角加速度是角速度对时间的一阶导数或角度对时间的二阶导数。事实上，我们在运动影像解析中进行运动学指标的计算时并没有采用导数的算法，而是近似地采用了数值计算中的差商的计算来替代导数的计算。差商分为前差商、后差商和中心差商三种，那么，我们在计算运动学指标时应当采用哪种差商算法呢？

下面，我们从这 3 种差商算法的定义出发来比较它们各自的优缺点。

按照高等数学的定义，导数 $f'(x)$是差商 $\dfrac{f(x+h)-f(x)}{h}$ 当 $h\to 0$ 时的极限，即

$$f'(x)=\lim_{h\to 0}\frac{f(x+h)-f(x)}{h} \tag{5-3}$$

如果精度要求不高，我们可以简单地取差商作为导数的近似值，这样便建立起一种简单的数值微分方法，即

$$f'(x)=\frac{f(x+h)-f(x)}{h} \tag{5-4}$$

此式称为向前差商公式。类似地，还有向后差商公式，即

$$f'(x)=\frac{f(x)-f(x-h)}{h} \tag{5-5}$$

将上两式取平均值可得中心差商公式

$$f'(x)=\frac{f(x+h)-f(x-h)}{2h} \tag{5-6}$$

从图 5-23 我们可以比较直观地看出上述 3 个数值微分公式的几何意义。

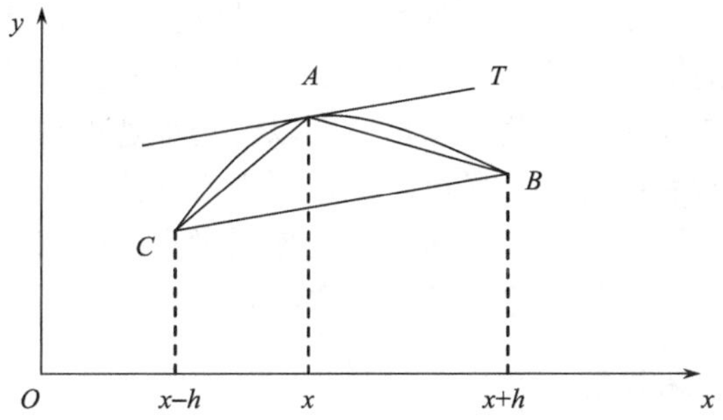

图 5-23　3 个数值微分公式的比较

从图 5-23 中可以看出，三个差商分别为弦 AB、弦 AC 和弦 BC 的斜率，而 A 点导数的精确值是过 A 点的曲线的切线的斜率。从图中可以明显地看出 BC 的斜率更接近于切线 AT 的斜率。因此，从近似程度来看，用中心差商来代替导数的方法更为可取。

例如，已知某运动员在运动过程中人体质心在 x 轴上的位移—时间数据如表 5-1 所示，试分别采用 3 种差商方法求速度—时间数据。

表 5-1　人体质心在 x 轴上的位移—时间数据

时间 t/s	0	1	2	3	4	5	6
位移 x/m	4	2	3	0	–1	–2	–5

我们采用前述 3 种差商公式分别求出人体质心的速度—时间曲线，将求出的结果列入表 5-2。

表 5-2　人体质心在 x 轴上的速度—时间数据

时间 t/s	0	1	2	3	4	5	6
位移 x/m	4	2	3	0	−1	−2	−5
前差商求 v/（m/s）	−2	1	−3	−1	−1	−3	
后差商求 v/（m/s）		−2	1	−3	−1	−1	−3
中心差商求 v/（m/s）		−1/2	−1	−2	−1	−2	

从表 5-2 我们可以看出，采用不同的差商公式对于计算结果有较大的影响，用中心差商求出的速度介于用前差商和后差商求出的速度之间，计算效果要优于前差商和后差商。另外，我们也应看到，前差商计算不出最后一刻的速度，后差商计算不出最前一刻的速度，而中心差商则对最前一个时刻和最后一个时刻的速度均无法计算。因此，在使用中心差商计算运动学指标时，在测量时前后均要多测量一些点，以便能够计算开始和结束时的速度。事实上，这一结论同样适用于利用差商法计算点的加速度和角度的角速度以及角加速度等运动学指标。建议，在研制运动影像解析系统时应当尽可能地采用中心差商的方法来计算运动学指标，如采用其他差商算法则应当予以注明，以便使用者在比较来自不同解析系统的数据时清楚各种数据所采用的是哪一种差商算法。

（二）关节角与环节角

在运动影像解析时，我们往往非常关注关节角的计算，而忽视了环节角的计算。事实上，在评定人体动作技术优劣时，这两种角度指标的计算均非常重要，各有各的优点，可以互补。以平面坐标系为例，关节角度是一个“三点角”，即由相邻三个点连线组成的由中间点为角顶点的夹角。如同侧肩点、髋点和膝点组成的髋角，髋点、膝点和踝点组成的膝角等。踝角由于小腿和足在标准解剖姿势成 90°，踝角一般定义为小腿纵轴与足纵轴的夹角。环节角度是一个“二点角”，即两个点连成的直线与水平线的夹角，一般规定从水平线的正向逆时针转到两点连线的夹角。如从水平线的正向逆时针转到“髋一肩”连线的夹角为躯干角，从水平线正向逆时针转到“膝一髋”连线的夹角为大腿角等。关节角度是一个相对角，它反映的是相邻两个环节的位置关系，关节角度的大小并不能绝对反映其中任一环节的位置。环节角度是一个绝对角，它能够反映该独立环节所处的状态，在分析问题时，往往还需要把环节角度与环节角顶点的空间坐标相结合一起进行分析。图 5-24 显示出了环节角度和关节角度的区别。

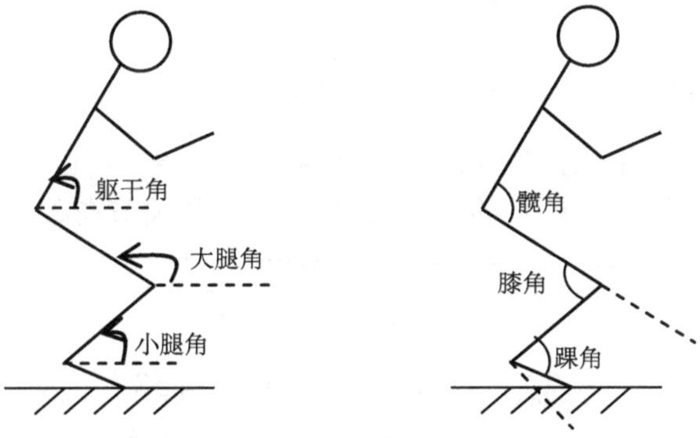

(a) 环节角度　　(b) 关节角度

图 5-24　环节角与关节角示意图

关节角的大小只能反映出组成这个关节角的两个环节之间的相对位置关系，而无法准确地反映出其中某一环节所处空间位置。譬如，即使小腿的位置没有变化，由于大腿绕膝关节的顺时针旋转也可以导致膝角增大，反之亦然。而环节角则不然，只要环节角的大小确定，该环节的俯仰状态即确定。如果这两个角度指标配合使用，既可以反映一个环节所处的状态，又可以反映该环节与另一个环节之间所处的相对位置关系。一般地，在使用关节角时，为了反映各关节角的屈伸情况，可用图 5-24（b）中所示角的补角（如 180°-髋角、180°-膝角，取补角表示髋、膝关节角的屈伸程度，屈为正、伸为负）或余角（如踝角-90°，取余角表示踝关节角的跖屈背屈程度，跖屈为正、背屈为负）来表示。

使用正切的三角关系来计算环节角。假设小腿和大腿环节的坐标位置已知，就可以计算出小腿和大腿环节的绝对角（图 5-25）。

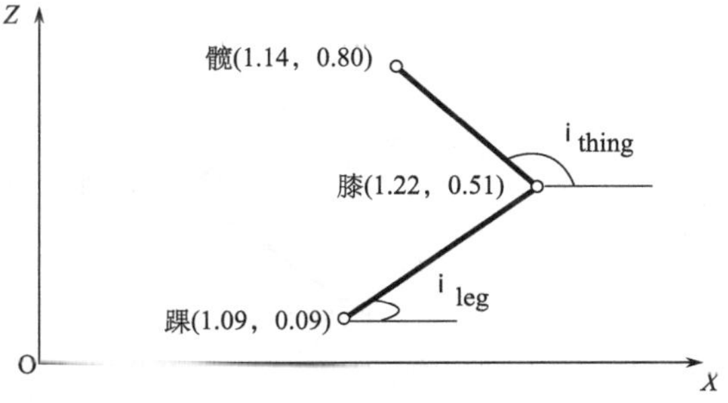

图 5-25　大腿和小腿的环节角

$$\tan\theta_{\text{leg}}=\frac{z_{\text{knee}}-z_{\text{ankle}}}{x_{\text{knee}}-x_{\text{ankle}}}=\frac{0.51-0.09}{1.22-1.09}=3.23 \tag{5-7}$$

然后反正切是

$$\theta_{\text{leg}} = \tan^{-1} 3.23 = 72.8^\circ$$

因此，从右边水平位置量起的小腿绝对角是 72.8° 。这个方位意味着小腿的膝关节比踝关节要远离坐标系的垂直轴（z），即膝关节在踝关节的右边。

$$\tan\theta_{\text{thigh}} = \frac{z_{\text{hip}} - z_{\text{knee}}}{x_{\text{hip}} - x_{\text{knee}}} = \frac{0.80-0.51}{1.14-1.22} = -3.625 \tag{5-8}$$

$$\theta_{\text{thigh}} = \tan^{-1}(-3.625) = -74.58^\circ$$

关节角是两个环节纵向轴间的夹角。例如，肘关节相对角是描述这个关节屈伸的程度。然而，相对角并不描述空间中环节的位置或角的两边。如果一个人肘关节角为 90°并保持不变，上臂可以在很多位置上。

可以使用余弦定理来计算相对角，余弦定理描述三角形三边之间的关系。在图 5-26 中，描述大腿和小腿的两个环节的坐标点已给定。为了计算膝关节的关节角，必须计算出长度 a、b、c。

$$a = \sqrt{(x_h - x_a)^2 + (z_h - z_a)^2} = \sqrt{(1.14-1.09)^2 + (0.80-0.09)^2} = 0.71 \tag{5-9}$$

同样，$b = 0.30, c = 0.44$。下一步是把这些值代入余弦定理方程并且解出角 θ 的余弦值。

$$a^2 = b^2 + c^2 - 2bc\cos\theta \tag{5-10}$$

$$\cos\theta = -0.883, \quad \theta = \cos^{-1} - 0.833 = 146.4^\circ$$

因此，膝关节的相对角是 146.4° 。在这种情况下，膝关节稍微弯曲（180° 表示完全伸展）。

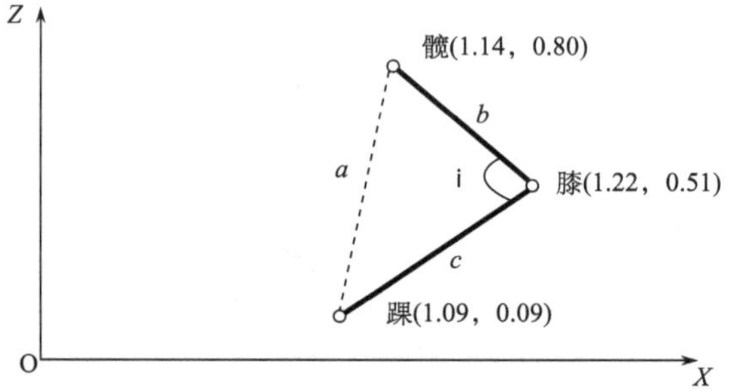

图 5-26　膝关节角

两个环节之间的关节角可以通过从近端环节中减去远端环节的环节角的方法求得。在使用大腿和小腿的例子中，下面是另一种计算方法

$$\theta_{\text{knee}} = \theta_{\text{thigh}} - \theta_{\text{leg}} = -74.58^\circ - 72.8^\circ = -147.38^\circ \tag{5-11}$$

在临床中，计算关节角是最常见的，因为它能提供一个关于功能和关节位置的非常有实践价值的指示。然而在运动技术诊断的定量分析中，计算环节角比计算关节角更常见，因为环节角要用于很多后面的计算。不管计算的角的类型如何，必须使用统一的参考系。目前，加拿大生物力学学会和国际生物力学学会等多个组织试图标准化角度的计算和表示，以保证研究的一致性。

（三）空间角与投影角

利用三维运动影像拍摄与解析系统我们可以获得各特征点的三维坐标，此种情况下，有一些系统在计算关节角度时根据三点决定一个平面的原理将三个空间点连成两条，以所求关节点为中心的相交的两条直线，求该两条直线的夹角，是线与线的夹角关系。我们把这样的夹角称之为空间角。

例如，3 个空间点 $M_1(x_1,y_1,z_1)$、$M_2(x_2,y_2,z_2)$、$M_3(x_3,y_3,z_3)$ 可以 M_2 为交点连成两条相交的直线，其夹角为关节角 θ，这是一个空间角。则空间角 θ 可由式(5-12)确定（推导过程略）。

$$\cos\theta = \frac{(x_3-x_2)(x_2-x_1)+(y_3-y_2)(y_2-y_1)+(z_3-z_2)(z_2-z_1)}{\sqrt{(x_2-x_1)^2+(y_2-y_1)^2+(z_2-z_1)^2}\cdot\sqrt{(x_3-x_2)^2+(y_3-y_2)^2+(z_3-z_2)^2}} \tag{5-12}$$

而这种空间角的定义，是与运动解剖学对于关节角的定义是不相符的。在运动解剖学中，对人体关节角度的定义是基于环节绕不同的基本轴在人体不同的基本切面上的位置所确定的，譬如，屈伸运动是指关节绕额状轴在矢状面内的运动，作为运动环节的骨杠杆向前为屈，向后为伸(膝关节和踝关节的运动方向则相反)；内收外展是指关节绕矢状轴在额状面内的运动，运动时骨向正中面靠近为内收，远离为外展。与之相应，我们也应当能把空间角度投影到所要求的平面上，如矢状面、额状面等，则可以知道关节的屈伸、内收外展等运动的幅度。我们把空间角投影到某一人体基本切面上的夹角称之为投影角。那么，这种投影角与空间角之间是一个什么样的关系呢？是否二者之间存在着一个简单的换算关系式呢？

例如，把空间角 θ 投影到某一人体基本切平面上，设此切面的方程为

$$Ax + By + Cz + D = 0 \tag{5-13}$$

则投影角 θ' 为三个投影点 M_1'、M_2'、M_3' 连线的夹角。投影角 θ' 可由式（5-12）确定（推导过程略）

$$\cos\theta' = \frac{[(x_3-x_2)+A(t_3-t_2)][(x_2-x_1)+A(t_2-t_1)]+[(y_3-y_2)+B(t_3-t_2)]}{\sqrt{[(x_2-x_1)+A(t_2-t_1)]^2+[(y_2-y_1)+B(t_2-t_1)]^2+[(z_2-z_1)+C(t_2-t_1)]^2}}$$
$$\frac{\bullet[(y_2-y_1)+B(t_2-t_1)]+[(z_3-z_2)+C(t_3-t_2)][(z_2-z_1)+C(t_2-t_1)]}{\bullet\sqrt{[(x_3-x_2)+A(t_3-t_2)]^2+[(y_3-y_2)+B(t_3-t_2)]^2+[(z_3-z_2)+C(t_3-t_2)]^2}} \tag{5-14}$$

式（5-14）中，存在如下两式成立：

$$t_2-t_1=-\frac{A(x_2-x_1)+B(y_2-y_1)+C(z_2-z_1)}{A^2+B^2+C^2} \tag{5-15}$$

$$t_3-t_2=-\frac{A(x_3-x_2)+B(y_3-y_2)+C(z_3-z_2)}{A^2+B^2+C^2} \tag{5-16}$$

通过式(5-14)~式(5-15)可以看出，投影角 θ' 仅与 M_1、M_2、M_3 三个空间点的坐标和投影面的 A、B、C 有关，而与投影面方程中的确定平面位置的系数 D 无关。

由式（5-12）和式（5-14）可以看出，空间角 θ 与投影角 θ' 算法不同，且二者之间并不存在一个简单的关系式用于二者之间的变换。所以，在三维运动影像拍摄与解析系统中，应当清楚地区分空间角和投影角，否则，数据比较是没有意义的。尽管计算投影角的式（5-14）很复杂，但是在编写影像解析软件时一次性写进软件，则一劳永逸。

第二节　动力学测量技术

一、动力学测量仪器

（一）力传感器

人体各种运动状态的变化都是因为有力在其中产生作用，因此，对于力学量的测量将有助于客观深入地分析人体的运动规律。在运动技术诊断时，经常需要测量人体运动过程中所受到的力的变化情况。力学量为非电量，我们把用电测的方法测力学量称为非电量电测法，即把传感器或传感元件固定在被测物上，然后把被测物的力学参数由传感器转换为模拟电量，通过放大器将这些模拟电量放大，再通过模数转换器把放大的模拟电量转换为数值量，供给单片机或计算机进行数据转换。传感器完成信息的采集，即对原始信息进行准确可靠地捕获与转换，单片机或计算机完成信息的处理。

目前对传感器的定义，普遍的认识仍局限于非电物理量与电量的转换，即传感器是被测的非电物理量（如力、压力、位移、速度、加速度、温度、流量、声响、角度、转速等）转换成与之对应的易于精确处理的电参量（如电流、电压、电荷等）输出的一种测量装置，如力传感器、加速度计、测角仪等。也有少部分传感器，其能量转换是可逆的，也就是说传感器非但可以将非电物理量转换为电量，同时也可以根据测试与自动控制的需要，将电量再转换为非电量而加以利用。

力传感器的类型很多，原理也各不相同，有电阻应变式、压电晶体式等。在很多情况下，我们需要利用应变片来测量动态力，这种应变片就是一种电阻应变式的传感器，它是利用应变片这种变形元件的位移量来测量力的大小，称为“位移型”力传感器。力与应变呈线性关系，而应变与电阻变化也呈线性关系。当电阻的变化通过电桥电路（电阻应变片的测量电路一般是采用四臂电桥即惠斯通电桥来测量）变成电信号被读出时，就把非电量的力值转变成为了电量关系。应变片一般是用导电丝材制作的。由于弹性范围内试件的变形很小，因而导电丝材的电阻改变量也就很小。为了提高测量精度，希望增大电阻改变量，就需要增加电阻丝的长度。因此，通常把电阻丝绕成栅状。目前，常用的电阻应变片有丝绕式应变片、箔式应变片和半导体应变片。丝绕式电阻应变片是用直径为0.2～0.5mm的康铜丝或镍铬丝绕成栅状，粘固于两层绝缘的薄纸或薄膜之间，丝的两端用直径为0.2mm的镀银铜线引出，以供测量时焊接导线之用；箔式电阻应变片用康铜箔或镍铬箔利用光刻技术腐蚀成丝栅状。将电阻式应变片贴放在各种器械上可应用于多种运动项目的动态力测量上，如在吊环环内的钢环两侧贴应变片，能测定环受的拉力。也可以将应变片贴于网球拍、棒球棒等器械上以测量动态力。压电晶体式力传感器是利用压电效应的原理制成。当晶体受到力作用时，其表面产生电荷，形成电场，产生电荷的多少与所施加的力呈严格的线性关系。这种传感器以压电石英晶体为基础元件，其输出信号的大小与变形元件的位移量无直接关系，因此，称为“无位移型”力传感器。另外，还有电容性传感器、压阻式传感器，电容性传感器是当两个电极片分离时可以改变电荷存储的能力，压阻式传感器是通过改变晶体的原子结构以改变它的电阻。

中国科学院合肥物质科学研究院孙怡宁研究员领导的科研团队在传感器的研发及在体育应用上颇有建树，研究成果“基于力传感的人体运动信息在线获取方法与现场训练指导系统”获2011年度国家技术发明奖二等奖。该项目针对体育科研领域中人体运动信息在线获取和现场训练指导两个关键问题，研究了人体运动信息在线获取方法，建立了多维力敏传感器开发技术平台，研制发明了大面积、低成本、高精度的柔性阵列化力敏传感器，发明了分布式加速度、倾角信息采集方法和装置，实现人体多环节运动学信息在线获取和多源运动生物力学信息的融合分析；发明研制了一系列体育现场训练指导系统，主要包括数字跑道、数字场地、数字跑鞋、皮划艇/赛艇实船测试与训练指导系统、跆拳道步法敏捷度训练仪、蹦床同步测试系统等，为科学训练提供了训练信息在线采集分析、关键特征参数动态反馈和现场辅助指导；成果推广应用到国家运动队、多个省市运动队和人机工程领域，取得了十分显著的成效。该项目获得国家发明专利 18 项、软件著作权 11 项。下面对该团队基于力传感研发的产品举几个例子作一简单介绍，希望能对读者有所启发。

（1）皮划艇实船测试与训练指导系统：发明偏置型桨力传感器（图 5-27），成功解决了皮划艇桨杆不解体测力这一世界性难题，结合人体、船体运动学信息，构建了皮划艇实船测试与训练指导系统。该系统实现桨力、船速、船体加速度/姿态、人体环节加速度/位姿等信息的同步检测，从桨频与拉桨节奏、动力产生和动力保护、竞速结构与竞赛策略、多人艇技术整合等多个方面对运动员的专项竞技能力和水上训练质量进行评估。该系统适用于皮艇、划艇所有的奥运项目，是国家皮划艇队科研平台的重要组成部分。同时，推广到四川、上海等省市运动队，显著提升了我国皮划艇项目的科学化训练水平。

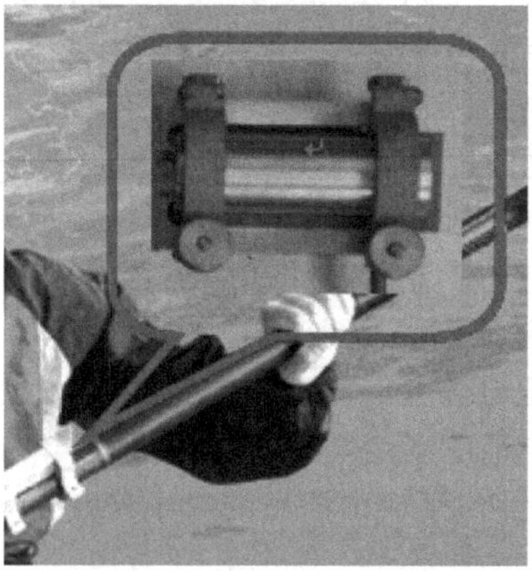

图 5-27　桨力传感器

（2）赛艇实船测试与训练指导系统：发明赛艇桨力传感器、滑座力传感器、脚蹬力传感器，结合人体、桨柄、船体和滑座运动学信息，构建了赛艇实船测试与训练指导系统（图 5-28）。该系统包括实船测试、水上反馈训练、教练艇无线监控、荡桨池反馈训练、视频-动力学信息同步分析等功能模块，提供全身发力特征、船体运动效果和多人协调配合等特征信息，适用于赛艇所有奥运项目。该系统是国家赛艇队科研平台的重要组成部分，在运动员技术诊断、反馈训练、训练强度监控、多人艇技术整合等方面发挥了重要作用。同时，推广到辽宁、福建等省市运动队，提升了我国赛艇项目的科学训练水平。

（3）数字跑道：基于柔性力敏传感技术发明数字跑道，解决了短距离田径项目步态力学信息在线获取难题。数字跑道由 1m×1m 的柔性阵列化压力传感器模块拼接而成，采用高速现场总线连接，可组成长距离标准跑道以满足不同项目的

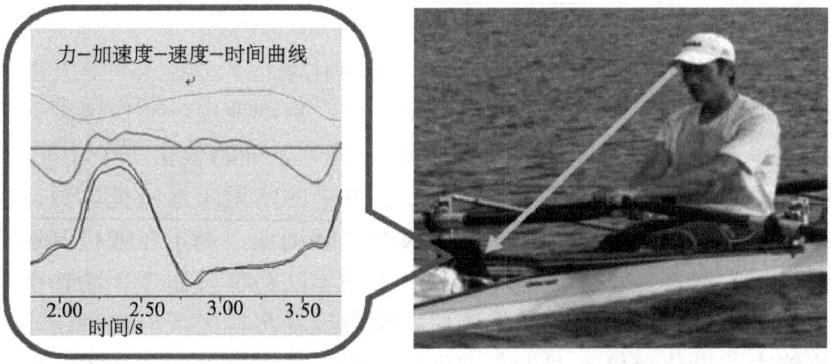

图 5-28　赛艇实船测试与训练指导系统

训练需求（图 5-29）。数字跑道在线连续采集鞋—地界面接触压力分布信息，结合系统时钟精确解析出每一步的蹬地力量、步长、步频、步相角、着地时间、腾空时间、速度、加速度等信息，采用动态反馈技术实现现场训练指导。

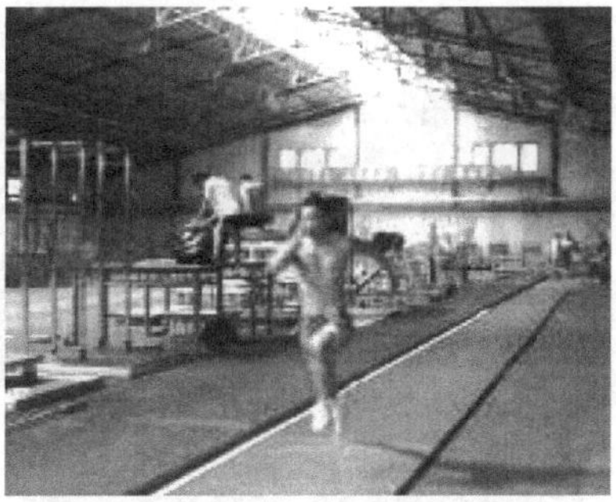

图 5-29　数字跑道应用场景

数字跑道是一种全新的现场训练指导系统，主要特性有：①将运动的内因（动力学参数）和表象（运动学参数）有机联系起来，揭示技术动作的内在力学规律；②适用于强调步态特征的田径项目，以跳远为例，可对助跑—起跳—效果的全过程进行关联分析，准确反映运动员的技术特征，为技术诊断、专项竞技能力评估和个性化训练提供科学依据；③具有快速反馈的优点，数据分析在 30s 之内完成，运动员动作完成后立即看到详细训练数据和特征分析结果；④提供多模式同步接口，可方便地与其他运动生物力学测试仪器如高速影像系统等联合运行，其可扩展性、开放性和兼容性表现突出。

（4）数字场地：在数字跑道开发取得成功的基础上，进一步发明研制了数字场地，解决了大面积场地项目步态力学信息在线获取问题。数字场地以 1m×1m 的柔性阵列化压力传感器模块为基本单元，采用高速工业以太网连接。模块采用新颖的结构设计，根据实际训练场地的形状和面积大小任意拼接，自由组态形成数字场地（图 5-30）。数字场地通过对鞋—地界面压力分布时空信息的检测和分析，解析出步态特征参数。在此基础上，结合应用项目的具体需求进一步提炼有效的训练信息。

数字场地具有布设简便快速、适应性强的优点，应用于跆拳道、击剑等场地项目的现场训练指导。同时又是一种高性价比的科研、教学仪器，在步态分析领域拥有广泛应用空间。

（5）跆拳道步法与敏捷度训练仪：以数字化场地为基础部件，发明了跆拳道步法敏捷度训练仪，用于运动员的对峙距离感、启动速度、动作速度、击打速度和连击频率等专项技能的评估和训练（图 5-31）。训练仪由三个功能模块构成：步法特征数据库，存储国际优秀运动员在比赛中的常用步法特征参数，用于产生模拟训练对手；由柔性阵列化传感器构成的数字场地，用于在线检测运动员的步态力学信息；大屏幕显示器，根据模拟对手的步法特征发出专项动作引导指令，并将训练结果实时反馈给运动员。该仪器实现运动员神经反应能力、步法移动能力和进攻能力的量化评价，并为日常训练提供了高水平的模拟对手，切实提高了跆拳道项目的科学训练水平。

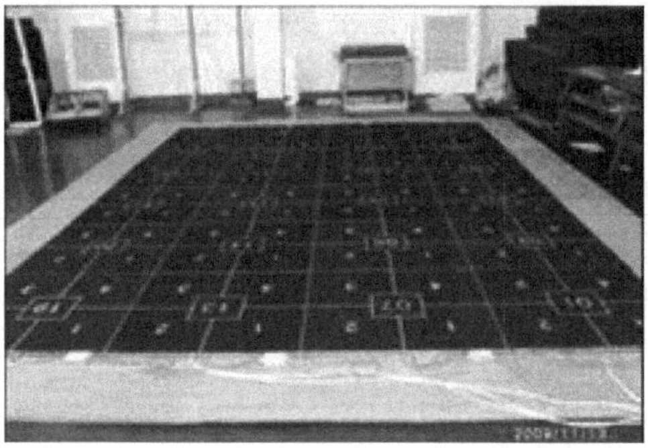

图 5-30　数字场地应用场景

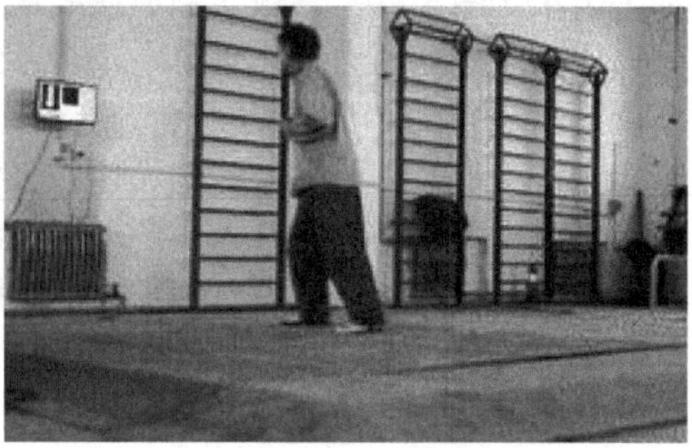

图 5-31　跆拳道训练仪应用场景

（二）三维测力台

为了测量人体运动时与地面的相互作用力，利用力传感器可以制成多分量的测力平台，最常用的是三维测力台。事实上，不仅可以把测力台水平安放在地面，也可以把测力台竖起来安放，这样的测量可以消去自重的影响。例如，要测量不同上肢或下肢所产生的力量与不同的关节角之间的关系，利用竖起来安放测力台的方法就可以减去由于人体的自重对力值测量的影响。目前，常见的三维测力台根据其所采用的力传感器的不同大致可分为两类：一类是应变式测力台，另一类是压电晶体式测力台。美国的 AMTI 测力台（图 5-32）、意大利的 BTS 测力台（图 5-33）、中国的 Bioforcen 测力台等都是应变式测力台，瑞士产的 Kistler 测力台则是压电晶体式测力台。测力台的固有频率是一个影响测力精度的重要参数，不同类型的测力台固有频率相差很大。

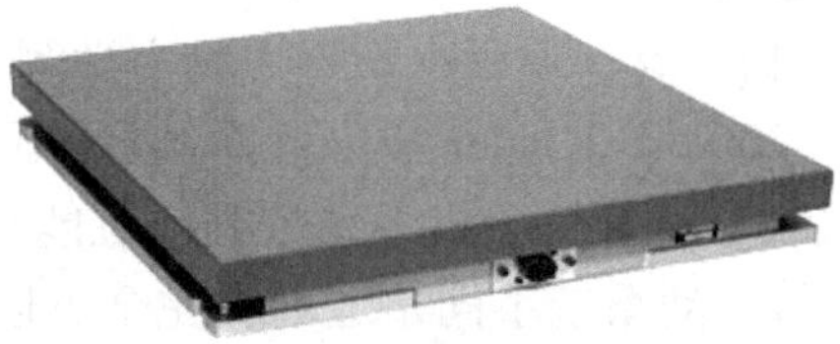

图 5-32 AMTI 测力台外观

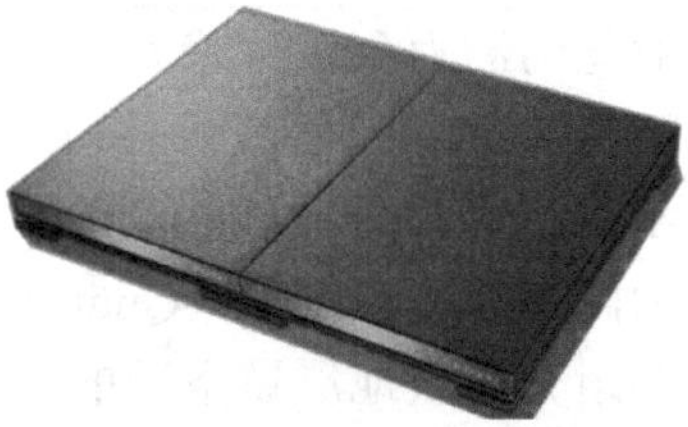

图 5-33 BTS P-6000 测力台外观

在进行动态力测量时，一般的原则是待测的动态力频率不应超过测力台固有频率的 10%。比如，人体运动频率一般为 60Hz 左右，因此，就要求测量人体动态力的测力台频率一般应在 600Hz 以上。而一般情况下，应变式测力台的固有频率在 400Hz 左右，压电晶体式测力台的固有频率却可以达到 800Hz 以上，因此，从这个角度来说，利用压电晶体式测力台测量动态力、冲击力的效果会更好。例如，Kistler 9281E 型三维测力台（图 5-34）具有高固有频率、高精度、低重量、配有内置电荷放大器（9281EA）的优点，适合于弹跳、跑步、冲击等的动态力测量（表 5-3）。

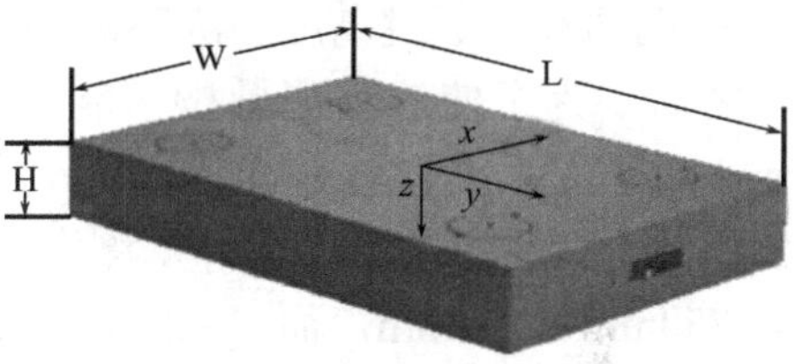

图 5-34 Kistler 9281E 型三维测力台外观图

表 5-3 Kistler 9281E 型三维测力台参数表

量程	F_x，F_y	−10~10 kN
	F_z	−10~20 kN
固有频率	F_x，F_y	1000 Hz
	F_z	1000 Hz
尺寸	$L\times w\times h$	600mm×400mm×100mm
重量		16 kg

但也应看到，由于压力产生的电荷随时间的延长会发生电荷泄漏现象，所以压电晶体式测力台严格地说是不可用于测静态力的。测静态力最好用应变式测力台，如稳定性测量（测量人体单足站立时的稳定性、射击射箭的稳定性等）、步态测量等。

一些测力台是防水的并带有压力补偿，所以它们可以用于水下。测力台的一些重要的特征是：高灵敏性（施加 1N 将产生多少伏特的电压）、低相间干扰（如果施加一个垂直力就没有水平力显示）、重复性（在同样的载荷下每一次测量的结果都相同）和稳定性（特性不随时间或温度而变化）。市场上大多数可购买到的商业化的测力台在这些方面的性能做得都很好。

瑞士 Kistler 仪器股份公司于 1970 年研制出第一台压电石英生物力学测力台，是较早生产生物力学测量仪器的企业之一。2000 年 Kistler 推出世界上首台便携式纵跳力测量分析系统——Quattro Jump。这种纵跳训练分析系统依据纵跳能力、协调性和耐力有效地测试下肢的训练条件。与等动系统不同，运动员完全可以根据自身条件和协调性自然运动，可以做单次纵跳或多次连续纵跳分析。标准化的测试可为运动队医生、教练员和运动员快速、准确地提供必要的信息，使他们能够科学地制订训练方案，譬如，可为受伤的运动员选择合适的训练强度，评价运动员的实力，可用于比较队员间或训练前后的测试结果等。测力台内部的石英力传感器连续测量纵跳力，并以每秒 500 次的频率将数据传送给计算机。系统软件根据纵跳力自动计算和记录 70 个重要参数以用于纵跳动作评价，如力-时间曲线、速度-时间曲线、纵跳高度、纵跳功率、反向移动深度、疲劳参数等。

之后，为了使该项测量技术能够在中国普及应用，又专为中国市场设计了 Gymmy Jump 系统。与 Quattro Jump 系统相比，Gymmy Jump 系统具有更佳的性能价格比。两系统的唯一差异是测力台的面积不同，Gymmy Jump 系统的工作面积为 750mm×750mm，而 Quattro Jump 系统的工作面积为 900mm×900mm。

Kistler 公司不断发展生物力学产品，已研发出短跑起跑测试、游泳测试系统，正努力将科研与训练很好地融合。最新推出了新软件 Kistler MARS，可与各个型号的测力台兼容，这是一款测试、分析、报告为一体的软件，容易操作。

Kistler 公司为短跑起跑器设计了压电多分量力测量系统（图 5-35），可以分腿测量起跑时的力、力矩和压心。每个踏板安装有两个压电三维力传感器，信号放大内置在起跑器上。

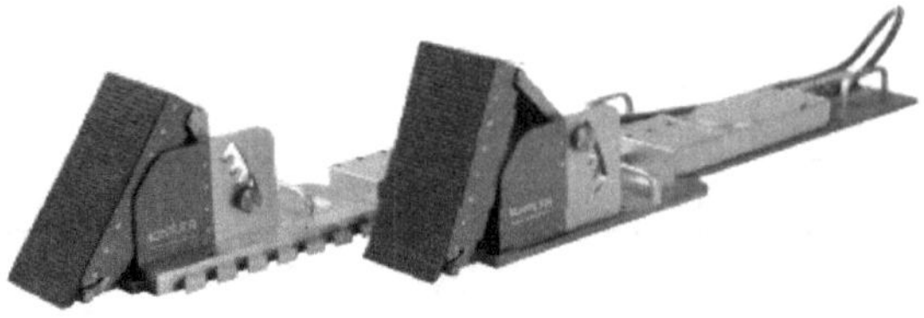

图 5-35　Kistler 起跑器压电多分量力测量系统

Kistler 公司推出的游泳出发测试台（图 5-36），由结构框架、2 个测力台以及 2 个测力手柄组成。2 个测力台一前一后，为三分量测力台，可测得游泳出发动作前后脚的作用力。2 个测力手柄也由三分量测力传感器构成，可测得游泳出发动作的上肢作用力。该系统可对游泳各种泳姿的出发动作进行测试，得到出发动作的所有动力学指标以及出发反应时等时间指标，对游泳运动员的出发动作进行科学、精细的诊断，从而改进游泳运动员尤其是优秀游泳运动员出发技术，提高运动水平和成绩，并且可以结合水下摄像设备（水下高速摄像机或水下红外摄像系统）进行综合测试，以综合地评价出发动作。

典型的测力台可以产生力 F_X、F_Y、F_Z 和转矩 M_X、M_Y 和 M_Z 的输出电信号（图 5-37），所以还可称为六分量测力台。

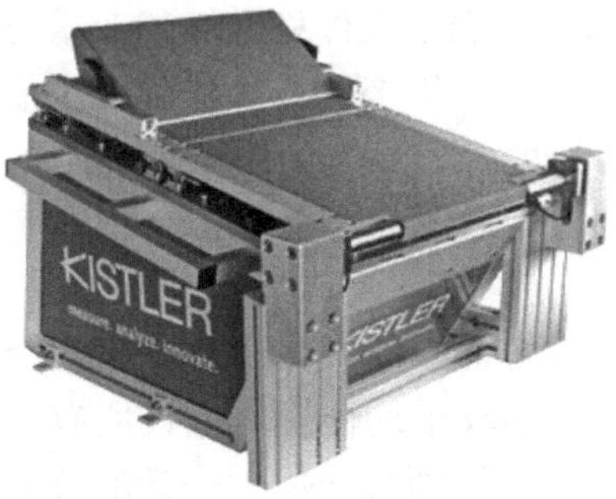

图 5-36　Kistler 游泳出发测试台

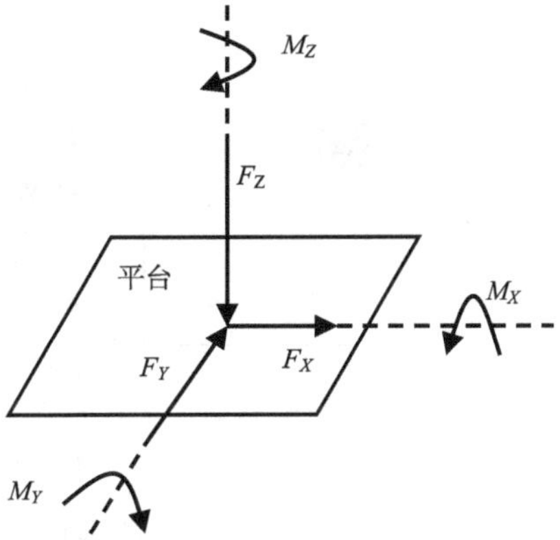

图 5-37　六分量测力台

多数三维测力台还可提供压力中心（center of pressure，COP），图 5-38 示出了一个由 4 个三轴传感器支持的平板组成的三维测力台。

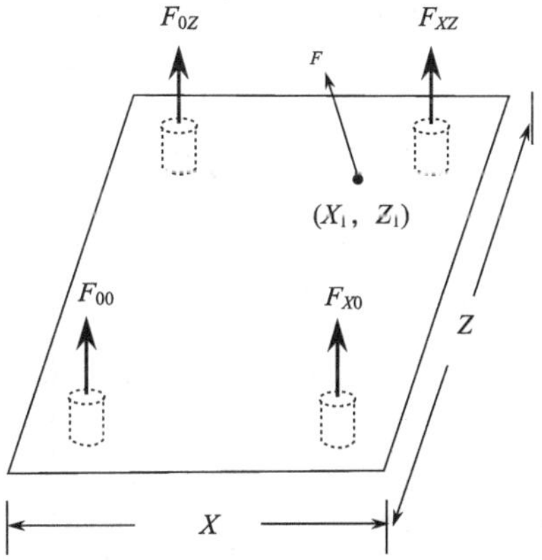

图 5-38　4 个角带有传感器的测力台

假设每一个传感器的坐标是(0, 0)、(0, Z)、(X, 0)和(X, Z)。压力中心的位置可由 4 个角的传感器的相对垂直力来确定。如果我们指定垂直力为 F_{00}、F_{X0}、F_{0Z} 和 F_{XZ}，那么总的垂直力为 $F_Y = F_{00}+F_{X0}+F_{0Z}+F_{XZ}$。如果所有的 4 个力是相等的，

那么“压力中心”就是测力台的准确中心(X/2, Z/2)。一般来说，

$$x = \frac{X}{2}\left[1 + \frac{(F_{X0} + F_{XZ}) - (F_{00} + F_{0Z})}{F_Y}\right] \tag{5-17}$$

$$z = \frac{Z}{2}\left[1 + \frac{(F_{0Z} + F_{XZ}) - (F_{00} + F_{X0})}{F_Y}\right] \tag{5-18}$$

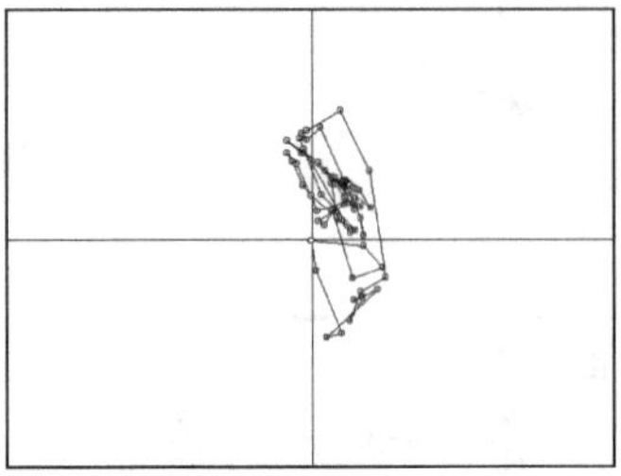

图 5-39　压心轨迹测量

当一个测试者静止地站在测力台上，地面反作用力的压力中心位置可以用具有 X、Y 坐标的点来记录（图 5-39）。表示人体稳定性的变量可以计算为：压力中心的 X 和 Y 的最大值和最小值，压力中心轨迹的长度，包括压力中心所有点的区域面积，包括压力中心所有点区域的长度和宽度的比，等等。

质心不同于压力中心，人体质心是三维空间中每个环节质心的加权平均位置。假设所有人体接触点都在测力台上，压心是来自一块测力台的垂直地面反作用力矢量的位置，压力中心轨迹完全独立于质心之外。垂直地面反作用力取决于足部的位置和踝部的肌肉运动。这样，压力中心是对人体质心不平衡的神经肌肉响应。研究者关于压力中心的主要误用是把压力中心的“摇摆”推断为对质心的运动学测量。

测力台将在包括步态分析、稳定性分析、运动表现和力、功率、功的研究方面有特别的用途。例如，图 5-40 示出了一个受试者典型的测力台数据与所对应的时间之间的绘图。

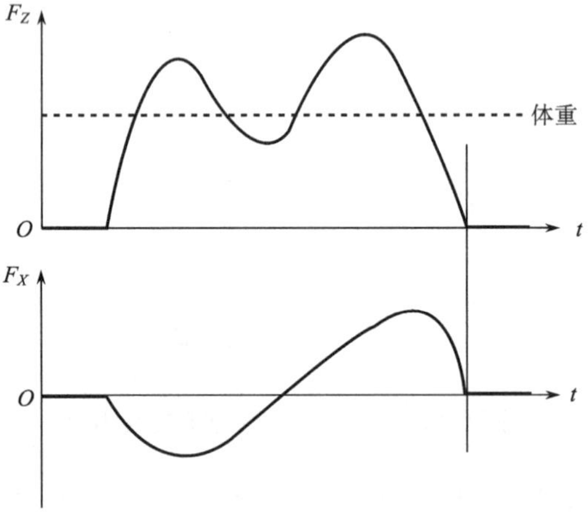

图 5-40　在步态中获得的测力台记录

垂直反作用力 F_z 是非常有特点的，它显示了从脚跟触地到承担所有体重再到超过体重的值的迅速提高过程（即身体质量加速向上）。然后，当膝关节在中间站立姿势屈曲时，测力台部分地被卸载，且 F_z 下降到体重以下。跖屈肌群积极活动引起踝关节产生跖屈以向上推起。这将产生第二个大于体重的峰值。前后方向的反作用力 F_x 是由测力台反作用给足的水平力。脚后跟接触的瞬间，它是负值，表示地面和鞋之间的水平摩擦力方向向后。如果这个力不存在，足部将向前滑动，像有时在冰面或光滑的表面上行走一样。接近中间站立姿势时，F_x 变为正值，表示当肌力（主要是跖屈肌群）引起足向后蹬离测力台时，测力台的反作用力方向向前。

（三）足底压力分布测量平板

随着医学的发展，科学工作者已不满足于对足整体压力信息的获得，希望知道足底压力的分布情况，由此足底压力分布测试方法应运而生，如德国的 Novel emed 高分辨率足底压力分布测量平板、比利时的 RSscan footscan R 足底压力分布测试系统、意大利的 BTS P-Walk 足底压力及步态测量系统、美国的 SPI 足底压力及重心测量系统、中国的 Bioforcen 足底压力分布测试系统等。压力分布系统的核心参数有：面积、点阵密度、量程、采样速度以及软件分区分析，并且有硬质基底和柔性基底之分。足底压力分布平板可实现接触图像描绘、基于时序的步态参数、总压力中心轨迹、分压力中心轨迹、几何中心、等压线、最大压力点轨迹、足底印迹、足底接触面积分析等计算分析功能。RSscan 使用采样频率为 500Hz 的 footscan 动态压力分布系统对体育领域中田径、高尔夫、举重等项目进行压力分布分析，对教练的训练提供指导意见，并可对运动员进行远程的足运动矫正设计（图 5-41）；全球有近万套在使用，其中上千套在阿迪达斯的商店和实验室为运动爱好者服务。

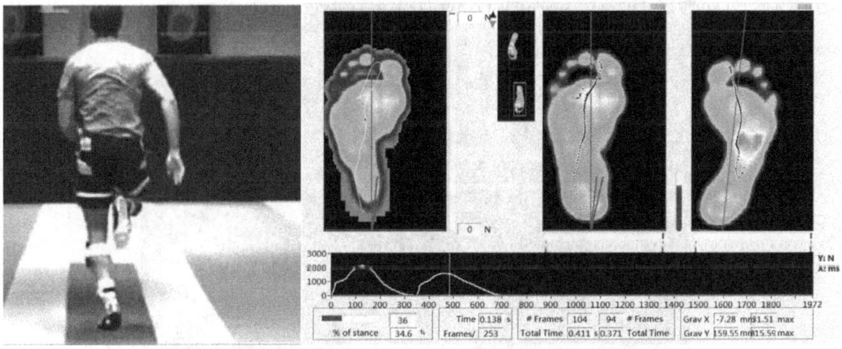

图 5-41　footscan 动态压力分布系统应用示例

意大利的 BTS P-WALK 可用于测量、分析活动或站立时的足部压力，计算接触面积、最大压力、平均压力与中心压力等足部压力参数，以及速度、节奏、步长、步幅、步宽与步态循环时间等时空参数（图 5-42）。例如，评估在行走时足底压力分布与受力，BTS P-WALK 能够提供足底在姿势不对称下与超负荷旋转下的支撑动力与静力参数。测量压心和站立时的姿势摆动来评估运动员的平衡能力，此稳定度测试利用了姿势性重组概念(例如：加上睁眼与闭眼的测试) 评估视觉、前庭、咬合、本体感觉的干扰。如果测量单足支撑，它也可提供关节内本体感觉的评断。

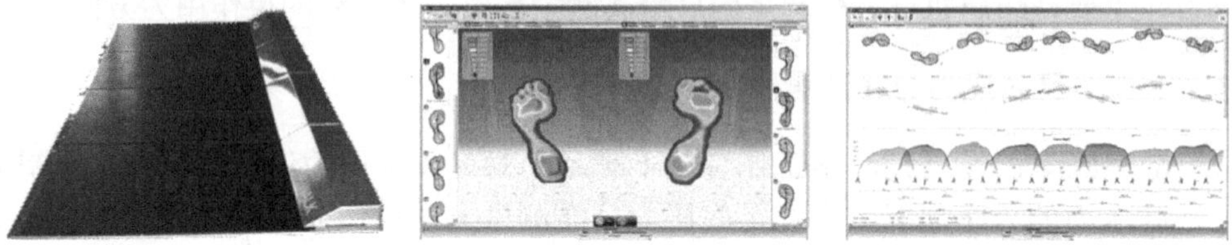

图 5-42　P-WALK 足底压力及步态测量系统

山卫集团—宏卫科技公司 (AEC)推出了光学式足底压力检测仪（图 5-43），其检测技术原理与哈理斯足印测量器 (Harriis Mat) 测试原理非常相似，其足部细微的特征容易辨别，压力的分布及形状也与砝码重量校正数据一致。足底压力检测每平方厘米有 25 个感应点 (sensor)，可实时获取静态的足压、足形与裸足图像，以及步态的行进线与动态的原地踏步影像，并以内建的 FPDS-Pro 软件分析足弓指数 (arch index, AI)、足底分区压力值、重心平衡、脚趾角度与足形形态等参数。该光学式足底压力检测仪是采用微结构图像处理技术，透过微结构的压力硅胶软垫与毛玻璃感测片接触，压力愈大，软垫在毛玻璃上的变形量就愈大，对于摄影机而言可见面积就愈大，容易辨别足部细微的特征。

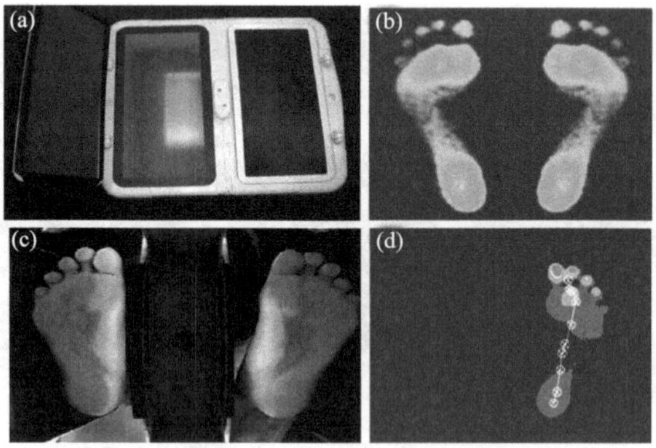

图 5-43　光学式足底压力检测仪

(a)外观图；(b)足形图像；(c)裸足图像；(d)步态行进线量测

（四）足底压力分布测量鞋垫

由于压力分布测量平板板面尺寸有限，对受试者限制较多，人们又开始研制足底压力分布测量鞋垫，当前只能测试垂直力或垂直和水平力的合力，借以实现连续步态压力分布测量，如德国的 Novel Pedar-x、比利时的 RSscan insole、中国的 Bioforcen 足底压力分布测量鞋垫。德国 Novel 公司研制的 Pedar 鞋垫是一种鞋垫式足底动态压力分布测量系统，可用于步态分析、康复评估、鞋履的研究和开发、矫形鞋的设计、各种体育运动的现场测试、自由步态的运动分析以及长期运动负荷的监测等。Pedar-x 型的尺寸为 150mm×100mm×40mm，传感器数目 256（max. 1024）个，分别按照足后-前、足内-外的顺序标注为 1~256 号一维传感器，根据足的解剖位置与鞋垫上面传感器标号的对应关系，一般可将每只鞋垫分为前足区、中足区、后足区 3 个分区，另外，还可以在这 3 个大的分区内标注一些更为具体的敏感区域作为重点测量的区域，譬如，前足区的第一跖趾关节点、第五跖趾关节点等，后足区中的足跟骨点等。该种鞋垫的重量为 400g，电源采用锂电池，鞋垫尺码从 22～49（欧洲）。

鞋垫装置设计把大量的单个压力传感器元件组合排列在鞋垫上，以绘出足底压力的分布来。通过传感器矩阵的加权平均来计算压力中心的位置。这些装置也可以显示平均的足底压力、即时足底压力和一些明显的高压力点。请注意这些装置记录的往往只是力的垂直分量而忽略了切向力。中国的 Bioforcen 足底五维力传感器可以一定程度上解决测量维度不足的问题，它相当于把测力台微型化，可以置于鞋底以检测鞋底微观区域的三个方向的力。目前最小直径 18~25mm，最小高度 7~10mm。

一个典型的足底压力分布测量系统是一个柔软的接触式的力传感器薄片，它被切成鞋垫的形状并且可以裁剪成任何鞋的大小。两层聚酯薄片内集成的电传导电极横竖排列。在可传导的横排和竖排之间有一层薄半导体薄膜，并且它的电阻随着施加压力的变化而变化。传感器的矩阵导致电压变化的矩阵，这可在电脑上用不同颜色来显示不同压力水平。颜色变化从蓝色到绿色、黄色、橘黄色和红色。这样，在站立时相当压力从脚后跟到脚趾移动时，足下的高压力区和低压力区在视觉上就很明显地可以看出来（Hsiao et al., 2002）。这样的装置对于辨别各种足部残疾和糖尿病足的高压点时是非常有价值的（Pitie et al., 1999）。也可以即时获得外科手术和鞋子校正对于缓解压力点的结果。

鞋垫系统也可以应用无线遥测功能（例如，蓝牙），它使鞋垫系统非常机动灵活地满足各种实际测试需要，诸如走、跑、爬楼梯、搬重物、踢足球，甚至骑自行车等。遥测允许用户在观察测试者的同时来控制个人电脑的测试。然后可以在线观看动态压力数据，并建议测试者怎样进行。这样的系统对于教学和生物反馈测试是比较理想的。足底压力测量系统的典型应用包括：鞋的研究和设计、辅助校正设计、康复评价、自由步态的动力学分析、长期负荷的监控和生物反馈。

我们经常把糖尿病称为一种“富贵病”，是指随着人民生活水平的不断提高，糖尿病的发病率也在不断的升高，同时糖尿病的并发症糖尿病足的发病率也在不断上升。这为我们通过测量糖尿病足的足底压力分布来检测糖尿病提供了可能，且具有一定的临床意义。另外，足底压力分布测量鞋垫可以为研制某些具有特殊用途的运动鞋或探索某些动作对足的影响提供更为细致的动力学测试手段。国外进行了一项足球运动基本动作的足部载荷的研究。他们选取了6名大学足球运动员作为受试者，选择了6个足球特征动作，即最大速向前疾跑、最大速向后疾跑、侧步、扑救、转身、跳。选择这6个特征动作的原因是除了扑救动作是守门员的一个特征动作，其他5个动作都是足球运动中出现频率很高的动作。足底共分为12个区域：拇趾区、二至三趾区、小脚趾区、前足区内侧、前足区中部、前足区外侧、中足区内侧、中足区中部、中足区外侧、足跟区内侧、足跟区中部以及足跟区外侧。通过测试发现，大部分动作的足底主要承载区集中在拇趾区和前足区内侧，即解剖位置的第一足趾和第一跖趾关节处。因为在这两个区域内是经常出现最大平均压力峰值的区域。这样的测试结果为我们科学合理地设计鞋底提供了依据，鞋底的设计应当既坚固又在第一跖趾关节处具有较好的缓冲能力。近些年来，国内也开始利用足底压力分布测试鞋垫开展了一些研究工作。譬如，国内的张伟（2004）利用 Pedar –mobile system 足底压力分布测试系统对篮球项目中的侧滑步、转身跳投，网球项目中的发球、网前急停反手截击球，足球项目中的急停左转向跑、足弓短传球6动作进行了实测，也发现足的第一跖趾关节处和拇趾区是前足受力最明显的两个特殊区域。吴剑等（2002）则采用 F-scan 足底压力分布测量系统对青少年女性裸足、穿跑鞋、跟高6.5cm的中跟鞋、跟高10cm的高跟鞋以及底厚12cm的松糕鞋平地行走时的步态进行了测试，结果发现受试者穿高跟鞋行走时第一跖趾关节处受力较大，其原因可能是受试者在行走过程中身体重心前移，足尖负重增加引起的。

中国科学院合肥物质科学研究院孙怡宁研究员领导的科研团队基于柔性力敏传感技术发明的数字跑鞋，解决了长距离田径项目步态力学信息在线获取问题。数字跑鞋在训练过程中实时检测运动员足-鞋界面的压力分布（图 5-44），结合长距离田径项目的应用需求，提取全程步频、腾空次数、腾空时间、步态时空特征等关键参数，用于现场指导运动员专项技术训练和全程速度结构优化。

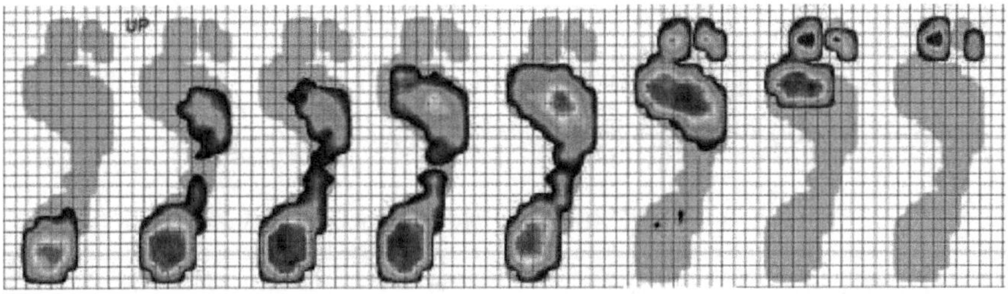

图 5-44　足底压力时序图

（五）步态分析跑台

目前，国内外步态分析跑台只有两家公司产品，其中瑞士 Kistler 和德国 h/p cosmos 于 2005 年首先共同推出了 Gaitway 步态分析跑台，该产品是把压电晶体传感器的三维测力台集成到跑台中，首次实现在跑台上完成步态分析的实验；2007 年德国 Zerbiz 公司开发的步态跑台则采用把压力分布垫集成到跑台内，基本上模拟人在步行过程中的足底压力变化特征。但两者都各有优缺点，Kistler 的产品不能检测足底压力分布状况，仍延续近似假设人本身是一个多刚体的整体，无法反应足底的病变和损伤情况；Zerbiz 产品只能检测垂直方向的作用力，不能检测剪切力，因此无法反应步态过程中力的方向、摩擦系统等。

（六）等动肌力测试系统

自 20 世纪 60 年代美国的 Janes Perrime 首先提出了等动（速）练习（isokinetic exercise）理论，在康复医学界开始应用专门的等动（速）设备进行等动练习以促进病人的康复，经过多年的应用和改进，该种康复设备和练习方法在康复领域取得了较好的效果。到 20 世纪 80 年代开始扩大应用到一般人和运动员的肌力训练与测试中，特别是著名的美国游泳教练、印第安纳大学教授康西尔曼提出游泳运动员不应该采用一般重力阻力来训练力量，而要用等动力量训练法，并实际训练出了许多世界冠军，震惊了游泳界。此后，等动肌力训练、测试设备开始了在竞技体育中的广泛应用。

人体的运动是在中枢神经系统支配下，关节的主动肌群收缩产生拉力，牵动骨骼绕关节轴转动而实现的，人体关节肌群的收缩力是人体运动的基本动力。目前，人们测量关节肌群的收缩力量大小的主要设备就是利用这种等动肌力测试、训练系统，例如，CYBEX、BIODEX、CON-TREX 以及 ISOMED 等品牌。就 CYBEX 系列来讲，美国 CYBEX 公司于 1970 年研制出第一台等动肌力测试仪 CYBEX I 型，之后经过多年的改进、提高，于 1992 年研制出 CYBEX6000 型，仪器功能逐步增加，测试精度逐步提高。主要用于人体关节肌群肌力测试以及人体运动器官系统伤病康复。

为了评价人体关节肌群力量的不同性质，可以设定不同的人体环节运动速度，表 5-4 为 CYBEX6000 型测力仪测试速度建议表。

表 5-4　CYBEX6000 型测力仪测试速度建议表

关节及运动形式	慢速测试/[(°)/s]	快速测试	
		普通受试者/[(°)/s]	能力强的受试者/[(°)/s]
肩关节 伸/屈、外展/内收、旋内/旋外、绕环	60	180	240 或 300
肘关节 伸/屈	60	180	240
前臂 旋前/旋后	30 或 60	120	180
腕关节 伸/屈、外展/内收	30 或 60	120	180
髋关节 伸/屈、外展/内收、旋内/旋外	30 或 60	120	150
膝关节 伸/屈	60	180	240 或 300
胫骨：旋内/旋外	30 或 60	120	180
踝关节 跖屈/背屈、内翻/外翻	30 或 60	120	180

注：编译自 CYBEX6000 型用户手册。

CYBEX6000 型等动肌力测试系统可以进行等长、等速（向心、离心）肌力测试。等长测试可以输出力矩—时间图形，等速测试可以输出力矩—关节角度图形。等长测试输出的参数有：给定关节角度、峰值力矩、峰值力矩/体重、峰值力矩屈伸比等参数；等速测试输出的参数有：给定速度、峰值力矩、峰值力矩/体重、峰值力矩出现所对应的角度、总功、总功/体重、平均功率、平均功率/体重、力矩加速能、峰值力矩屈伸比、总功屈伸比、平均功率屈伸比等。其中，峰力矩屈伸比是指屈肌的峰力矩/伸肌的峰力矩，这个指标反映了屈伸两侧肌群的平衡程度，拮抗肌一旦失衡则可能出现弱侧拉伤，对弱侧针对性训练有益于损伤预防。力矩加速能是指屈肌或伸肌最大肌力矩的最初 1/8s 所做的功，它可反映肌群的快速力量素质。

国内外利用等动测试、训练系统开展对运动员、普通人、患者等人群的研究非常多，这里仅举几例作一说明。王海群等（1997）采用 CYBEX-6000 等动力量测试评定系统对柔道、体操和排球项目的 36 名优秀运动员在慢速（60(°)/s）时的腹背肌力量进行测定，主要目的是研究优秀运动员腹背肌与运动专项的关系。结果表明：柔道运动员腹肌和背肌力量均较强，柔道项目要求运动员腰部屈体力量要强，这是攻击技术动作的关键素质之一；排球运动员的腹肌力量与背肌力量的屈伸比较高，说明排球运动员腹肌力量比背肌力量好；体操运动员的腹背肌力量的屈伸比显示其腹背肌力量比较均衡。张跃等（2002）利用 CYBEX-6000 系统测试了举重、赛艇、田径短、跨、跳项目共计 74 名运动员的膝关节伸屈肌等动力量，并探讨了力量训练的适应性和协调性。研究结果表明，膝关节伸、屈肌单位体重的力量水平，无论是相对峰力矩还是平均输出功率，都呈现明显的田径>赛艇>举重这一趋势，且收缩速度越快，差异就越大。其原因可能有二：一是与田径力量训练多采用近端支撑发力有关；二是与田径力量训练对“高收缩速度”的适应性有关。另外，膝关节屈伸肌力比可反映肌群间力量的协调性，这有利于预防运动损伤和提高发力效果。卢德明、王向东（2004）主编的《青年人六大关节肌力研究》一书中汇总了两项课题中的 13 篇关节肌力研究论文，其中 5 篇为运动生物力学硕士学位论文。该项研究使用了 CYBEX-6000 系统，对男女青年肩、肘、腕、髋、膝、踝 6 大关节的屈伸肌群和前臂旋前、旋后肌群进行了等长收缩、等速向心收缩和等速离心收缩测试。刘伟民等（2005）针对绝大多数等动研究主要集中在峰力矩、功、功率及其相对比值，曲线形态指标只有最佳力矩角、加速能等局部指标的现实情况，采用 CYBEX-6000 系统对 400m 运动员分别在 60(°)/s、180(°)/ s、300(°)/ s 三种角速度下髋、膝关节的等动伸屈力量进行测试。发现不同速度下力矩—角度曲线存在巨大差异，高速[300(°)/ s]测试中力矩曲线存在多峰现象，并有良好的可重复性，最佳力矩角度不仅和运动速度有关，还与动作幅度有关。并指出在多极值曲线中只用最佳力矩角难以反映运动员在高速情况下力量特征的差异，高速下力量曲线的整体形态才能更有效地反映运动员的专项运动能力。丁世聪等（2006）利用 BIODEX pro3 等动肌力测试系统测试了 2 名连续弹跳能力不同的运动员膝关节等动力量，结果显示：连续弹跳能力优者两侧膝关节伸肌（向心与离心）与屈肌的峰值力矩和相对峰值力矩，在慢速测试中都不如差者，但是在快速测试中，却都优于差者。这一结果可以说明优者绝对力量素质不如差者，但快速力量却要更强。刘伟民等（2008）利用 CYBEX-6000 系统对赛艇、自行车、柔道、短跑 4 种对下肢膝关节力量都有较高要求的不同阻力类型项目的运动员膝关节屈、伸进行了慢速[60(°)/s]、快速[300(°)/ s]等动力量测试，选择参数为峰力矩、相对峰力矩、加速时间、总功、相对总功、最佳力矩角、平均功率、相对平均功率和力矩加速能。结果显示：柔道运动员具有很强大的绝对力量，而相对峰力矩（峰力矩/体重）最小，与克服它重的项目特点有关；短跑运动员平均峰力矩最小，而其相对力矩最大，与克服自重的项目特点有关。于红妍等（2010）采用德国 D&R 公司生产的 IsoMed2000 多关节等速测试仪对我国参加 2008 年北京奥运会男女

20km 竞走比赛的男、女各 3 名运动员下肢髋、膝、踝关节在 60(°)/s、240(°)/s 屈伸等动肌力进行测试，发现 6 名竞走运动员两侧髋、膝、踝关节屈伸肌力不平衡，导致运动中关节稳定性较差。

尽管等动肌力测试与训练设备有许多用途，例如，利用等动肌力测试系统对体操运动员左、右侧髋、膝、踝关节的肌力平衡性进行测试，对散打运动员的肘、膝关节进行快速、慢速测试以评价运动员的快、慢速力量水平，对跳跃运动员的膝、踝关节向心、离心收缩进行测试以评价屈伸比，等等，但是在使用时还是应当持谨慎的态度。刘伟民等（2008）在进行了深入的等动研究后指出：不能简单地根据等动测试中某些指标的大小来评价运动员力量素质的优劣，而应该结合不同项目的特点，选择最能反映该项目运动能力的等动力学指标，对其进行有效客观的评价分析和训练指导。同时也应看到，由于实际运动和等动测试的内在差异，并非所有项目专项力量素质都可以通过等动力学测试来评价。事实上，对于大多数快速力量专项，等动肌力训练与测试无论在训练速度还是肌肉的工作方式上均与专项比赛不符，例如，短跑运动员膝关节平均角速度能达到 700(°)/s，最大角速度能达到 1000(°)/s，而一般等动设备所提供的快速测试 300(°)/s 远远不能满足要求，何况短跑运动员膝关节的运动也不是等速的工作方式。因此，Zatsiorsky（2002）指出：根据力量训练专门化的事实，除游泳运动员和划船运动员之外，对其他专项的运动员来说，等动力量训练方法不是第一选择。

二、动力学测量指标

在运动学诊断中只是讨论了人体或器械运动状态的变化规律，并没有阐明人体运动状态变化的原因，而动力学诊断则是讨论人体或器械运动的外部规律所包含的动力学原因。在动力学层面上，可确定动力学特征，即力（力矩）的特征、冲量（矩）特征和能量特征。

（一）力（力矩）的特征

力的特征是指用力的大小、方向、稳定性以及动态力的变化规律（力的梯度）。运动员运动速度变化的快慢，取决于用力大小，而用力的大小往往取决于肌肉的爆发力或力的变化速率，即力的梯度。如各种动作完成的质量不仅与运动员足底所受的整体力量有关，还与力的梯度以及足底的压力分布有直接的关系；身体运动的方向及路线是否合理，则是取决于用力方向的正确性。如用同样大小的力量推铅球，若出手角接近 42°，则比出手角为 30° 时掷得远。

人体的各种运动，都是由人体环节绕关节的转动而产生的，环节的转动则是受肌肉所产生的力形成了净关节力矩的驱动。净关节力矩（net joint torque）=肌肉力矩（muscle torque）+重力矩（gravitational torque）+由运动产生的力矩

（motion-dependent torque）+接触力矩（contact torque）（刘宇，2006）。一方面，我们可以通过环节的运动学参数以及环节的惯性参数来计算关节的力矩；另一方面，我们也可以通过关节力矩以及所处的初始条件来推算环节的运动状态，从而可以通过改变关节力矩的大小来控制和预测环节的运动状态。伍勰（2005）对跳远起跳技术进行了动力学模拟，结果表明：在增大人体重心垂直速度和重心的腾起角方面，膝关节肌较髋关节肌都有更为显著的作用；在相同的着地距离下，增大小腿环节角与增大大腿环节角相比明显有利。

图 5-45 为一个环节的平面受力示意图，我们可以利用所获得的动力学和运动学参数来求近侧端的关节力矩。图中 O 点为环节的质心，F_{x1}、F_{y1} 分别为该环节的远侧端所受到的更远端环节给予的水平和竖直方向的力，F_{x2}、F_{y2} 分别为该环节的近侧端所受到的更近端环节给予的水平和竖直方向的力；θ 为环节角，d_1、d_2 分别为环节质心到该环节远侧端、近侧端的距离；a_x、a_y 分别为质心的水平、竖直方向的加速度；m、I 分别为该环节的质量、转动惯量，g 为重力加速度；M_1、M_2 分别为该环节的远侧端关节、近侧端关节的关节力矩。在本问题中，近侧端的 M_2、F_{x2}、F_{y2} 为待求量，其他均为已知量。

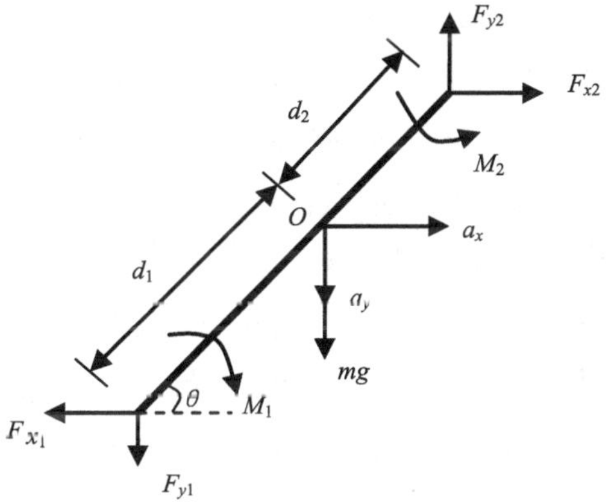

图 5-45　环节受力示意图

根据牛顿第二定律和转动定律可得

$$F_{x2} = F_{x1} + ma_x \tag{5-19}$$

$$F_{y2} = F_{y1} + mg - ma_y \tag{5-20}$$

$$M_2 = M_1 + F_{x2} \cdot d_2 \cdot \sin\theta - F_{y2} \cdot d_2 \cdot \cos\theta + F_{x1} \cdot d_1 \cdot \sin\theta - F_{y1} \cdot d_1 \cdot \cos\theta + I \cdot \ddot{\theta} \tag{5-21}$$

利用上述思路和方法，我们可以通过在人体的脚下安放测力台或压力分布平台、鞋垫等来测试人体运动过程中足底的受力情况，并利用影像拍摄与解析的方法来测量人体运动过程中的运动学指标，如各环节的环节角、角速度、角加速度等，从足到膝，再由膝到髋等，依次地计算各关节的力矩，这就是所谓的“逆向动力学法”（inverse dynamics）。

在三维空间里，逆向动力学算法就更为复杂。根据 Christopher Vaughan 等（1999）提出的算法，为体现一般性，这里给出下肢中间环节——小腿的隔离体受力分析，如图 5-46 所示，假设已知小腿受到的外力为重力 $m_{\text{Calf}}g$，踝关节关节反力 $-F_{\text{Ankle}}$ 及关节力矩 $-M_{\text{Ankle}}$，求膝关节关节反力 F_{Knee} 及关节力矩 M_{Knee}。

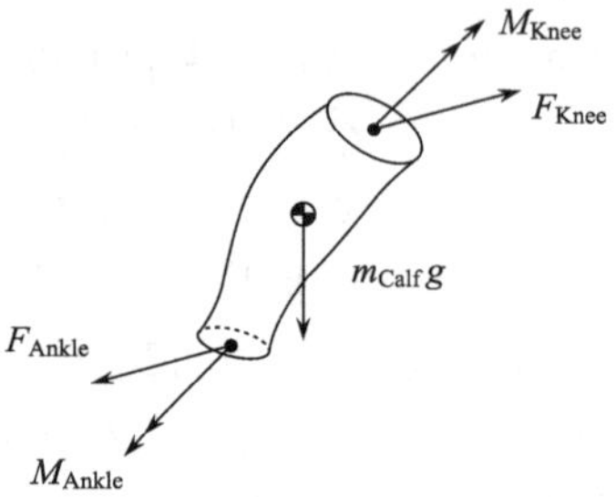

图 5-46　小腿受力示意图

对小腿在 X、Y、Z 方向上分别应用牛顿第二定律，得到膝关节的关节反力

$$F_{\text{Knee}.X} = m_{\text{Calf}}\ddot{X}_{\text{Calf}.CG} + F_{\text{Ankle}.X} \tag{5-22}$$

$$F_{\text{Knee}.Y} = m_{\text{Calf}}\ddot{Y}_{\text{Calf}.CG} + F_{\text{Ankle}.Y} \tag{5-23}$$

$$F_{\text{Knee}.Z} = m_{\text{Calf}}(\ddot{Z}_{\text{Calf}.CG} + g) + F_{\text{Ankle}.Z} \tag{5-24}$$

应用转动定律，则可以计算出膝关节的关节力矩

$$M_{\text{Knee}.x} = \dot{H}_x - i\cdot[-M_{\text{Ankle}} - (p_{\text{Dis}}\times F_{\text{Ankle}}) + (p_{\text{Pr}x}\times F_{\text{Knee}})] \tag{5-25}$$

$$M_{\text{Knee}.y} = \dot{H}_y - j\cdot[-M_{\text{Ankle}} - (p_{\text{Dis}}\times F_{\text{Ankle}}) + (p_{\text{Pr}x}\times F_{\text{Knee}})] \tag{5-26}$$

$$M_{\text{Knee}.z} = \dot{H}_z - k\cdot[-M_{\text{Ankle}} - (p_{\text{Dis}}\times F_{\text{Ankle}}) + (p_{\text{Pr}x}\times F_{\text{Knee}})] \tag{5-27}$$

其中，$\dot{H}$ 为角动量的导数；$p_{\text{Pr}x}$ 和 p_{Dis} 分别为力 F_{Knee} 和 F_{Ankle} 的力臂：

$$P_{\text{Pr}x} = P_{\text{Knee}} - p_{\text{Calf}.CG} \tag{5-28}$$

$$P_{\text{Dis}} = P_{\text{Ankle}} - p_{\text{Calf}.CG} \tag{5-29}$$

上述求得的关节反力 F_{Knee} 及关节力矩 M_{Knee} 都是基于大地坐标系表达出来的，其分量不具备实际意义，在应用中我们更关心它们在膝关节角坐标系中的分量值。因此，应将 F_{Knee} 及 M_{Knee} 分解到关节角坐标系中，使这些分量值具有解剖学上的意义。

（二）冲量（矩）特征

冲量特征是指人体和肢体在运动过程中所受外界或给予外界的冲量（矩）等指标。它们不仅与力的大小有直接的关系，还与力的作用时间的长短有直接的关系。如投掷项目的出手速度不仅与力的大小有关，还与力的作用时间有关，而增大力的作用时间，我们往往可以通过客观上增大作用器械的距离来实现。人体受到外界的冲量（矩）表现出动量（矩）的特征。连接运动学和动力学参数的桥梁是动量（矩）定理，根据动量（矩）定理可以实现二者的相互推算。图 5-47 为利用三维测力台测量的原地纵跳足底垂直方向测力曲线示意图。

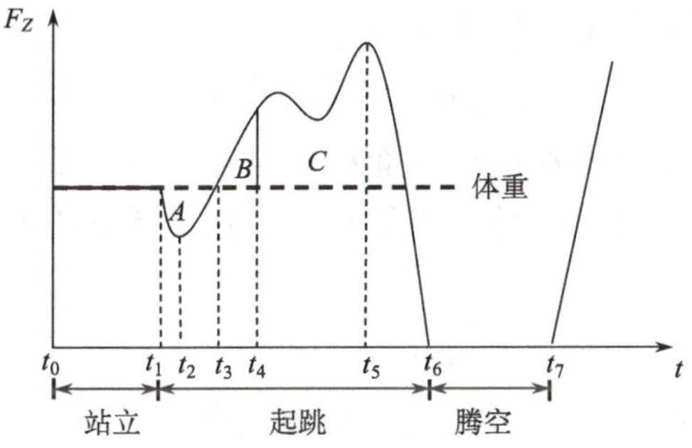

图 5-47　原地纵跳的足底垂直方向测力曲线示意图

图 5-47 中，t_1 为开始下蹲时刻，t_2 为下蹲加速度最大时刻，t_3 为下蹲加速度为 0 时刻，t_4 为下蹲到最低点时刻。从 t_1 到 t_3 是人体加速下蹲时段，从 t_3 到 t_4 为减速下蹲时段，因为，从 t_1 到 t_3 时段内测力曲线与体重线所围的面积（负冲量）等于从 t_3 到 t_4 内测力曲线与体重线所围面积（正冲量，也称制动冲量，有研究称制动冲量占超体重冲量的 1/3 以上效果最好），所以，t_4 为下蹲到最低点时刻。在利用动量定理计算人体腾空高度时可利用 t_4 时刻，因为此时动量定理 $F \cdot \Delta t = mv_2 - mv_1$ 中的初速度 $v_1=0$，求出曲线自 t_4 至 t_6 时刻与体重线所围面积即是人体向上腾起的垂直冲量（也称加速冲量），为动量定理中所要求的冲量 $F \cdot \Delta t$，根据动量定理则可求得末速度即人体腾空离地时重心的竖直向上速度 v_2（m 为人体体重），进而利用 v_2 可求得人体重心腾空高度。t_5 为人体向上加速度最大时刻，t_6 为人体纵跳离地时刻，t_7 为人体落地时刻，从 t_6 到 t_7 为人体腾空时间，根据这段时间也可以计算出人体腾空的高度，这个高度计算是基于腾起瞬间和着地瞬间人体重心高度一致的假设，因此，按腾空时间计算腾空高度时会有一定的误差。

图 5-47 中，曲线初始高度部分的垂直力是人体的体重。如果人体重力线延长到腾空瞬间，曲线下的面积是人体重量的冲量（I_{BW}）。它可以用下面的方程来

计算

$$I_{BW} = BW(t_6 - t_0) \tag{5-30}$$

其中，t_0 到 t_6 表示测试者站立在测力台上直到腾空瞬时的时间间隔。直到测试者离开测力台时的力-时间曲线下的整个面积可以指定为 I_{total}，并且可用下面的方程来计算

$$I_{total} = \sum_{j=1}^{n} F_{zj} \Delta t \tag{5-31}$$

其中，整个过程所用的时间（t_0 到 t_6）可以分成 n 个相等的部分（$\Delta t = t_{j+1} - t_j$），并且它的极限接近于零，以便在每一个 Δt 中的力可以看成不变。

推动测试者腾空的冲量可以计算为

$$I_{jump} = I_{total} - I_{BW} \tag{5-32}$$

其中，I_{jump} 近似等于图中的 C 区域的面积，并且 B 区域等于 A 区域的面积。t_1 是从站立到下蹲的转换瞬间，t_4 是人体质心下降到最低点的瞬间，t_6 是测试者离开测力台的瞬间。

$$I_{jump} = m(v_f - v_i) \tag{5-33}$$

其中，v_i 是质心的初速度，v_f 是质心的腾空速度。

因为 $v_i = 0$，那么

$$I_{jump} = m(v_f - 0) \tag{5-34}$$

将跳跃的冲量（I_{jump}）和受试者的质量（m）代入这个方程，纵跳时质心的垂直腾空速度（v_f）就可以计算出来。纵跳时质心的最大高度可以用抛体方程来计算。这样

$$H_{cm} = \frac{v_f^2}{2g} \tag{5-35}$$

已经证明这个计算和高速摄像机计算的数据基本上是一致的。Komi 和 Bosco 报道测力台的计算有 2%的误差。

假设人体重力冲量 $I_{BW} = 500$ N·s，总冲量 $I_{total} = 700$ N·s，那么纵跳的冲量 $I_{jump} = 200$ N·s。假设人体质量是 60kg，根据式（5-34）质心的腾空速度 $v_f = 3.33$ m/s。根据式（5-35）纵跳中质心最大高度 $H = 0.57$ m。

（三）能量特征

能量特征是指人体在运动时的功、功率和能量、效率等指标，通过这些指标可以判断人体运动的合理性。功可以是力与位移的乘积，也可以是力矩与角位移的乘积；与之相应，功率既可以是力与速度的乘积（如肌肉的功率），也可以是

力矩与角速度的乘积（如关节功率）。表 5-5 概括了平动和转动中有关功、功率和能量的公式。

表 5-5　功、功率和能量的有关公式

内容	平动	转动
功	$W = F \cdot \cos\theta \cdot s$	$W = M \cdot \theta$
功率	$P = Fv\cos\theta$	$P = M\omega$
动能	$\text{TKE} = \frac{1}{2}mv^2$	$\text{RKE} = \frac{1}{2}I\omega^2$
重力势能	$\text{GPE} = mgh$	
应变势能	$\text{SPE} = \frac{1}{2}k\Delta x^2$	
功—能定理	$W = \Delta\text{TKE} + \Delta\text{RKE} + \Delta\text{GPE} + \Delta\text{SPE}$	
能量守恒	$\text{TKE} + \text{RKE} + \text{GPE} + \text{SPE} =$ 恒量	

人体内两个环节间能量的传递有两条途径：一是通过骨传递能量；二是通过肌肉传递能量。当一个身体环节对它相邻的环节施加力，并且如果存在关节的平动，那么这两个环节间就存在着能量的传递，这就是通过骨传递能量，换句话说，一个环节能由力产生通过关节中心的位移对相邻环节做功（Quanbury et al., 1975）。相邻环节间通过骨进行能量传递的机制在任何运动的能量守恒中都是相当重要的，因为它是一个被动过程并且不需要肌肉活动。例如，步行中在摆动后期摆动足和小腿将失去很多能量，这些能量通过大腿向上传递到躯干，储存并转化为使上体水平向前加速的动能。通过肌肉也能把能量从一个环节传递到另一个环节，但与通过骨传递能量的效果并不完全相同。如果两个环节同向转动的角速度大小相等，则肌肉为等长收缩，能量经过等长收缩的肌肉无损耗地在两个环节间流动。如果前一个环节转动的同向角速度大于后一个环节，则肌肉拉长，能量的吸收和传递都将发生；反之，肌肉缩短，则将发生能量的产生和传递。

一般认为，人体的运动以耗能最小为佳，这就需要在进行运动技术诊断时探寻耗能最小的技术。Cavagna 和 Franzetti（1986）研究了维持恒速步行时，步频对机械功率的影响。一般来说，长步幅、低步频维持走速时，将增加人体与地面的接触力；而短步幅、高步频则要求肢体的加速更加频繁。这两种维持步速的策略都不会最大化节省人体所消耗的机械功。在维持步速的情况下，通过改变步频进行研究发现，人体所消耗的总机械功率可分为两个部分：内部功率和外部功率，前者使肢体相对于人体质心做加速运动，后者使人体质心上升并加速。当步频增加时，内部功率增加而外部功率减少，存在一个适宜频率使人体所消耗的总机械功最小（图 5-48），人体的用力也最小。

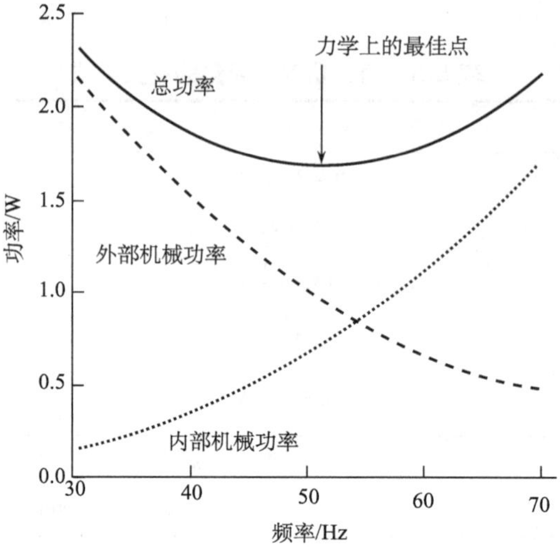

图 5-48　人体恒速步行时机械功率随频率的变化（Cavagna and Franzetti，1986）

最佳（优）的运动技术一般还需要机械效率最高。人体对外做的功与人体的生理耗能之比为人体的运动效率。人体的运动过程就是一个化学能转化为机械能的过程，在这个过程中，人体对外做正功或负功，同时也消耗了能量。一方面，人体对外所做的功除可通过功率自行车、等动肌力测试系统等来测量外，也可以通过计算人体质心的势能和动能以及各环节对质心的动能（包括平动动能、转动动能）之和而求得；另一方面，人体的生理耗能可以通过气体分析仪来测量。要计算人体在运动过程中的生理耗能，首先要测定人体运动时的耗氧量和二氧化碳的产生量，计算呼吸熵（二氧化碳量/氧气摄取量）；然后查氧热价，计算人体运动时所消耗的生理能。例如，氧的摄取量为 300ml，二氧化碳的产生量为 300ml，则呼吸熵为 1。查氧热价，呼吸熵为 1 时，氧热价约为 5.05kcal，则能量消耗为 5.05kcal×0.3＝1.515kcal＝6332.7J（1kcal＝4.18J）。目前，市场上的气体分析仪产品的科技含量不断提高，现在的运动心肺功能测试系统一般由气体分析系统、心率遥测系统、计算机系统等组成，可选配功率自行车、运动跑台等配件，能够测量氧耗量、二氧化碳产量、心率、呼吸熵、无氧阈等指标。为了减少测量时对人体运动的影响，已研制出了无线遥测运动肺功能仪。

第三节　肌电学测量技术

一、肌电学测量仪器

运动学诊断讨论的是运动状态的变化规律，动力学诊断讨论的是运动状态变化的原因即动力变化，而肌肉力学诊断讨论的则是产生动力变化的人体内部的肌肉力学特性。在肌肉力学层面上，主要是确定人体骨骼肌的生物力学特征，区分运动过程中原动肌与辅助肌、协同肌与对抗肌、稳定肌与中和肌，并清楚各自的发力特点以及各肌群的发力时序、大小等。如人体各环节的活动顺序是否正确取决于各环节主动肌群的发力时序是否正确，而人体产生力量的大小不仅仅与人体内部各肌群的发力大小有关系，同时也与发力时序以及其他肌群的配合程度有关。

目前，获得肌肉的生物力学特性的主要测量方法是肌电图（electromyogram，EMG）测量。肌电信号的产生是人体自主运动时，位于脊髓或大脑的 α 运动神经元产生神经冲动，并以 50~90m/s 的速度沿神经轴突传导到神经和肌肉的结合点，神经-肌肉系统兴奋发放生物电的结果（图 5-49），是肌肉电活动在时间和空间上综合的特性显示。作为产生肌肉力的电信号根源，肌电信息反映了肌肉的功能状态。因此，肌电信号可用于人体的肌肉运动判断，感知人体的运动状态并对未来的动作做预测分析。实验已证明：肌电信号贯穿于肌肉的收缩动作，而在肌肉真实收缩的前 20~80 ms 产生。人体细胞对体内的各种离子的选择性吸收能力不同，形成了人体内环境中细胞内外的离子浓度的不平衡性。安静状态下，由于浓度梯度、电位梯度和细胞膜的选择通透性的作用，使 K^+外流速度远大于 Na^+的内流速度，形成了细胞外的正离子浓度高于细胞内的正离子浓度，从而引起静息时细胞的内负外正的跨膜电位，称为静息电位；当肌细胞受到刺激或接受了神经冲动的传导，会引起细胞膜对 Na^+的通透性突然增大，Na^+急速内流，使静息电位发生去极化，肌细胞膜突变为内正外负，这一电位称为动作电位。动作电位能够沿着肌纤维膜迅速传导，以引起整个肌纤维的兴奋，从而引发肌肉收缩，这是一个发生在肌纤维、轴突以及轴突间隙之间复杂的生物电-化学-机械的反应过程。肌肉收缩与肌肉的动作电位之间有十分密切的偶联关系，记录肌肉收缩时动作电位的变化就是肌电图，利用肌电仪所获得的肌电图，可以说明哪块肌肉或肌肉的哪一部分参与了活动及其强度的人小，运动中各块肌肉分别参与活动的顺序、时间等。加拿大著名生物学家 Winter 曾说过，用肌电信号来测定肌肉产生的力是机能解剖学家和运动生物力学家长久以来的梦想。因此，从肌电图中寻找能够反映肌张力、肌力矩、肌肉的初始长度、角度、肌肉的收缩速度大小的有效指标是肌电图测量研究的一个很重要的任务。

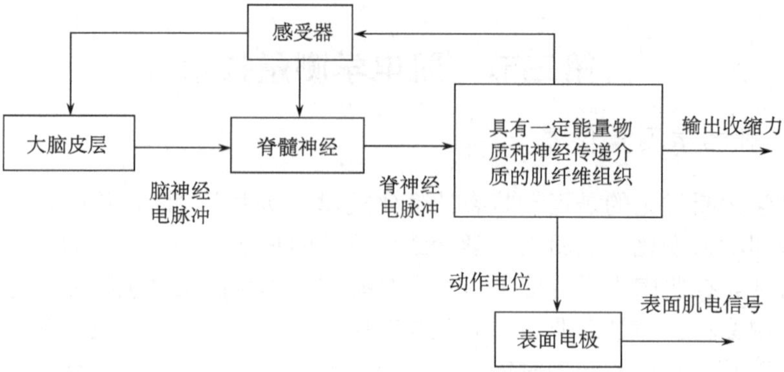

图 5-49　神经-肌肉组成系统框图（杨晶晶，2006）

有关肌电信号的研究历史可以追溯到 18 世纪。1791 年 Galvani 通过一系列的蛙类肌肉收缩研究证实了肌肉收缩与电变化有密切关系；1849 年 Dubois Reymond 首先发现人体肌肉自主收缩时能产生电信号；1907 年 Piper 利用弦线检流计记录到人臂肌肉的电势差；1922 年 Gasser 和 Erlangre 利用阴极射线示波器代替传统的检流计显示了肌肉活动的电变化，并因此获得 1944 年的诺贝尔奖。20 世纪 60 年代以来，随着电子技术的发展和微机的问世，肌电信号的定量分析技术才得以飞速发展，目前肌电图已广泛地应用于临床医学、生理学、生物工程学、心理学、宇航科学及体育科学等多个领域。引导肌电的电极主要可分为两种，针电极和表面电极。针电极插入肌肉，可引导出单个运动单位甚至单肌纤维的电活动，可以测量深层肌肉和肌肉内深部的肌电情况。常用的电极有多种：同心针电极、双心针电极、多导针电极等。这种针电极的缺点是引导区域太局限（不能反映整块肌肉的机能状态）、刺入时有痛感、不适合测量运动时的肌电变化。本书讨论的是表面电极。表面电极通常用 1cm 以内的金属片（银、铜等）作引导电极，直接固定在被测肌肌腹处的表面上，主要用于探测浅层肌肉而不是深层肌肉的表面肌电（sEMG）。安放电极前，需先将该处皮肤用酒精擦拭，使皮肤阻抗处于一定的范围内。再用导电膏涂在电极上，将电极沿肌纤维行走方向平行放置，间隔 2～3cm，作双极导出。为了尽量减少各肌肉间肌电信号的交叉干扰，也有的肌电测试仪产品采用 3 电极导出的方式，即在双极导出方式的基础上增加了一个参考电极，如图 5-50 所示。这种排列使用了一个微分放大器，能记录两个电极的记录值之差。这种微分技术去掉了一些通常从两个记录电极输入的干扰信号。

表面电极所测得的肌电变化可以反映整块肌肉的机能状态，适用于测量运动时的肌电变化。目前，许多国家都有较为成熟的肌电仪产品，如美国的 Noraxon 和 Delsys、芬兰的 MyOnWear 和 Mega、英国的 MIE、德国的 Biovision、意大利的 BTS、中国的 Bioforcen 表面肌电采集分析系统等，有在线测量和无线测量两

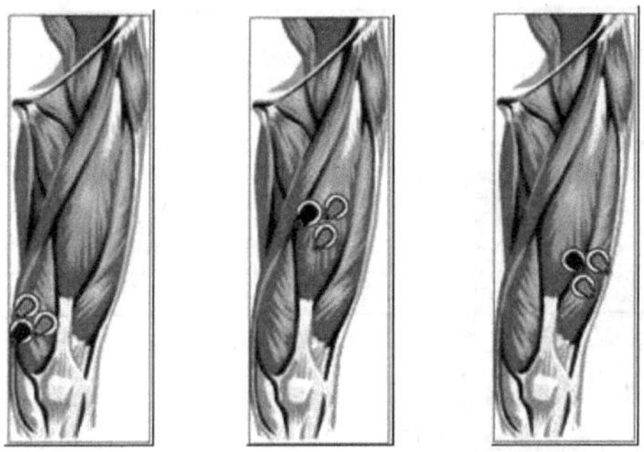

(a)　　(b)　　(c)

图 5-50　股四头肌 3 个头肌电测量点示意图

（a）股内肌；（b）股直肌；（c）股外肌

种类型。随着无线传输技术的不断提高，肌电测试可以实现完全无线测量，如美国的 Noraxon DTS 全无线系统、芬兰的 MyOnWear 无线系统、意大利的 BTS FREEEMG 无线系统等。BTS FREEEMG 300 肌电系统（图 5-51）已经在电极上集成无线模块和前置放大电路，可以搭配 16 个无线电极，每个电极重量极轻，电极单体重量不超过 9g，与接收器之间不需要线缆连接，而是通过无线信号传输，最大传输距离 30m，这样一来受试者身上无需绑线缆，尺寸小且质量轻的电极置于人体体表上，既易贴放，又减少了对测试的干扰；并且该无线测试系统能与动作分析实现 Frame By Frame 操作模式的完全同步（图 5-52）。

芬兰的 MyOnWear 运动能力肌电测试分析系统利用嵌入短裤中的导电纺织材料和纤薄且柔韧性很好的线缆来测量局部的肌肉活动，并通过蓝牙连接，肌电短裤（图 5-53）上的无线模块可以发送即时的肌肉活动信息到电脑上。肌电短裤可提供左、右大腿前、后共计 4 个肌肉群通道的肌电信号，如果穿上肌电短裤进行大腿的力量训练，可给出每个肌肉群的最大工作能力、肌肉的平衡和两侧的差

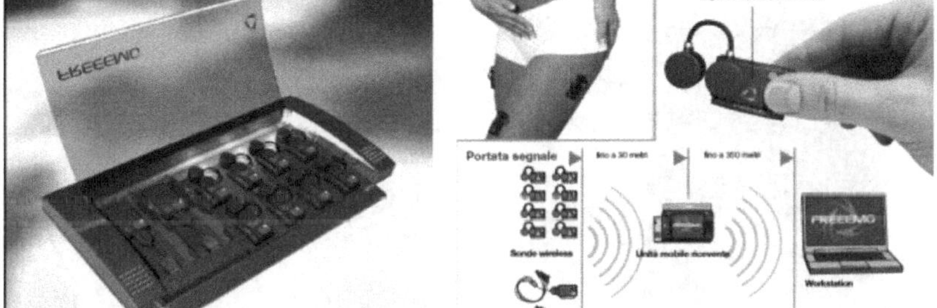

图 5-51　BTS 无线表面肌电测试系统

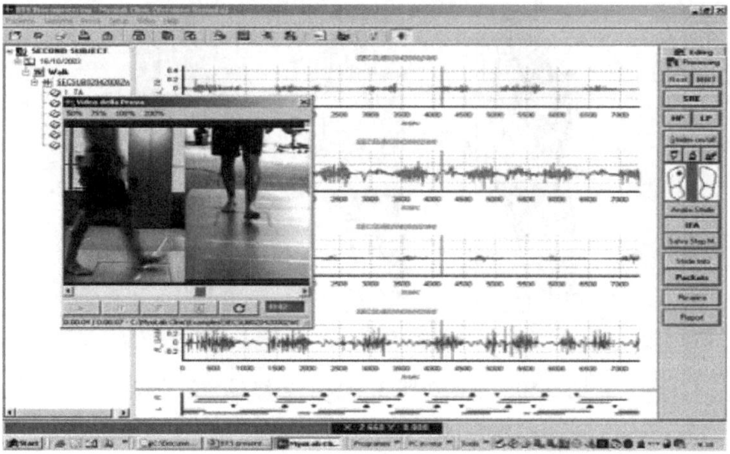

图 5-52　BTS 肌电分析与动作分析的完全同步示例

异、肌肉激活的速度、肌肉疲劳的参数等。

表面肌电仪的缺点是无法测量深层肌肉、只能测量表层肌肉的肌电变化，也不能测量肌肉内部某部位或某一运动单位的肌电变化。另外，表面电极引导出的肌电是电极下许多运动单位产生的动作电位互相叠加的结果，波形十分复杂，不易提取有效参数。

影响表面肌电仪测量精度的因素很多。如果是遥测肌电仪，空间传播的无线电波是影响肌电信号精度的最为突出的问题。肌电测量时，周围环境中可能存在正好在肌电信号的频率范围内的无线电干扰，可能造成肌电信号一定程度上的失真。另外，皮脂厚度和皮肤温度也都会影响到肌电的测量精度。皮脂越厚，电阻越大。不同受试者的皮脂厚度不同，对肌电输出到皮肤表面有着很大的影响。受试者的皮肤温度对肌电信号的影响也很大，研究表明，受试者肌肉表面的温度升高，肌电信号的振幅减小。推测其中的原因为：完成同种负荷强度时，在较低的

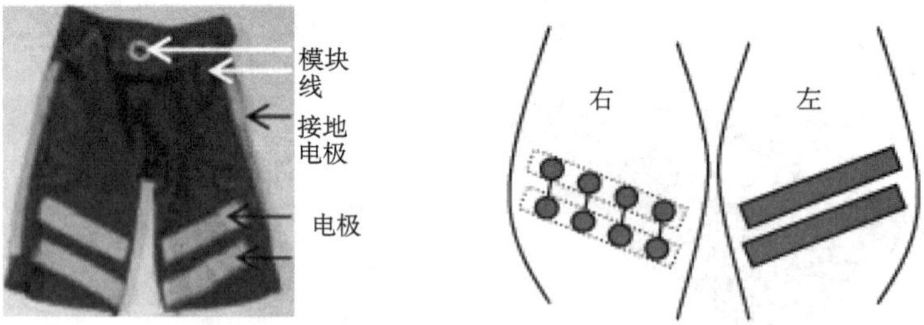

（a）　　　　（b）

图 5-53　芬兰的 MyOnWear 肌电短裤

（a）肌电短裤的外观；（b）右侧为传统的电极布置，左侧为肌电短裤的电极布置

皮肤表面温度下，肌肉需要募集更多的运动单位参与收缩工作，使肌肉的肌电活动升高；而在较高的皮肤温度下，肌肉不需要动员更多的运动单位来参加工作，因此放电程度较低。另外，一些与肌肉本身有关的因素对肌电信号的影响也很明显，如肌纤维的直径、肌纤维的数量、活性运动单位的数量、肌纤维的传导速度、肌纤维类型和位置、运动单位的激发率、肌肉内的血液流动、皮肤表面到肌纤维的距离和肌肉周围的组织。严格地说，肌电测试仪是一个半定量技术，因为它提供的只是与肌肉收缩强度有关的间接信息。

二、肌电学测量指标

从肌电仪上记录下来的表面肌电信号是一种原始的一维时间序列信号，表现为一种类似噪声的混沌信号。表面肌电信号是一种非常微弱的电信号，振幅为100~5000μV，国内外有很多研究人员通过大量实验得出，其主要能量集中在50~150Hz 范围内，如波士顿大学神经肌肉研究中心发现利用双极型模型得到的肌电频率分布在 20~500 Hz，绝大部分谱集中在 50~150 Hz（Qin et al, 1996）。时域和频域是描述 sEMG 信号的两个基本领域（图 5-54）。

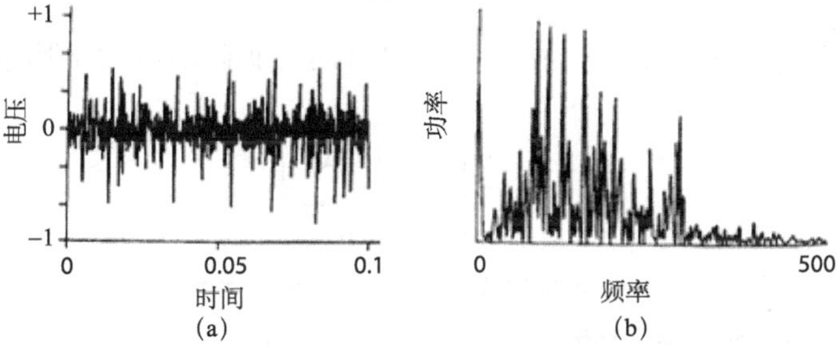

图 5-54　时域（a）和频域（b）中的原始肌电信号

（一）肌电信号分析法

目前，对 sEMG 信号的分析方法大致可分为时域分析、频域分析、时频分析和非线性分析 4 类。时域分析直接对时间变量进行分析，不涉及任何非时间的自变量；频域分析则是对肌电信号进行快速傅里叶变换（FFT），以获取肌电信号的频谱或功率谱，并分析肌电信号的频率特性，也称为频谱分析；时频分析是将时、频两域结合起来分析肌电信号，通过在时频平面上表述信号的变化规律，能更清晰地反应肌电信号频域特性随时间的变化规律，能更准确地跟踪由瞬时频率表示的各分量的频谱变化；非线性分析是指利用非线性数学方法分析肌电信号。

1. 时域分析法

时域分析是以时间为自变量，肌电信号作为时间的函数，反映的是 sEMG 信号的振幅在时间维度上的变化。其中，最常用的时域参数包括积分肌电（IEMG）、均方根振幅（RMS）等。

（1）峰值："峰值"是至少在最短活动时间内超过触发水平的最大振幅的信号。与峰值有关的其他变量还有：①"最大峰值"是所有峰值中的最大值；②"平均峰值"是指所有峰值的平均值；③"峰值数"是所有探测到的峰值数量。峰值代表肌肉活动时间和信号大小超过一定阈值的波形，可以作为肌肉力量达到一定阈值的参考。

（2）IEMG（积分肌电）：肌电曲线与时间横轴之间所包绕面积的积分，即

$$\text{IEMG} = \int_{t_1}^{t_2} x(t)\mathrm{d}t \tag{5-36}$$

（3）AEMG（平均肌电）：AEMG 是一个平均肌电值，即

$$\text{AEMG} = \frac{\int_{t_1}^{t_2} x(t)\mathrm{d}t}{t_2 - t_1} \tag{5-37}$$

（4）RMS（均方根振幅）：反映一段时间内肌肉放电的平均水平，即

$$\text{RMS} = \left(\frac{\int_{t_1}^{t_2} x(t)^2 \mathrm{d}t}{t_2 - t_1} \right)^{\frac{1}{2}} \tag{5-38}$$

（5）激活顺序：这个变量是计算不同通道的激活和失活顺序。激活的时间延迟是指对比第一个激活通道的延迟；失活的时间延迟是指对比第一个失活通道的延迟。可判断参与一个动作完成的各块肌肉的开始活动和活动停止的时间。

人体的下蹲过程是一个屈髋、屈膝的过程，可利用 AEMG 来分析不同负重等级下肢各肌肉的激活程度，如图 5-55 所示（姜丽等，2013）。

通过图 5-55 可以看出，在下蹲过程中随着负重等级的增加人体下肢各肌肉的 AEMG 均呈现逐步递增的整体趋势，并且位于大腿前部的股直肌、股内侧肌、股外侧肌的肌电信号始终明显高于大腿后部的股二头肌、半腱肌以及小腿后部的腓肠肌内侧和腓肠肌外侧肌肉的肌电信号。当负重等级在 30%RM 以下时，股外侧肌的肌电信号最强，腓肠肌外侧的肌电信号最弱，其他肌肉由强到弱依次为股内侧肌、股直肌、股二头肌、半腱肌和腓肠肌内侧肌肉；而当负重等级达到 30%RM 时，腓肠肌内侧肌肉的信号强度突然高于股二头肌，并且此特征一直持续到最大负重等级。在 60%RM 处，股内侧肌的信号强度达到与股外侧肌相同水平，并在随后的递增负重等级中持续高于股外侧肌，成为肌电信号最强烈的一块肌肉。

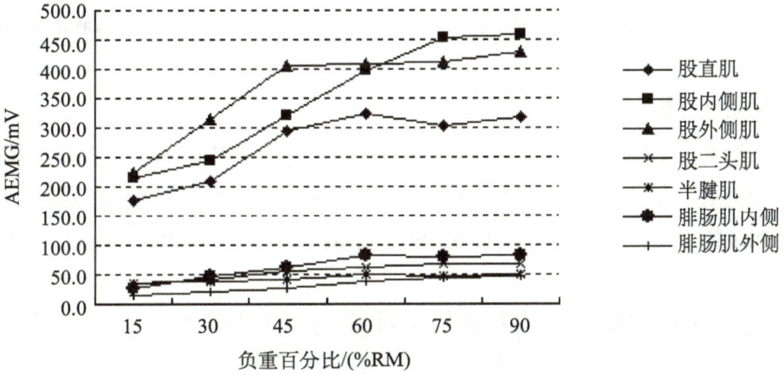

图 5-55　下蹲过程中各肌肉 AEMG 示意图

导致 AEMG 信号增加的主要原因是随着负重等级的不断增加，肌肉需要克服的阻力越来越大，各块肌肉不得不动用更多的肌纤维来克服阻力维持身体的平衡稳定。人体下蹲时由于重力的作用，屈膝肌群不必发挥很大的力便可完成下蹲过程，而股直肌需要做克制性工作完成屈髋动作，股内侧肌、股外侧肌和股中间肌需要做退让性工作防止由于重力作用及屈膝肌群的收缩造成的身体急速下蹲及后倾，因此在整个下蹲过程中股四头肌的肌电信号明显强于股二头肌、半腱肌及腓肠肌。股四头肌在下蹲过程中主要起到两方面的作用：一是使髋关节屈，二是维持身体的平衡。股内侧肌和股外侧肌的肌电信号要略高于股直肌，而股直肌又是股四头肌中唯一具有屈髋功能的肌肉，由此可以判定在下蹲过程中股四头肌在维持身体平衡方面的贡献要大于使髋关节屈的贡献。当负重等级达到 30%RM 时，腓肠肌内侧肌肉的 AEMG 出现了一个小幅度的增长并且此状态一直持续到最大负重等级，这可能是由于此时膝关节所承受的压力增大使膝关节外旋程度增加，而腓肠肌内侧肌肉有使膝关节内旋的功能，因此收缩力度增大、肌电信号增强；当负重低于 60%RM 时，股外侧肌的肌电信号强度始终高于股内侧肌，这与股内侧肌和股外侧肌的肌丝走向有关，股内侧肌起于股骨粗线内侧唇，股外侧肌肉起于股骨粗线外侧唇，两者下端与股四头肌的其他两个头合并成一腱包绕在髌骨的两侧及前部，止于胫骨粗隆，因此有研究表明股内侧肌和股外侧肌还有侧向的力量，前者可使髌骨内移，后者可使髌骨外移(欧阳静明等，2009)。同时还有学者认为股内侧肌的主要作用便是牵拉髌骨向内(Lin et al, 2008)。通过仔细观察负重蹲起过程我们可以发现，预备姿势时受试者足尖方向外斜 15°，下蹲时膝关节沿足尖方向向斜前方运动，髌骨外移，股外侧肌肌电信号增强，这与已有文献研究的结论是一致的；但是，当负重等级大于 60%RM 时，股内侧肌的肌电信号却开始高于股外侧肌，这说明在此负荷下受试者可能由于重力的作用及股外侧肌收缩强度的增大造成了身体快速下蹲及双腿过度外斜，此时，股内侧肌就需要募集更多的肌纤维，产生更大的收缩力度来维持身体的平衡，抗衡股外侧肌对髌骨的过度牵拉。

2. 频域分析法

频域分析就是考察一个实时信号的频率特征，也称频谱分析。频域分析主要通过对 sEMG 信号的快速傅里叶变换（FFT），建立数据的频谱结构，获得 sEMG 信号的频谱或功率谱，以提取频域参数，如中位频率（MF）、平均功率频率（MPF）等。

（1）MF（中位频率）：MF 是指把计算的频谱面积对半分的频率，即

$$\int_{0}^{\mathrm{MF}} s(f)\mathrm{d}f = \int_{\mathrm{MF}}^{\infty} s(f)\mathrm{d}f \tag{5-39}$$

（2）MPF（平均功率频率）：MPF 是指加权的平均频率，每一个频率成分都以功率为权重进行了加权，即

$$\mathrm{MPF} = \frac{\int_{f_1}^{f_2} f \cdot s(f)\mathrm{d}f}{\int_{f_1}^{f_2} s(f)\mathrm{d}f} \tag{5-40}$$

（3）SPA（频谱面积）：SPA 是指频谱的面积，即

$$\mathrm{SPA} = \int_{f_1}^{f_2} s(f)\mathrm{d}f \tag{5-41}$$

与时域指标相比，频域指标有以下优点：①在肌肉疲劳过程中均呈明显的直线递减型变化，而时域指标的变化则有较大的变异；②频域指标时间序列曲线的斜率不受皮下脂肪厚度和肢体围度的影响，而时域指标易受影响；③频域指标时间序列曲线的斜率与负荷持续时间明显相关，而时域指标的相关不明显。一般认为，MPF 在反映较低负荷收缩时的灵敏度较高，MF 在抗噪声干扰方面更具优势（宋雅伟，2008）。

3. 时频分析法

基于 FFT 的频域分析在进行 sEMG 信号分析时还存在着较大的缺陷：①实测的 sEMG 信号很难满足 FFT 对时域中信号需要获得全部信息的要求，甚至包括将来的信号；②sEMG 信号是非平稳、时变信号，而 FFT 在时域中没有任何分辨，信号在某一时刻的变化将影响整个频谱特性。因此，FFT 实时分析 sEMG 信号受到限制。由此可知，目前多数肌电仪分析软件提供的基于 FFT 的频域参数无法实现与时域参数一起对 sEMG 信号进行联合同步分析。

人体关节力矩的大小取决于其控制肌群的力量大小以及膝关节的角度等参数，其中，肌肉力量的大小取决于运动单位的募集数量和脉冲的发放频率（决定了肌肉强直收缩的程度），反映到 sEMG 信号上就是时域和频域参数的变化程度，二

者是 sEMG 信号不可或缺的两个方面。

时频分析法可实现对 sEMG 信号进行时、频两域的联合分析。时频分析技术的基本思想是设计时间和频率的联合函数，用它同时描述信号在不同时间和频率的能量密度和强度。常用的时频分析方法包括短时傅里叶变换（short time fourier transform, STFT）、威格纳—威尔分布（Wigner-Ville distribution）和小波变换（wavelet transform）等。时频分析技术通过在时频平面上表述信号的时变特征，能够更清晰地反映出信号的频率特性随时间的变化，从而实现对 sEMG 信号的同步、联合分析。短时傅里叶变换又称为加窗的傅里叶变换，由 Gabor 在 1964 年提出，是一种单一分辨率的信号分析方法，它是把信号划分为许多小的时间间隔，用傅里叶变换分析每一个时间间隔，以便确定在该时间间隔存在的频率，这些频率的总体就表示了频谱在时间上的变化过程。短时傅里叶变换能实现一定程度的时频局部化，但只适用于确定性的平稳信号。威格纳—威尔分布是 20 世纪 80 年代后期兴起的研究非平稳信号的重要理论工具。它在时域和频域均可获得很高的分辨率，但同时也会产生交叉项，其蕴涵的多分量成分之间相互作用的信息使得对信号的解释变得困难。小波分析是一种窗口的大小固定，形状可变的时间—尺度（频率）分析方法，具有多分辨率分析的特点，是傅里叶变换的新发展，在时、频两域都具有表征信号局部特征的能力，被誉为分析信号的“显微镜”。利用小波分析的时频定位特性，可以在任意细节上分析信号，且对噪声不敏感。Constable（1993,1994）利用小波变换对表面肌电信号进行时频分析，他们要求试验者在不同的重力加速度 1.0*g*、1.2*g*、1.4*g*、1.6*g*、1.8*g* 下进行跳跃及起—坐运动，同时从受试者的臀肌及腿肌上提取肌电信号，并对此进行离散小波变换分析。结果发现，在运动过程中肌肉运动模式的时域信号在不同的重力加速度水平下没有发生变化，但在频域中信号发生了变化。在较低的重力加速度下，高频信号活动频繁；而在较高的重力加速度下，低频信号活动频繁。Constable 认为这种现象在时域中无法出现，而使用 FFT 处理也难以分析解释。目前，国内外利用小波分析对表面肌电信号进行处理的研究尚未深入。

4. 非线性分析法

肌电信号是神经肌肉的电生理活动在皮肤表面的反应，具有典型的非线性特征。将非线性数学分析手段应用于 sEMG 信号分析，可以从中提取与肌肉功能水平及状态间具有更加良好关联性的信号特征。非线性动力学方法的基本原理是：由少数变量的单一时间序列提取整个系统的动力学特征，以建构肌肉机械活动与生物电变化之间的力-电关系模型。对 sEMG 信号的非线性分析是指从一维 sEMG 时间序列提取肌肉多维动力系统的信息，如关联维数（分形维数）、Lyapunov 指数、Lempel-Ziv 复杂度和近似熵（approximate entropy，ApEn）等。Maes 等（1997）研究发现肌肉表面肌电的分形维数与其所承受载荷呈线性相关；杨建群等（1999）

利用复杂度、关联时间、关联维数、李雅普诺夫指数以及熵 5 个物理量对一对收缩肌和舒张肌进行分析，结果表明 5 种非线性指标能对肌肉状态做出更好的判断；蔡立羽等（2000）利用一种简便的适合短数据运算的复杂度算法对 4 种前臂动作模式的肌电信号进行提取与识别，研究结果显示了很好的分离性。但王健（2000）却认为已有的研究尚不足以证明 sEMG 信号的非线性属性，未来的研究应在充分考虑生物系统动态性的前提下，在算法适用性和检测结果合理性方面进行系统研究。

5. 肌电信号的标准化

一般地，对肌电信号进行参数提取有两种方法：标准化和非标准化。非标准化是利用个体的原始数据直接计算各种参数，优点是突出了个体的变化，缺点是不同受试者的个体差异较大，不能进行个体间的比较，也很难采用统计方法去寻找群体的规律。而标准化则克服了这一缺点，常用的标准化方法是以原始数据与确定的某一标准值相除，用获得的倍数值代替原始数据反映其变化规律。标准值可以采用 100%MVC 收缩时的值、各原始数据的平均值、指标回归在 y 轴上的截距值、第一秒的数值或前三秒的平均值等不同的数值（贺莹莹，2010）。

（二）肌电学的应用

在体育科学研究中，利用肌电图可以判定肌肉所处的不同状态、肌肉之间的协调程度、肌肉的收缩类型及强度、肌肉的疲劳程度及损伤、肌肉的素质等。*The ABC of EMG*（Peter Konrad, 2005）对肌电所能回答问题的类型和层次进行了总结，主要包括 5 种问题，即①肌肉激活了吗？②肌肉激活的更多还是较少？③肌肉什么时间激活或失活？④肌肉激活了多少？⑤肌肉疲劳了吗？第一个问题需要定性回答，第二个问题需要定序回答，后面三个问题则需要定量回答。sEMG 信号记录及分析技术具有良好的局部性、实时性、无创性，将在肌电假肢、动作识别、功能评定、运动训练、技术诊断等领域具有广阔的应用前景。例如，康复医学领域的神经肌肉疾病诊断及肌肉功能评价、竞技运动领域的肌肉疲劳判定及肌纤维类型和无氧阈值的无损预测等。

1. 肌肉活动的力—电关系

为准确描述非疲劳状态下肌肉活动的力-电关系，目前研究主要采用以下两种基本的运动负荷试验方法，即连续递增负荷试验（ramp）和分步递增运动负荷试验（step）（Bilodeau et al., 1997）。两种运动负荷试验都是在肌肉处于等长收缩条件下进行的，这样可以避免动态运动负荷条件下运动肌纤维与皮肤表面引导电极相对位置的变化，从而使力—电关系的描述具有更高的内部效度。在多数研究条件下，ramp 方案通常是在 5s 内将肌肉的负荷重量由 0 连续增加到规定水平，而 step 方案通常是在最大肌肉随意收缩力（MVC）测定的基础上，先确定实验中需要观察的负荷水平（一般以 MVC%表示），然后分别考察各负荷水平条件下短时间（通常为 3s）的 sEMG 信号变化。

肌肉收缩是在肌电信号的控制下产生的，其收缩力的大小与参与收缩的运动单位数目和各运动单位神经冲动的动作电位发放频率相关。因此，肌张力提高的途径或有两种：通过额外的运动单位的兴奋（募集）和通过运动单位刺激率的增加。有关的研究一致表明，各种肌肉负荷形式下肌肉收缩力或输出功率的变化与 sEMG 信号的振幅间存在着良好的线性关系，但它们与 SEMG 的频域分析指标如 MPF、MF 之间的关系尚未彻底明确（王健，2000）。

在时域指标方面，一般来说，肌电信号的振幅随着肌肉收缩强度的增加而增大，但这并不意味着肌电振幅和肌力之间存在着确定的线性关系。总结起来，在等长条件或中、低力量水平下肌力和肌电信号的振幅是线性递增的关系（Bigland, 1954; Bilodeau, 1992），而在动态运动方式或高力量水平下二者之间为曲线关系（Zuniga, 1970a; Perry et al., 2001），这一结论有待于进一步的验证。Lippold（1952）对人的腓肠肌和比目鱼肌张力与肌电信号之间关系的研究为等长收缩中骨骼肌力—电关系的研究奠定了基础，他的研究表明腓肠肌和比目鱼肌的肌电积分和肌张力之间存在明显的线性关系。Nightingale（1960）综合了前人的研究成果，得出了如下 3 个线性方程

$$\mathrm{IEMG} = kF \tag{5-42}$$

$$\mathrm{IEMG} = k_1 + k_2 F \tag{5-43}$$

$$\log(\mathrm{IEMG}) = k \log F \tag{5-44}$$

Komi 等（1976）也发现股直肌的 IEMG 与肌张力之间存在线性关系。肌肉的长度对肌—电关系有一定的影响，Close 等（1960）用丝状电极研究了比目鱼肌在 7 种长度下的力—电关系，尽管均为线性关系，但斜率却不同；宋超等（2010）测试了 11 名男性受试者肱二头肌在完成为时 5s 连续递增负荷等长收缩过程中的 sEMG 信号，发现 AEMG 由第 1 秒的 112.14 μV 逐渐上升到第 5s 的 1277.18 μV，与负荷水平呈明显线性相关。Zuniga 等（1970b）发现高负荷水平下的力—电关系呈抛物线形，并且研究了整个负荷范围的肘关节屈和旋后的肌电—张力关系，公式为

$$\mathrm{IEMG} = k_1 + k_2 F + k_3 F^2 \tag{5-45}$$

Milner-Brown 等（1975）的研究结果也为抛物线形，原因可能是在中、低力量水平下得到的力—电之间的线性关系归因于运动单位的募集，在高力量水平时得到二次方程的关系和冲动的发放频率有关。

在频域指标方面，Hagberg 等（1982）测定了 4 名男性被试的肱二头肌、肱肌、肱桡肌，发现 MPF 基本上在 25%~30%MVC 范围内随收缩力的增加而递增，

超出这一范围则缺乏张力依赖性；Moritani 等（1987）报道肱二头肌的 MPF 至少在 0~80%MVC 范围内具有张力依赖性；而宋超等（2010）在对肱二头肌进行连续递增负荷试验时却得出了 MPF 和 MF 无显著改变的结论。Broman 等（1985）测试了 8 名男性的胫骨前肌，发现 MPF 和 MF 在 20%~80% MVC 范围内随肌张力增加而逐渐递增的规律；Gerdle 等（1991）测试了 10 名女性的膝关节伸肌——股外侧肌、股直肌和股内侧肌，发现等长负荷时的 MPF 在 40%~100%范围内均呈明显递增的趋势，并且不同肌肉在不同活动水平时的 MPF 间也存在一定差异。

关于力矩-肌电的关系，贺莹莹（2010）研究了股四头肌伸膝力矩、屈膝角度、股四头肌表面三个头之和的 IEMG%之间的关系，认为从肌电图上看到的肌电的增大，可能是肌力矩增大的结果，也可能是膝关节屈曲角度改变的影响，故得出了通过股四头肌表面三个头之和的IEMG%和屈膝角度推测伸膝力矩的回归方程：y (伸膝力矩) = 3.366 + 171.223 x_1 (IEMG%) + 0.43 x_2 (屈膝角度)。

2. *肌肉活动的疲劳判定*

运动性肌肉疲劳是指运动引起的肌肉产生最大随意收缩力量或输出功率暂时性下降的生理现象。其产生的机理极其复杂，涉及中枢运动驱动、神经肌肉接头兴奋-收缩偶联和肌肉能量代谢等多种生理过程，表面肌电因其信号特征的形成与变化与以上疲劳相关的生理过程之间存在着不同程度的因果关系，因而成为探讨运动性肌肉疲劳生理机制的重要手段（曲峰，2008）。肌电信号可以用来判定肌肉是否产生疲劳及疲劳的程度，尹吟青等（1986）发现股直肌和股外斜肌做等长收缩至疲劳时，IEMG 增大，MPF 则下降。由此可知，反映疲劳的肌电指标可以是肌电振幅的增加和频率谱的降低。图 5-56 显示了疲劳后的频域信号向频率坐标的低端移动，同时幅度增加。

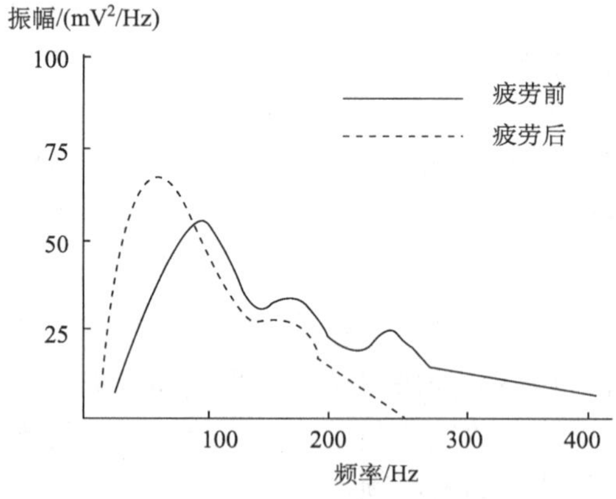

图 5-56　疲劳的主要肌电指标是肌电振幅的增加和频率谱的降低

关于振幅增大，主流的观点认为可能与疲劳后运动单位募集数量增多、同步化活动加强等有关，尤其要完成相同负荷时，肌肉不得不动用更多的肌纤维参加运动以保持相同的肌力；关于频谱左移的原因目前认为有中枢和外周两方面的机制，中枢机制主要是指大脑皮层及运动神经元疲劳时放电频率的减弱和运动单位兴奋的同步化降低。有研究表明，不同肌肉进行最大随意运动时常伴有运动单位放电频率的下降，另有研究表明，直接测定人体肌肉从运动初期至极度疲劳过程中的运动单位放电频率，发现其数值由 100Hz 降至 20Hz。Kent-Braun（1999）分别使用肌电信号和电刺激对静态运动负荷诱发肌肉疲劳过程中中枢和外周因素的作用进行了定量研究，研究结果表明了中枢机制的存在，并且还计算得出了中枢机制在整个肌肉疲劳过程中的作用占到 20%；外周机制包括：①肌内压升高，使血流受阻，引起肌细胞膜通透性发生变化，导致动作电位传导速度下降；②因快肌运动单位很快疲劳，募集更多的未疲劳的慢肌纤维运动单位参加工作，而慢肌纤维频率特性较低所致；③局部酸性代谢产物堆积，肌肉运动时产生的细胞外 K^+ 或乳酸浓度的增加将直接导致肌膜传导速度的降低（宋雅伟，2008）。当然，关于肌肉疲劳后频谱左移现象的产生机制还有待于进一步证实。

Seidel 等（1987）对腰部脊竖肌保持等长收缩至疲劳状态的过程中的 sEMG 信号进行时、频特征的分析，分别采用时域指标 RMS 和频域指标 MPF 作为反映指标。研究发现，在 4 种不同负荷水平下，随着负荷持续时间的延长, RMS 的变化特征是不一致的；而对负荷开始、中间和结束各取 2s 计算 MPF，发现其值随持续时间的改变呈递减变化。这说明 MPF 的下降能有效地反映腰部肌肉功能状态的变化，而 RMS 则没有这种特异性。Mannion 等（1994）对腰部脊竖肌在等长收缩至疲劳过程中的 MF 变化进行研究，发现 MF 也随持续时间的延长呈下降趋势，并且符合线性模型。Serge 等（1995）还进一步以 MF 的下降速率作为指标，对低背痛（low back pain, LBP）患者的腰部肌肉功能水平进行了研究，发现 MF 能够较好地区分正常人与 LBP 患者，区分度高达 86%~89%。王健（2001）在动态运动诱发腰部脊竖肌疲劳过程中 sEMG 信号变化特征的研究中，证实腰部竖脊肌疲劳过程中 MPF 在动态运动条件下呈现线性下降且线性下降的规律性优于 Lempel-Ziv 复杂度，由此导致 MPF 肌肉活动序列曲线下降斜率与最大伸躯干活动次数的相关系数也明显高于 Lempel-Ziv 复杂度。

由于肌电信号的振幅和频谱对肌力和疲劳状态具有两重依赖性，因此，分析肌电信号振幅和频谱的变化时就要区分是由于肌力变化还是由于发生疲劳引起的变化所致。虽然肌力、疲劳和肌电振幅及频域指标（MPF、MF）之间的关系尚未彻底明确，但众多研究已经证实：中等负荷范围内，振幅指标是伴随肌力的增加和疲劳的产生而增长的；频域指标 MF 随肌力的增加而增加，但却随疲劳的发生而降低。将这两者综合考虑就会得出如图 5-57 所示结论。由图可知，肌电信号的振幅值增加的原因有两种可能：一是肌力增大，二是产生疲劳。只有 MF 值同时下降时才能确认肌肉处于疲劳状态（王笃明等，2003）。

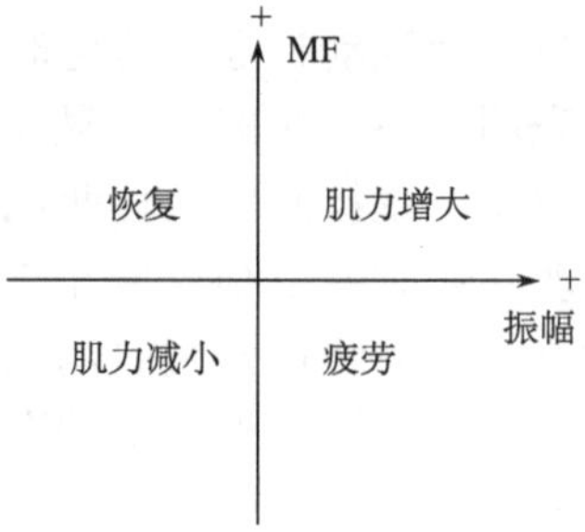

图 5-57　肌电频谱和振幅联合分析图（Luttmann et al., 2000）

20 世纪 60 年代初，根据运动中血乳酸的变化，首次提出了无氧阈的概念，自此，血乳酸常被用于检测运动性疲劳的产生。由于表面肌电测试具有无创、实时、便捷的优点，于是有学者试图用肌电信号取代血乳酸来检测运动性疲劳的产生。刘善云（1986）研究发现在递增负荷至无氧阈时，有 93.55%被试的股直肌、81.82%被试的股外侧肌的 IEMG 出现明显的非线性增加，认为可以利用 IEMG 的非线性增加以检测无氧阈的发生。Matsumoto 等（1991）研究发现股外侧肌 IEMG 曲线的斜率与负荷强度之间呈直线相关，并确定肌电图疲劳阈的负荷功率数为(164±47) W，氧当量为(1.33±0.57) L/min，该结果与被试的通气无氧阈值(1.39±0.44) L/min 无明显统计差异，且存在明显统计相关（r=0.823），因此认为应用 EMG 可以对疲劳阈值做出准确检测。张立（2006）研究发现递增负荷运动时血乳酸值和肌电的 IEMG 值均随负荷的增大而增加，二者变化趋势相似。尽管对利用肌电来检测疲劳阈已进行了一定的研究，但是还没有公认的可作为评判疲劳阈产生的时域或频域阈值，因此，目前的研究成果还不足以使表面肌电代替血乳酸来检测无氧阈的发生。

3. 肌肉活动的状态评价

肌电信号可以用来分析肌肉活动的类型。静力性等长收缩时，由于其肌肉长度不变，sEMG 信号可视为平稳信号，而动力性等张收缩时，肌肉长度变化，sEMG 信号应为非平稳信号。一般而言，动力性工作时肌肉收缩时间短、肌电时程小、发放频率高、振幅较大，而静力性工作时肌电时程长、频率低、振幅较小。Kroon 等（1991）比较了以 50%和 40% MVC 为负荷进行等长收缩、离心收缩和向心收缩至力竭的屈肘肌的肌电图变化，发现 3 种工作性质下肌电图的 RMS 均随时间增加，MPF 均随时间下降，但离心收缩 RMS 和 MPF 的改变程度大于其他两种工作方式（p<0.001）；Seger 等（2005）研究了等速向心收缩和离心收缩中肌肉力

量和肌电的变化，发现离心收缩阶段最大肌力大于向心收缩阶段，但向心收缩阶段的肌电平均值却高于离心阶段。

肌电信号也可以评定肌肉训练的程度。训练水平高的运动员肌肉进行爆发性强力收缩时，往往表现出同步放电现象，肌肉放电整齐，并有一定的规律性，而不会出现多余的肌肉放电现象。而无训练者常常是异步放电，肌电信号杂乱，不该参与活动的肌肉也产生放电现象。

4. 肌肉纤维的类型预测

有实验证明，快肌纤维进行持续性收缩时，IEMG 增加，MPF 向低频转移；而慢肌纤维肌电图振幅小于快肌纤维，功率谱变化小而稳定。这说明肌电信号与骨骼肌纤维类型有一定的关联性，可以用来预测骨骼肌纤维的类型。利用肌电信号预测肌纤维类型的基本理论依据是抗阻负荷过程中某些肌电信号特征与不同类型肌纤维比例呈一定的相关性。例如，肌电信号的频率特征与Ⅰ型肌纤维比例呈线性负相关，而与Ⅱ型肌纤维比例呈线性正相关。有实验发现，50%MVC 的等长收缩时股外侧肌 I%与 MPF 之间的相关系数为–0.79，而有人改用 100%MVC 的实验结果却达到了–0.87（Wrestling et al.，1987）。当然，利用肌电信号预测肌纤维类型的精度还有待于进一步提高。

主要参考文献

艾康伟, 王博伟, 彭磊华. 2011. 三维跟踪扫描影像分析方法的实现与精度分析. 中国体育科技, 47 (3): 19-24.

蔡立羽, 王志中, 张海虹, 等. 2000a. 基于小波变换的肌电信号识别方法研究. 数据采集与处理, 15 (2): 255-258.

蔡立羽, 王志中, 张海虹, 等. 2000b. 表面肌电信号的复杂度特征研究. 航天医学与医学工程, 13 (2): 124-127.

程冬美, 刘玉本, 官宪, 等. 1997. CYBEX 等动测试系统在运动训练中的应用简介. 冰雪运动, 3: 63-64.

丁海曙. 1992. 人体运动信息检测与处理. 北京: 宇航出版社.

丁世聪. 2006. 对我国部分优秀男子排球运动员连续起跳能力的分析研究. 军事体育进修学院学报, 25 (3): 75-77.

方兴. 1995. 运动生物力学中的录像分析系统 (综述) . 体育科学, (15) 4: 46-48.

葛哲学, 陈仲生. 2006. Matlab 时频分析技术及其应用. 北京: 人民邮电出版社.

顾文锦, 刘建成, 李世明, 等. 2008. 人体步态的动力学建模与仿真. 海军航空工程学院学报, 23 (2): 149-152.

贺莹莹. 2010. 股四头肌等长收缩肌电动员比例和肌肉收缩力量的关系研究. 北京体育大学硕士学位论文.

姜丽, 李世明, 周博, 等. 2013. 递增负重下人体膝关节控制肌群肌电变化特征的个案研究. 鲁东大学学报 (自然科学版) , 29 (4) : 371-376.
李翰君. 2011. 基于肌电信号的膝关节肌肉力分布模型. 北京体育大学博士学位论文.
李建设. 1999. 略论运动生物力学的研究方法与测量技术. 体育科学, (2): 84-87.
李世明. 2004. 运动拍摄与解析技术的快速反馈研究进展. 河北体育学院学报, (18) 4: 92-94.
李世明. 2006a. 运动生物力学理论与方法. 北京: 科学出版社.
李世明. 2006b. 肌电测量技术的应用. 中国临床康复, 10 (41): 149-151.
李世明. 2007. 对运动影像解析中若干运动学指标算法的探讨. 武汉体育学院学报, 41 (1): 55-57, 64.
刘卉. 2002. 上肢鞭打动作技术原理的生物力学研究. 北京体育大学博士学位论文.
刘加海. 2001. 基于sEMG信号非线性动力学分析的肌肉功能状态评价研究. 浙江大学博士学位论文.
刘建成. 2008. 基于骨骼服的人体负荷行走建模与实验. 海军航空工程学院硕士学位论文.
刘善云. 1986. 积分肌电图与血乳酸、气体代谢无氧阈的关系. 天津体育学院学报, 1: 3-9.
刘伟民, 袁鹏. 2005. 不同速度等动力矩曲线的形态特征及其和专项力量的关系. 体育与科学, 26 (2): 38, 52-54.
刘伟民, 袁鹏, 吴翠娥. 2008. 特定运动项目等动力学测试的差异及成因. 体育与科学, 29 (6): 11-14.
刘宇. 2006. 运动控制与协调的神经力学基础. 第十一届全国运动生物力学学术交流大会论文汇编, 68-72.
卢德明, 王向东. 2004. 青年人六大关节肌力研究. 北京: 北京体育大学出版社.
卢德明, 王云德, 严波涛, 等. 2001. 运动生物力学测量方法. 北京: 北京体育大学出版社.
陆爱云, 陆阿明, 周里, 等. 2010. 运动生物力学. 北京: 人民体育出版社.
罗建新, 杨庆辞, 刘子东, 等. 2010. 运动生物力学. 北京: 北京师范大学出版社.
欧阳静明, 王楚怀, 王于领, 等. 2009. 太极拳特定动作下股内侧肌和股外侧肌表面肌电特征的研究. 中国康复理论与实践, 15 (11): 1068-1070.
曲峰. 2008. 运动员表面肌电信号与分形. 北京: 北京体育大学出版社.
施宝兴, 魏文仪. 2004. 提高影像解析数字化精度的探讨. 南京体育学院学报 (自然科学版) , 1: 8-10.
宋超, 王健, 楼兰萍, 等. 2010. 连续递增负荷条件下肌肉活动的力-电关系. 中国应用生理学杂志, 26 (1): 97-101.
宋雅伟. 2008. 不同硬度鞋底对人体步行能力的影响. 上海体育学院博士学位论文.
孙启柱. 2005. 基于表面肌电的运动解析系统的研究. 中国科学院研究生院.
王笃明, 王健, 葛列众, 等. 2003. 肌肉疲劳的 sEMG 时频分析技术及其在工效学中的应用. 航天医学与医学工程, 16 (5): 387-390.
王海群, 张跃. 1997. 对不同项目运动员躯体肌力的等动测试研究. 体育与科学, 18 (4): 29-30.

王健. 2000. sEMG 信号分析及其应用研究进展. 体育科学, 20 (4): 56-60.

王健. 2001. 动态运动诱发腰部脊竖肌疲劳过程中 sEMG 信号变化特征. 中国体育科技, 37 (4): 9-11, 20.

王立山, 高强. 1993. 男少年股外快肌百分比及其无损伤推测指标. 北京体育大学学报, 16 (3): 34-37.

吴剑, 李建设. 2002. 青少年女性穿不同鞋行走时步态的动力学研究. 第十届全国运动生物力学学术交流大会论文汇编, 10: 122-126.

吴剑锋. 2008. 基于肌电信号的人体下肢运动信息获取技术研究. 浙江大学博士学位论文.

伍勰, 魏文仪. 2005. 跳远起跳技术的动力学模拟. 西安体育学院学报, 22 (3): 75-77, 98.

杨广映, 罗志增. 2004. 肌电信号的功率谱分析方法. 传感技术学报, 3: 355-358.

杨建群, 刘秉正, 彭建华, 等. 1999. 表面肌电信号的非线性动力学初步分析. 航天医学与医学工程, 12(3): 185-187.

杨晶晶. 2006. 基于肌电信号的人体上肢动作辨识与轨迹预测方法研究. 天津大学硕士学位论文.

叶伟, 王健, 刘加海, 等. 2004. 静态运动负荷诱发局部肌肉疲劳和恢复过程中 sEMG 信号复杂度变化规律. 体育科学, 24 (9): 19-23, 66.

尹吟青. 1986. 股直肌股外肌在坚持"虚步"过程中表面肌电图的振幅与频率的定量分析. 全国运动生理生化学术会议论文摘要汇编.

于红妍, 王卫星. 2010. 我国优秀 20km 竞走运动员下肢关节肌力的平衡状态对运动中关节稳定性的影响. 武汉体育学院学报, 2010, 44 (10): 59-62.

苑廷刚, 王向东, 张戈. 2002. 肌电测量方法及其在体育科研中的应用. 第十届全国运动生物力学学术交流大会论文汇编, 10: 361-366.

张立. 2006. 划船运动员静力及动力性肌肉运动疲劳时肌氧含量的变化特征及对 EMG 参数的影响. 体育科学, 26 (3): 53-57.

张伟. 2004. 不同专项特征动作中足部运动的生物力学研究. 北京体育大学硕士学位论文.

张跃, 黄佳, 罗陵, 等. 2002. 举重、赛艇、田径运动员膝关节伸屈肌等动力量比较研究——力量训练的"适应性"与"协调性". 体育科学, 22 (4): 64-68.

Aagard P, Sirnonsen E B, Magnusson SP, et al. 1998. A new concept for isokinetic hamstring: quadeiceps muscle strength ration. The American Journal of Sports Medicine, 26: 231-237.

Bigland B. 1954. The relation between force, velocity and integrated electrical activity in human muscles. J. Physiol, 123: 214-224.

Bilodeau M, Arsenault A B, Gravel D, et al. 1991. EMG power spectra of elbow extensor during ramp and step isometric contractions. European Journal of Applied Physiology, 63(1): 24-28.

Bilodeau M, Cincera M, Arsenault A B, et al. 1997. Normality and stationarity of EMG signals of elbow flexor muscles during ramp and step isometric contractions. Journal of Electromyography and Kinesiology, 7(2): 87-96.

Biodeau M. 1992. Time and frequency analysis of EMG signals of homologous elbow flexors. Medical & Biological Engineering & Computing, 30: 640-644.

Broman H, Faulkner J A, Albers J W, et al. 1985. Myoelectric signal conduction velocity and spectral parameters: influence of force and time. J. Appl. Physiol. , 58(5): 1428-1437.

Cavagna G A, Franzetti P. 1986. The determinants of the step frequency in walking in humans. Journal of Physiology, 373: 235-242.

Close J R, Nickel E D, Todd F N. Motor-unit action potential counts, their significance in isometric and isotonic contractions. J. Bone Jt. Surg, 42-A: 1207.

Constable R, Thornhill R J. 1993. Using the discrete wavelet transform for time-frequency analysis of the surface EMG signal. Biomed Sci Instrum, 29: 121-127.

Constable R, Thornhill R J. 1994. Time-frequency analysis of the surface EMG during macimum height jumps under altered-G comditions. Biomed Sci Instrum, 30: 68-74.

Cybex 6000 Testing & Rehabilitation System User's Guide. 1992. Appendix I.

Gerdle B, Eriksson N E, Hagberg C, et al. 1988. Changes in the surface electromyogram during increasing isometric shoulder forward　flexions. Eur Appl physiol, 57: 404-408.

Gerdle B, Henriksson-Larsén K, Lorentzon R, et al. 1991. Dependence of the mean power frequency of the electromyogram on muscle force and fibre type. Acta Physiol Scand, 142: 457-465.

Hagberg M, Ericson B E. 1982. Myoelectric power spectrum dependence on muscular level of elbow flexors. Eur. J. Appl. Physiol. , 48: 147-156.

Horita T, Ishiko T. 1987. Relationship between muscle lactate accumulation and surface EMG activities during isokinetic contractions in man. Eur J Appl Physiol Occup Physiol, 56: 18-23.

Hsiao H, Guan J, Weatherly M, et al. 2002. Accuracy and precision of two in-shoe pressure measurement systems. Ergonomics, 45: 537-555.

Kaspar F, Schuster H. 1987. Easily calculable measure for the complexity of spatiotemporal pattern. Physical Review A, 36(2): 842-848.

Kent-Braun J A. 1999. Central and peripheral contributions to muscle fatigue in humans during sustained maximal effort. Eur. J. Appl. Physiol, 80: 57-63.

Komi P V, Vitasalo J H. 1976. Signal characteristics of EMG at different levels of muscle tension. Acta Physiol. Scand, 96: 267.

Kroon G W, Naeije M. 1991. Recovery of the human biceps electromyogram after heavy eccentric, concentric or isometric exercise. Eur J Appl Physiol, 63(6): 444-448.

Lin Y F, Lin J J. 2008. Role of the vastus medialis obliquues in repositioning the patella: a dynamic computed tomography study. Sports Med, 36(4): 741-746.

Lindstrom L, Kadefors R, Petersen I. 1977. An electromyographic index for localized muscle fatigue. J Appl Physiol, 43: 750-754.

Lippold O C J. 1952. The relation between integrated action potentials in a human muscle and its isometric tension. J. Physiol, 117: 492.

Luttmann A, Jger M, Laurig W. 2000. Electromyographical indication of muscular fatigue in occupational field studies. International Journal of Industrial Ergonomics, 25(6): 645-660.

Maes F, Collign A. 1997. Multimodality image registration by maximization of mutual information. IEEE Trans Med Imag, 16(2): 187-198.

Mannion A F, Dolan P. 1994. Electromyographic median frequency changes during isometric contraction of the back extensors to fatigue. Spine, 19(11): 1223-1229.

Matsumoto T, Itok, Moritani T. 1991. The relationship between anaerobic threshold and electromyographic fatigue threshold in college women. Eur. J. Appl. Physiol, 63: 1-5.

Merlo E, Pozzo M, Antonutto G, et al. 2005. Time-frequency analysis and estimation of muscle fiber conduction velocity from surface EMG signals during explosive dynamic contraction. Journal of Neuroscience Methods, 142: 267-274.

Milner-Brown, Stein R B. 1975. The relation between the surface electromyogram and muscular force. J. Physiol, 549.

Moritani T, Muro M. 1987. Motor unit activity and surface electromyogram power spectrum during increasing force of contraction. European Journal of Applied Physiology, 56(3): 260-265.

Mortimerm J T, Magnusson R, Retersén I. 1970. Conduction velocity in ischemic muscle: effect on EMG frequency spectrum. Am J Physiol, 219: 1324-1329.

Nightingale A. 1960. The graphic representation of movement. II. Relationship between muscle force and the EMG in the stand- at-ease position. Ann. Phys. Med, 5: 187.

Perry SR, Housh T J, Weir J P, et al. 2001. Mean power frequency and amplitude of the mechanomyographic and electromyographic signals during incremental cycle ergometry. J. Electro. Kenisiol. , 11: 299-305.

Peter Konrad. 2005. The ABC of EMG- A practical introduction to kinesiological electromyography. Version 1. 0. powered by: Noraxon INC. USA.

Peter McGinnis. 1999. Biomechanics of Sports and Exercise. United States: Human Kinetics.

Pitie DL, Lord M, Foster A, et al. 1999. Plantar pressure are elevated in the neuroischemic and neuropathic diabetic foot. Diabetic Care 23: 1966-1970.

Qin W, Hua Y. 1996. Performance analysis of the subspace method for blind channel identification. Signal Processing, 50: 71-82.

Quanbury A O, Winter D A, Reimer G D. 1975. Reimer. Instantancous power and power flow in body segments during walking. Human Movement Studies 1: 59-67.

Seger J Y, Thorstensson A. 2005. Effects of eccentric versus concentric training on thigh muscle strength and EMG. Int J Sports Med, 26(1): 45-52.

Seidel H, Beyer H, Brauer D. 1987. Electromyographic evaluation of back muscle fatigue with repeated sustained contractions of different strengths. Eur J Appl Physiol, (56): 592-602.

Serge H, Koy S, Carlo J, et al. 1995. Spectral electromyographic assessment of back muscles in patients with low back pain undergoing rehahilitation. Spine, 20(1): 38-48.

Stefanyshyn D J, Nigg B M. 1998. Contribution of the Lower Extremity Joints to Mechanical Energy in Running Vertical Jumps and Running Long Jumps. Journal of Sports Sciences, 16, 177-186.

Tesch P A, Komi P V, Jacobs I, et al. 1983. Influence of lactate accumulation on EMG frequency spectrum during repeated concentric Contractions. Acta physiol Scand, 119: 61-67.

Vannozzi G, Conforto S, D'Alessi O T. 2010. Automatic detection of surface EMG activation timing using a wavelet transform based method. Journal of Electromyography and Kinesiology, 20: 767-772.

Vanrenterghem J, etc. 1998. Jumping george: a physical model representing human vertical jumping. Journal of Sports Sciences. 16, 428-429.

Vaughan C L, Davis B L, O'connor J C, et al. 1999. Dynamics of Human Gait. 2th ed. Cape Town, South Africa: Kiboho Publishers , 15-43.

Webber C L, Schmidt M A, Walsh J M. 1995. Influence of isometric loading on biceps EMG dynamic as assessed by linear and nonlinear tools. Appl Physiol, 78(3): 814-822.

Winter D A. 1990. Biomechanics and motor control of human movement. 2nd ed. New York. A Wiley- Interscience Publication. John Wiley & Sons. Inc.

Wrestling M L, Gerdle B, Henriksson-Larsén K. 1987. EMG: a non-invasive method for determination of fiber type proportion. Acta Physiol Scanel, 131: 627-628.

Zatsiorsky V M. 2002. Kinetics of human motion. United States: Human Kinetics.

Zuniga E N. 1970a. Nolinear relationship between averaged electromyogram potential and muscle tension in normal subjects. Archives of Physical Medicine and Rehabilitation, 50: 262-274.

Zuniga E N. 1970b. Effects of skin in electrode position on averaged electromyographic potentials. Arch. Phys. Med. , 51: 264.

第六章　运动技术诊断的分析方法

对运动技术进行分析是运动技术诊断的重要一环，采用适宜的分析方法是诊断成功的关键。目前，在运动技术诊断领域的分析方法一般可分为定性分析、定量分析和仿真分析，三者各有不同，各有用途，可相互配合使用。第一节“定性分析方法”讲述了定性分析的一般过程、定性解剖分析基础，重点阐明了解剖学在定性分析中的作用，要重视关节的运动形式、肌肉的协作关系、肌肉的工作条件、肌肉的工作性质以及多关节肌的特点。第二节“定量分析方法”讲述了定量分析的一般过程、定量层次分析基础，重点阐明了定量分析的一般方法。第三节“仿真分析方法”讲述了仿真分析一般过程、仿真人体建模基础，重点阐明了人体建模的一般方法。

运动技术诊断的分析方法主要包括三种：定性分析、定量分析和仿真分析。定性分析是指观察者对运动技术仅凭感觉来评价，在体育教学、运动训练、力量及体能训练中最常采用定性分析方法；定量分析则是指研究人员对运动技术进行测量、根据量化数字来评价；仿真分析是指研究人员利用计算机在虚拟环境里对运动技术进行模拟评价。定性分析与定量分析、仿真分析的区别是有无量化数字，定量分析和仿真分析的区别则在于定量分析只是分析现实存在的运动技术的量化数字，对已完成的运动技术进行评价；而仿真分析则是可以修改数据虚拟人体运动，对还未试验的运动技术进行预测、评价。

第一节　定性分析方法

体育教师和教练员经常利用感觉对运动技术进行定性分析，主要是在现场观察学生和运动员的运动技术表现，经常也利用摄像机对运动技术的录像进行观察，用大、小、快、慢、高、低、长、短等比较性的描述词汇来评价学生和运动员的运动技术。

一、定性分析一般过程

定性分析的一般程序多种多样，例如，Knudson 和 Morrison（1997）提出的定性分析模式：准备、观察、评估/诊断和干预；Peter McGinnis（1999）推荐的定性分析模式：描述、观察、评价和指导。这说明把定性分析分为 4 个步骤得到了普遍认可，下面我们对定性分析的一般过程作进一步的阐述。

（一）运动技术的理想模式

作为一个体育教师和教练员，首先对运动技术的理想模式应当有深刻的理解，并在脑海中应当有清晰的理想技术的影像，这是动作技术定性分析的目标。作为定性分析的主体，应该能够区分什么是重要的、什么不重要，什么是正确的、什么不正确，什么是可能的、什么不可能，什么是有效的、什么没有效，什么是安全的、什么不安全，等等。

（二）运动技术的定性观察

在运动现场或通过录像对运动技术进行定性观察，由于录像可以反复观看，因此通过录像观察更容易把握技术的细节。定性观察不仅靠视觉，也靠听觉，因为很多运动技术的节奏感也很强，这种节奏能够显示出技术动作的某些有关时间的东西。另外，定性观察的成效如何与体育教师、教练员的水平有很大的关系。

（三）运动技术的定性评价

把观察到的实际技术与脑海中的理想技术模式进行比较，可对观察到的运动技术的不足和错误之处进行识别，并能够判断这些不足和错误对整个动作技术的影响大小，预测纠正后的效果。

（四）运动技术的定性指导

把通过观察、评价所找到的技术错误反馈给学生和运动员，并要帮助他们设计训练方法和训练手段以切实改正技术错误，提高成绩和预防损伤。

二、定性解剖分析基础

观察人体或肢体运动的速度、角度、方向、幅度、节奏等直观表现是运动技术定性分析的重要一环，而要定性分析出产生这种表现的人体内部原因，则离不开定性解剖分析基础。人体的运动系统是由骨、关节和骨骼肌（简称肌肉）构成，骨杠杆是人体运动的基础结构。对运动技术进行定性解剖分析就是对骨、关节和肌肉的运动规律进行分析。在进行运动技术的解剖分析时，除了应当熟悉人体各种骨、关节、肌肉的形态、结构、功能特点外，还应当重视关节的运动形式、肌肉的协作关系、工作条件、工作性质以及多关节肌的特点。下面重点强调一下定性分析的解剖学基础，因为在定性分析时如果找不到人体外在表现的内部原因，则很难给出诊断结果和改正方法。

（一）关节的运动形式

关节的运动主要表现为人体中的运动环节绕某一关节的运动轴所产生的各种运动。每一关节运动和它的形态结构都密切相关，都可假设是围绕一定的轴进行的，可分为5种运动形式：屈伸、水平屈伸、内收外展、回旋和环转。

运动技术解剖学分析的第一步：明确是哪个环节在绕什么关节作何种运动。例如，持哑铃前臂弯举动作，是环节（前臂）绕关节(肘关节)作屈的动作。

（二）肌肉的协作关系

任何一个动作都是由许多肌肉在神经系统的支配下共同参与相互协助完成的。按肌肉所起的作用不同，可分为原动肌、对抗肌、固定肌和中和肌。

运动技术解剖学分析的第二步：根据关节实际发生的运动，在明确原动肌的基础上，区分对抗肌、固定肌和中和肌，只有上述肌群协调配合，原动肌产生主动力、对抗肌伸展配合、固定肌固定原动肌定点所附着的骨、中和肌抵消原动肌动点所附着骨的多余运动，才能顺利、精确地完成一个动作。

（三）肌肉的工作条件

每一块肌肉至少会跨过一个关节，并附着在相邻的两块骨上，一块是定点骨，另一块是动点骨。定点骨位置相对较为固定，而动点骨相对定点骨则要移动。定点骨和动点骨不是恒定的，而是根据动作的不同发生着变化。肌肉附着的定点和动点决定了肌肉的工作条件，在动作分析和肌肉训练过程中，必须弄清楚近固定和远固定、上固定和下固定以及无固定工作条件的含义。

运动技术解剖学分析的第三步：确定原动肌是在什么工作条件下完成的收缩。

（四）肌肉的工作性质

根据肌肉收缩时长度是否发生变化，肌肉工作可分为两大类：动力性工作和静力性工作。动力性工作肌肉收缩长度发生变化，一般可分为克制性工作和退让性工作。肌肉收缩时，肌力矩大于阻力矩，动点向定点靠拢，肌肉长度缩短，称为向心收缩，即克制性工作。例如持哑铃前臂弯举，肱二头肌和肱肌做的是克制性工作。反之，肌肉收缩时，肌力矩小于阻力矩，动点远离定点，肌肉长度伸长，称为离心收缩，即退让性工作。静力性工作肌肉收缩时长度不发生变化，一般可分为支持工作和固定工作。

运动技术解剖学分析的第四步：确定原动肌完成的工作性质。

（五）多关节肌的特点

跨过一个关节的肌肉称为单关节肌，例如肱肌、肘肌等；跨过两个以上关节的肌肉称为多关节肌，例如肱二头肌、肱三头肌、股直肌、腘绳肌等。多关节肌一般都比较长，能对两个以上的关节起作用，其重要的特点表现为：力量性主动不足和伸展性被动不足。

在运动技术的解剖学分析以及设计肌肉训练方案时，都要十分重视多关节肌的工作特点，甚至利用多关节肌的力量性主动不足和伸展性被动不足来训练肌肉的力量和伸展性。例如，为了克服股直肌的力量性主动不足，可先屈髋而后再做负重伸小腿训练；为了克服股直肌的伸展性被动不足，可采用跪撑后倒的方法，使股直肌在膝关节处被拉长后再做伸髋动作来进一步拉长股直肌。

（六）定性解剖分析实例

1. 标枪投掷的定性解剖分析

投掷标枪时如果肘关节的位置太低以至于向前时距离身体同侧的肩关节太远，这个动作是不正确的投掷技术。这时来自三角肌前部和标枪的惯性力产生的扭转力矩就作用于肱骨，假如这个扭转力矩太大，肱骨就很容易骨折。为了预防损伤，正确的投掷标枪的技术是肘关节向前时应高于身体同侧的肩关节。

标枪投掷的理想模式：运动员首先进行积极的加速助跑，加速助跑变换到交叉步时，上体要保持稳定，目的是获得最佳的落地姿势，前腿落地前，投掷臂要伸展，标枪出手时，前腿伸直，后腿不能腾空，同时注意标枪出手最佳角度、初始俯仰角度和方向等。了解标枪投掷的理想模式，对运动员投掷技术进行定性观察、作出定性评价进而对运动技术进行定性指导具有重要的意义。例如，王倩（1997）在对世界田径锦标赛标枪投掷技术进行定性分析时指出巴克利投掷臂的延迟动作好、但左腿很不稳定，英格伯格背弓姿势好、但初始攻角过大，曼加尼投掷臂的延迟动作和背弓姿势都好、但交叉步太高、左脚落地时身体左侧打开太大。对运动技术进行定性观察、定性评价的目的是对运动技术进行定性指导，例如标枪投掷最后用力时前腿支撑动作所需的爆发力比后腿高出几倍，因此，需要采取一些专门练习来发展这种支撑能力，例如可以加强各种单腿练习，包括最大力量的练习和腿部的反弹练习等。

2. 撑竿跳高的定性解剖分析

为了提高成绩，发现技术上的问题只是第一步，在某种程度上更重要的是第二步，即设计有效的训练方法来提高训练效果。例如，在撑竿跳项目中，初学者中一个常见的技术问题就是运动员在竿上的动作。撑竿跳运动员在动作的后程无法让臀部超越头部或握竿的手，这妨碍了运动员完成竿上的倒立动作，以致过杆高度不高。教练和老师很容易发现这一技术缺陷，但是多少次地重复告诉运动员把臀部向上抬，运动员仍然纠正不了这个技术缺陷。为什么？原因是大多数年轻的撑竿跳运动员没有足够的肩关节伸肌群力量来完成竿上的倒立动作。技术分析揭示了该技术需要较大的肩关节伸肌群力，而后，就需要我们能够设计有效的训练方法来增大肩关节伸肌群力量以使运动员能够成功地完成这一技术。

撑竿跳高的理想模式：具备较强的助跑速度，积极有力的踏跳能力，强大的肌肉力量，高度的协调性和灵活性以及良好心理素质。针对撑竿跳高的项目特点，对撑竿跳高的重要技术——腾空技术作出定性评价，为运动员训练作定性指导，例如撑竿腾空阶段对运动员上肢力量和核心力量有很大要求，其训练重点主要是腰腹肌、肩带肌、上肢肌力，同时运动员还应具备良好的协调性和灵活性，其协调性与灵活性训练通过体操和空中技巧练习来完成。

第二节　定量分析方法

对于高水平的运动员完成的技术动作，仅凭感觉是很难发现他们运动技术上的问题，因此，定性分析方法不足以达到解决问题的目的。定量分析方法则是利用现代化的测试手段，例如录像解析系统、三维测力台、遥测肌电仪等，对运动技术的某些指标进行量化，用数据来说明问题。

一、定量分析一般过程

（一）运动技术的范围界定

发现技术问题是确定运动技术分析范围的前提。在进行运动技术的生物力学分析时，问题出在哪里，就应当把哪里作为运动技术分析的范围。例如跳远，如果问题是出在助跑，那么，就应当把助跑作为分析的范围，由于助跑是周期性动作，通常把一只脚的两次着地（或离地）之间的间隔作为一个复步（两个单步）来研究；如果问题是出在踏跳，那么就应当把起跳脚着地瞬间开始到它离地结束作为分析的范围。如果问题不是很明确，那么，就应当扩大分析范围。一般地，周期性项目应当至少取其一个动作周期，非周期性项目则应当把整个动作过程作为分析范围。

（二）运动技术的测试实验

在实施运动技术测试实验时，应当根据不同项目的测试要求设计不同的实验方案。可以采用录像拍摄与解析技术或红外运动分析系统来获得运动学量，采用力的传感器、三维测力台等仪器来获得动力学量，采用肌电仪等来获得工作肌群的肌电信号，同时，也可以利用不同形式的同步装置来实现各种测量手段的同步测量。

（三）运动技术的指标量化

要提取运动技术的定量数据，首先就要对运动员的运动过程进行阶段划分，以提取运动技术特征画面。特征画面即为不同动作阶段的临界点，也可以说每两个特征画面（关键时刻）之间的间隔为一个动作阶段。由于研究对象、目的及研究侧重点的不同，动作阶段划分的依据也多种多样。通常确定依据的客观标准是既要能表达动作结构的实际又便于实际测量。一般来说，有 5 种划分动作阶段的依据，即肌肉工作形式（离心收缩和向心收缩等）、作用力的性质（阻力和动力等）、动作方向（前摆和后摆等）、动作的任务与性质（助跑和踏跳等）和人体工作环境（有支撑和无支撑等）。

例如，对跑步进行阶段划分时，可以根据人体工作环境把跑步分为支撑和腾空两个阶段。对支撑阶段进行进一步划分，又可依据作用力的性质分为前蹬和后蹬两个阶段。可以把跑步的着地与离地瞬间、身体垂直瞬间、最大缓冲瞬间等确定为特征画面。

提取运动技术的定量数据是指提取能够反映人体运动特征的特征数据，一方面是特征画面那一时刻所对应的各种关节角度、（角）速度、（角）加速度、力等瞬时值，另一方面是指每两个特征画面之间间隔即动作阶段所对应的上述参数的增量（或减量）。在每个动作阶段当中各种参数的增量反映了在这个运动阶段的运动质量，而由于特征画面的承上启下的作用，使特征画面所对应的各种参数的瞬时值既反映了前一动作阶段的运动结果，又是下一动作阶段的初始条件，具有极高的应用价值。如纵跳当中，人体重心最低点作为特征画面不仅反映了缓冲的质量，同时又是蹬伸阶段的初始条件，而人体重心向上的增量则反映了蹬伸阶段踏跳原动肌工作距离的长短。

提取的运动技术定量数据包括运动学数据、动力学数据和肌肉力学数据等。

运动学数据包括如下的指标：身体姿态、关节角度、环节角度、身体和肢体运动的位移、轨迹、时间、速度、加速度以及运动时身体各环节的相互配合等。例如，跳远运动中，运动员起跳时躯干过分后仰，就会影响起跳力的作用方向与效果；原地纵跳动作中，半蹲姿势起跳所达到的高度要比浅蹲或深蹲跳得高，因为半蹲时，膝角为 100°～110°，伸膝肌的肌力矩最大；投掷项目中，提高投掷时器械的出手速度会直接影响投掷成绩；跳高运动中支撑腿进行起跳动作时，两臂及摆动腿配合起跳腿做摆动动作，肢体摆动动作的幅度、摆动方向及摆动的加速度大小，对增大起跳力量、提高起跳效果有着重要的影响。

动力学数据包括如下的指标：力的大小、方向、稳定性、动态力的变化速率，冲量、功、功率、能量，以及增加动力利用率和减小阻力的技巧等。身体运动方向及路线是否合理，取决于用力方向的正确性。在射箭、射击等需要精细控制的动作技术中，肌肉用力的稳定性对动作质量有重要的影响。需要爆发力的项目中，力的梯度、功率是决定完成动作质量的关键性指标。在运动时，对某一运动员来说，他所产生的肌肉力及获得的外力的大小是一定的，但对于它们的利用率则可以有很大的不同。例如，用同样大小的力投掷铅球时，若出手角接近 42° 则比出手角为 30° 时投得远；短跑运动员摆动腿着地时，若支撑点与重心投影点的距离较小，其阻力也较小；做原地纵跳练习，当下蹲到最低点时，不停顿地做蹬伸动作，所起跳的高度比稍停片刻跳的高度高。

到目前，生物力学分析中的肌肉力学指标一般是指肌电信号，其指标主要来自时域分析和频域分析两种方法。时域分析直接对时间变量进行分析，不涉及任何非时间的自变量，其指标主要包括平均肌电（AEMG）、均方根振幅（RMS）、最大峰值、激活顺序等。频域分析就是分析肌电信号的频率特性，也称之为频谱分析。如信号的带宽、平均功率频率（MPF）、中位频率（MF）等。

（四）运动技术的定量分析

根据生物力学原理，结合项目特点，对所提取的定量数据进行定量分析，以揭示运动技术的生物力学特征，确定影响运动技术的关键性环节。例如，跳高或跳远的起跳动作分为缓冲与蹬伸两个阶段。在比较哪一个阶段更重要时，可以在起跳力的测试数据中找到答案。在跳高、跳远起跳垂直力总冲量中，缓冲阶段占87%以上，因此缓冲阶段对起跳动作起的作用最大，是起跳动作的关键性环节。

（五）运动技术的错误纠正

根据运动技术定量分析的结果，指出所测试运动员动作技术的问题所在，并应提出有效的训练措施，帮助运动员改正动作技术中存在的问题，以提高运动成绩和预防运动损伤。

二、定量层次分析基础

对运动技术进行定量分析，首先要明确需要定量的影响运动技术的因素有哪些。为了探讨影响运动技术的因素模型，一般可以考虑采用层次分析法（analytic hierarchy process，AHP）。该法是由 Saaty 等在 20 世纪 70 年代创立的一种定性和定量相结合的系统化、层次化的分析方法，是将人的主观判断用数量形式表达和处理的方法。这种方法的最大优点就是从逻辑上能够保证建立合理的因果关系，克服统计处理中的任意性，所分析的因素变量不易遗漏或重复考虑。由于人的运动是一个客观的物理过程，每个因素都可以定量化，因此，在运动技术分析时完全可以借用层次分析法递阶层次结构的思想，而不需要人为地判断各因素之间的相互重要关系以便把定性问题转化为定量问题。事实上，这种层次分析方法在前面讲的定性分析和后续要讲的仿真分析中都可以采用。运动技术诊断层次分析的一般程序为：确定分析目标→分解影响因素→计算相关系数→进行分析讨论，在分解影响因素时需分层次进行。下面，我们结合短跑和推铅球两个项目对层次分析法进行简单的应用，在本章中仅确定分析的目标，并对目标进行相应的影响因素分解，建立影响因素的层次模型，略去目标与因素之间相关系数的计算。

（一）跑的层次分析模型

跑的目标就是追求最大的水平速度，跑的水平速度是跑的分析目标。影响水平速度的因素有步长和步频，这是第一层次的影响因素。把第一层次的影响因素又作为分析的目标，那么，影响步长的因素有离地距离、腾空距离和着地距离（图6-1），而影响步频的因素为支撑时间和腾空时间。这些因素构成了第二层次的影响因素。依次下去，则可建立影响水平速度的因素层次模型，如图6-2所示。

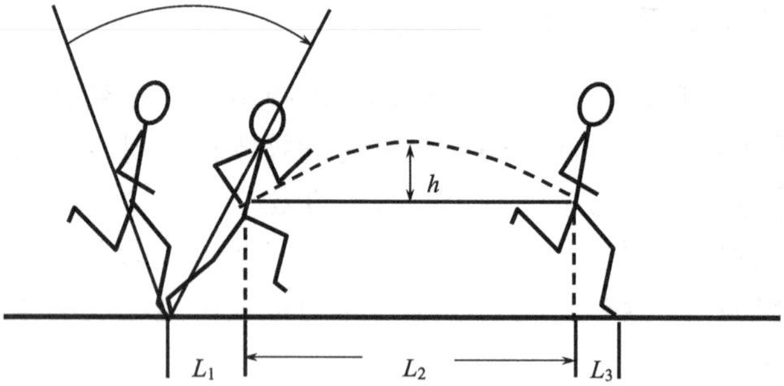

图6-1　跑的动作简图

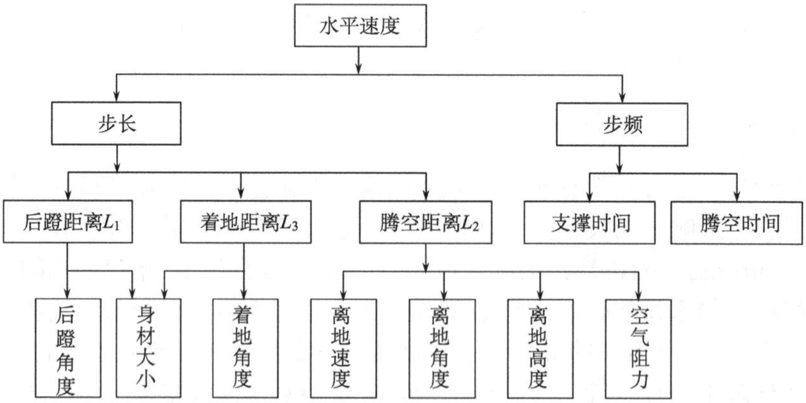

图6-2　跑的因素层次模型

（二）投的层次分析模型

投掷的目标就是追求最大的投掷远度，投掷远度是投掷的分析目标。以推铅球为例，影响投掷远度的因素有铅球出手前的距离和出手后的距离（图 6-3），这是第一层次的影响因素。依次下去，可建立推铅球的因素层次模型（图 6-4）。

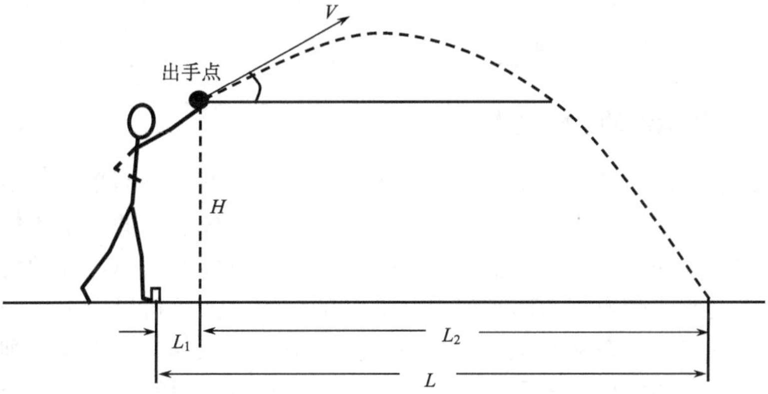

图 6-3　推铅球的动作简图

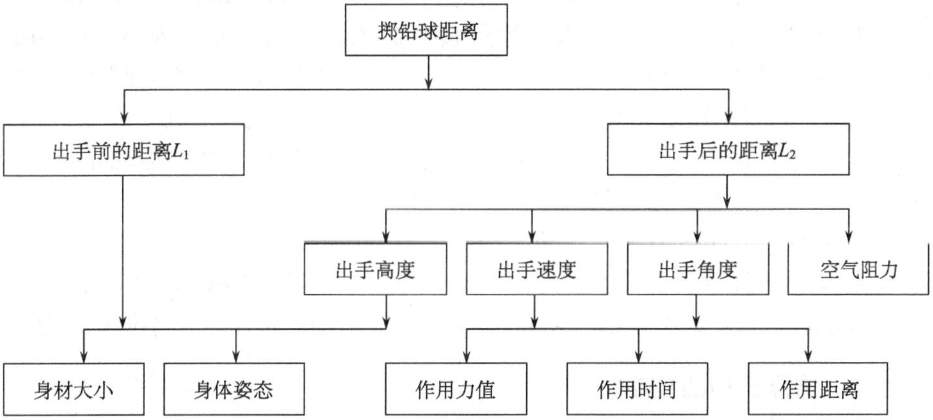

图 6-4　推铅球的因素层次模型

第三节　仿真分析方法

计算机的出现对科学和工程技术的发展产生了深远的影响，使人们能够对复杂事物和复杂系统建立模型并利用计算机进行求解，这些手段和方法逐步形成了计算机仿真技术。“仿真”一词即模仿真实，该技术有许多优点：①可以预演或再现系统的运动过程或运动规律；②可以对无法直接进行实验的系统进行仿真试验研究。运动技术的仿真分析方法是指利用计算机对人体的运动进行模型建立和模型分析，通过设置运动的初始条件、边界条件等参数对人体的运动进行预测分析的方法。对运动技术进行仿真分析具有安全、便捷、高效的特点，其研究对象是人体，因此仿真分析对于改进运动技术具有更加重要的意义。

一、仿真分析一般过程

（一）人体运动的力学建模

在理解运动性质的基础上，对整个人体或部分环节进行力学建模是计算机仿真分析的第一步工作。由于人体的极其复杂性，在人体运动的力学建模过程中，就要求抓住事物的主要矛盾，忽略次要因素，否则很难完成人体运动的力学建模。例如，如果要研究骑自行车爬坡时身体质量的作用，人体可以模拟成一个质点。而如果要研究骑自行车从平地到上坡下肢双关节肌激活的转换规律，则需要建立一个包括多环节和肌肉的复杂下肢模型。为了模拟跑、跳等带有碰撞类的动作，可以用质量—弹簧模型（mass-spring models）来模拟人体。考虑到人体是由黏弹性材料组成的，采用质量—弹簧—阻尼模型（mass-spring-damper models）模拟人体运动的效果会更好。目前，大多数仿真分析还是采用多刚体模型（multi-rigid body models）来模拟人体的运动，只是根据问题的不同需采用不同刚体数目的人体模型，另外，刚体模型还有二维、三维之分，人体的运动主要在一个平面内（例如百米跑、跳远等），建立二维的多刚体模型即可。如果人体的运动是在一个立体的空间中（例如掷铁饼、跳高等），则需要建立三维的人体模型。

对建立的模型还应写出其运动方程式，自 20 世纪 60 年代以来，人们已经发展了建立多刚体数学模型的多种方法，如牛顿—欧拉法（Newton- Euler）、拉格朗日法（Lagrange）、凯恩法（Kane）等。可根据实际情况选用不同的方法。

（二）仿真运动的程序实现

20 世纪 40 年代计算机诞生以后，出现了计算机仿真技术，它的发展也促进了建模技术的发展，建模与仿真日益紧密，互不可分。对人体运动的力学建模完成之后，接下来就是要在计算机上求解运动方程式，实现人体运动的计算机仿真。可自行利用计算机语言对仿真程序进行软件编制，也可利用一些现成的应用软件来完成这项工作。例如，ADAMS，即机械系统动力学自动分析(automatic dynamic analysis of mechanical systems)，该软件是美国 MDI 公司(Mechanical Dynamics Inc.)开发的虚拟样机分析软件。可利用 ADAMS 完成人体运动的计算机仿真实现。也可以利用 Matlab 中的 SimMechanics 实现。SimMechanics 为多体动力机械系统及其控制系统提供了直观有效的建模分析手段，一切工作均在 Simulink 环境中完成。

（三）运动技术的仿真实验

对运动技术进行仿真实验即是通过设置力学模型的基本参数以及人体运动的初始、结束以及边界条件，在计算机虚拟环境中实现人体的运动。在计算机虚拟环境中，可以通过方便地修改各种参数预演人体的运动以预测运动的结果，具有安全性、便捷性、高效性的特点。例如，如果要研究一个体操运动员空翻的圈数，让运动员直接去试验显然很容易造成运动员的损伤，严重的会有生命危险。而先在计算机上对该运动员进行仿真试验，待仿真实验成功后再让运动员去真实的试验，则会大大地降低完成技术失败的几率。除了安全因素以外，还有一些实验是在真实环境下不易甚至无法进行的，这种实验也可在计算机上进行仿真实验。例如，要研究增加肘关节伸肌力量对提高投掷成绩的作用，在计算机上可通过修改相关参数来进行仿真实验以达到研究目的。而在实际中让投掷运动员去训练，往往是肘关节伸肌力量提高的同时会伴有其他肌肉力量的增加，这就很难说清楚投掷成绩的提高与肘关节伸肌力量之间的关系到底有多大。由于计算机仿真实验便捷、高效、无损耗的优势，该方法对运动技术的最优化具有重要的现实意义。例如，可以确定不同运动员投掷的最优化动作形式、不同类型的人最经济的走的频率等。

（四）真实试验的验证分析

仿真实验还只是“纸上谈兵”，仿真实验的最终目的是利用仿真实验结果去指导真实的人体运动，让运动员对经过计算机仿真实验的运动技术进行真实的试验，以达到改进技术、预防损伤的目的。把真实试验与仿真实验的结果进行比较，一方面是仿真实验指导了真实试验，另一方面真实试验也验证了仿真实验。一旦仿真实验结果可以取代真实试验数据，说明可以通过计算机仿真实验来预测人体的运动，仿真分析是成功的。若是二者不符甚至相差很大，则必须重新审视仿真分析前面的几个过程。由于仿真实验具有较大的局限性，例如：力学建模的近似性、数学求解的困难性、人体系统的适应性等，从仿真实验到真实试验可能会存在假象，因此，在利用仿真实验结果指导真实试验时应采取非常谨慎的态度，尤其是对人体会产生危险的运动技术，要留有余地，不可草率行事。

二、仿真人体建模基础

在计算机仿真分析中，对人体运动进行力学建模是首要的，因此，我们必须对人体模型有一个清楚的了解。使用什么样的人体模型应根据不同的研究条件和目的而定，我们常用的人体模型主要为人体多质点模型和人体多刚体模型，另外还有质量—弹簧—阻尼模型、神经—肌肉—骨骼模型等。前两种模型所需要已知的环节惯性参数类型不同，前者仅需要已知环节的质量和质心位置即可，而后者还需要知道各环节的转动惯量（回转半径）。由于人体模型是共性的，因此，在确定了采用什么样的人体模型和已知了其环节惯性参数之后，就需要根据研究对象的个体特征对人体模型个性化，即把共性的人体模型应用到个性化的研究对象身上。

（一）人体多质点模型

质点是具有一定质量大小而几何形状和尺寸大小可以忽略不计的物体，是一个理想的物理模型。一般说来，如果不涉及人体的转动和形变，只研究人体平动部分，就可忽略人体的形状、大小和内部结构，把人体简化为质点。例如，要研究 100m 跑时运动员身体的上下起伏情况，此时可把人体简化为质点，把人体运动简化为人体重心的运动，这样一来，就可以通过人体重心在 100m 跑过程中的运动轨迹来反映运动员身体的上下起伏情况。人体重心的运动轨迹即为人体重心在一定时间内的运动路径。当研究人体肢体的运动情况时，有时我们也可以把人体的肢体（环节）看成质点。我们可以把这样的人体模型称为多质点模型，也叫环节链模型，如图 6-5 所示，该模型的主要特点是：①每个环节的相对质量一定，并集中于其质心上，而且质心位于环节纵轴某一确定位置上；②在运动过程中质心于环节纵轴上的位置不变；③两个环节以球铰相连，但它的功能与人体解剖结构相符。

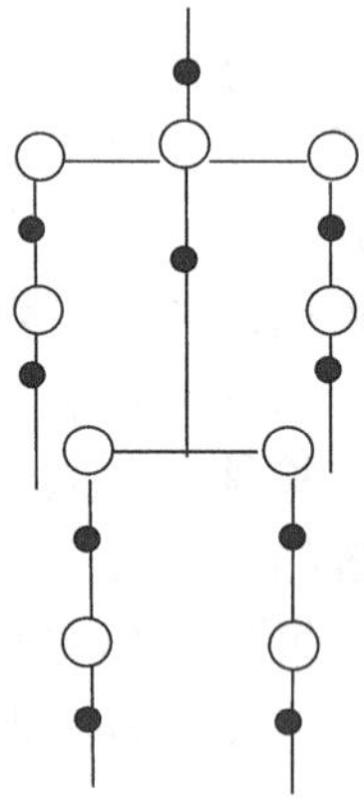

图 6-5　人体多质点力学模型（——表示环节，○表示关节中心，●表示环节质心）

事实上，凡是提供人体环节质量和质心位置（质心半径）数据的人体惯性参数均可建立人体多质点模型，如布拉温-菲舍尔参数、松井秀治参数、扎齐奥尔斯基参数、郑秀瑗参数等均可建立相应的人体多质点模型。

（二）人体多刚体模型

如果研究的问题涉及转动，就不能不考虑到人体的形状和大小，就不能再将人体抽象为质点，而应视为刚体，即由相互间距离始终保持不变的许多质点组成的连续体。在工程技术中，对于变形很小的物体或虽然有变形但不影响整体运动的物体都可以简化为刚体。在研究人体整体的倾斜程度、旋转速度等问题时可以把人体简化为刚体，如高台滑雪运动员飞跃的空中姿态、自行车的骑姿等。

当研究涉及环节的转动时，就不能不考虑环节的形状和大小，因此，可把环节简化为刚体。由于人体是由多个环节构成，把这样的人体模型可称为多刚体模型。该模型的主要特点是：①人体各环节均由具有相同的密度及简单几何形状的刚体构成；②刚体之间由球铰相连接；③不考虑组织变形及器官的不对称性。

最为著名的多刚体模型是美国的汉纳范（Hanavan）于 1964 年公布的多刚体模型。该模型是一个由头、上下躯干、左右大腿、左右小腿、左右足、左右上臂、左右前臂、左右手 15 个环节，通过球铰连接的人体模型。其中头模型为一正椭圆球，上下躯干模型为正椭圆柱，手模型为球体，大腿、小腿、上臂、前臂、足模型为平截头正圆锥体，如图 6-6 所示。环节尺寸包括踝围、腋下臂围、臀厚、胸宽、胸厚、肘围、拳围、前臂长、足长、膝围、头围、髋宽、肩高、坐高、内踝高、身高、胸骨下缘高、大腿围、胫骨高、转子高、上臂长、体重、腰宽、腰厚、腕围 25 项人体体态参数。各环节质量分配依巴特（美）1957 年发表的回归方程计算。经与 66 名男性受试者用巨型复摆测出的实测值比较，证明该模型具有良好的个体化特征。

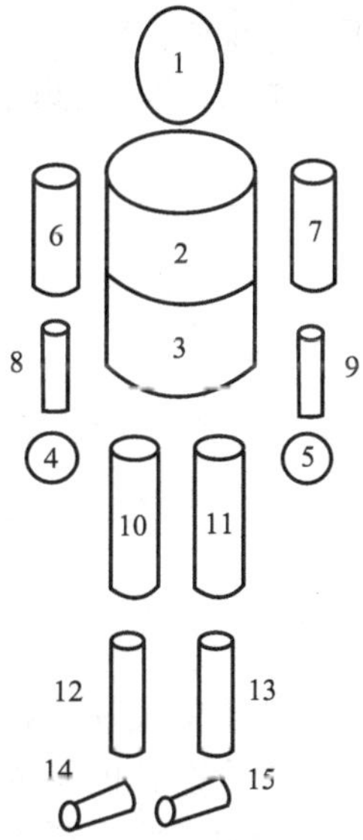

图 6-6　汉纳范人体模型

事实上，中国的郑秀瑗教授也于 1998 年公布了她建立的中国人的多刚体模型。她领导的课题组用实测的各环节回转半径来判断，哪种模型设计最为合理，更为符合实际。通过实测数据可以看出，男性除上躯干外，其他环节对以形心为坐标原点的额状轴与矢状轴的转动惯量及回转半径没有显著性差异，所以在设计大部分环节模型的形状时，采用截圆锥形，而头可视为椭球。但男性上躯干最好设计为椭圆截锥。而女性的全部躯干均呈椭圆截锥型，其他环节与男性相同。这与中国青年胸大肌和背阔肌不发达有关，女性更甚之，这是不同民族具有不同体态特征的缘故。事实上，所有提供环节转动惯量的人体惯性参数均可建立多刚体模型，如苏联的扎齐奥尔斯基、美国的昌特勒等，只是不必探究各环节的具体形状。

（三）人体模型的个性化

根据不同的研究目的和实际情况，选定了不同类型的人体模型，如多质点模型、多刚体模型等，还应当使人体模型这个“复制品”与真实人体的“原型”越接近越好，即进行人体模型的个性化。目前的办法是：利用各个作者提供的环节重量、重心位置以及转动惯量的各种数学方程，代入所需的受试者各种参数，如受试者体重、身高及各环节的长度、维度、宽度等，以计算受试者各环节的惯性参数，作为所建人体模型的各环节惯性参数，这个过程就是人体模型的个性化。

（四）仿真人体建模实例

1. 人体刚度的仿真建模

人体在跑、跳过程中，人体的刚度是影响动作效果的重要因素。早期单纯用多刚体模型研究人体的冲击运动，由于无法考虑人体组织黏弹特性对冲击性运动的影响，故具有较大的局限性。如何更加真实地模拟人体刚度的大小和规律，人们进行了不断地探索。首先开始采用的是质量-弹簧模型，即一个质量球连在一个弹簧上，但这种模拟产生的地面反作用力曲线形状像一个倒过来的抛物线，如图 6-7 所示。

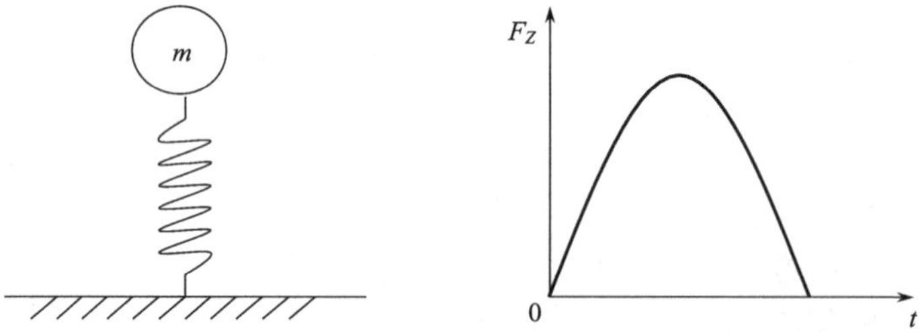

图 6-7　质量—弹簧模型及其垂直地面反作用力曲线

上图不能反映人体与地面碰撞后再弹起的真实情况。典型的人体与地面碰撞后从缓冲到蹬伸的地面反作用力曲线形状是开始的一个尖峰后面接着一个大的更圆滑的峰值。为了模拟出这个结果，人们又把人体模拟成一个质量—弹簧—阻尼模型，如图 6-8 所示。这是一个能量耗散元件，它可产生更接近实际的双峰地面反作用力。

质量—弹簧—阻尼模型用弹簧模仿能够自由伸缩的肌肉，根据合适的控制函数和激励信号使肌肉产生力和力矩，从而引起被激励部分的运动。该模型既能够

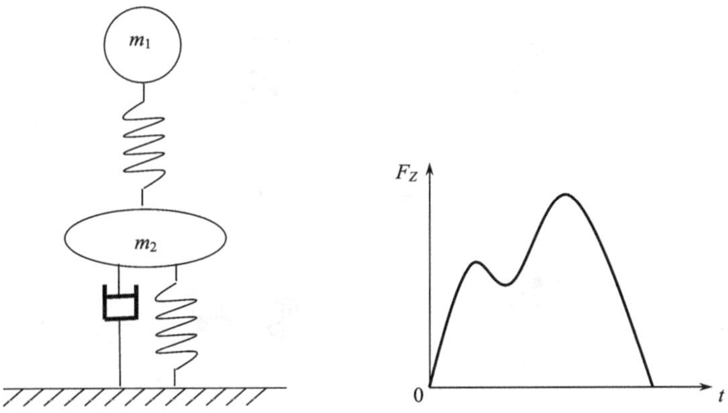

图 6-8　质量—弹簧—阻尼模型及其垂直地面反作用力曲线

满足牛顿定律，又考虑了人体的肌肉变形，多用于评估和预测人体的振动特性及振动对人体各器官、各系统所造成的影响。该模型的局限性是：弹簧、阻尼多为常值，不能反映关节角度和肌肉活动受力时的快速变化，无法体现神经—肌肉的调节作用，也不能反映人体的空间运动过程。例如，Gruber 等（1987）在研究原地起跳地面冲击负荷时将人体质量分布定义为刚性质量和颤摆质量，并将它们分别代表为刚体（骨骼）和非刚体（肌肉和其他软组织）质量，并采用骨骼质量计算公式来计算相应的质量参数。实际上不同冲击运动中人体质量分布以及刚度和阻尼特性在神经肌肉协调控制下具有可变性，因而这种预先设定参数缺乏科学性。

裘艺等（2007）通过实测的输出力值和运动学的数据并结合人体系统建模来对个体不同冲击状态下系统模型质量—弹簧—阻尼特性参数进行系统辨识。该研究将人体简化为带有 1 个颤摆质量和 1 个刚性质量的 1 个自由度集中参数物理模型（该模型不要求具备具体的解剖意义，一般说描述系统的参数与具体的生理和解剖参数不具有等同性。系统参数表现的意义与工程结构相关参数类似，反映了器官、组织、人体对外界负荷反应的整体结构特性），用状态空间法导出相应的数学模型，采用 n4sid 子空间系统辨识方法得到广义状态方程，进一步借助约束优化方法求解模型力学元件参数估值。参与缓冲的颤摆质量随落地高度的增加而增大，弹性、阻尼元件参数估值有一适宜的范围，仿真计算输出量与实际人体系统输出量有更好的拟合度。

2. *人体步态的仿真建模*

在人体步态研究中，开始把人体模拟成为一个简单的两环节模型。该模型是一个倒摆模型（inverted pendulum model），包含的两个环节一个是足，另一个是身体的其余部分（简化为集中在一个点上）。在研究下肢步态运动对人体质心运动的影响时，芝加哥西北大学的 Steven 等（2004）发表了三连杆人体简易模型（图 6-9）。

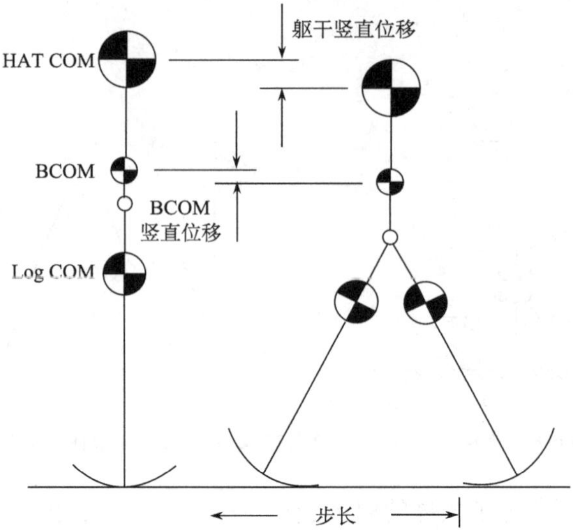

图 6-9　三连杆人体模型（Steven et al., 2004）

建立的 4 个环节人体模型包含足、小腿、大腿和头—臂—躯干（HAT）4 个环节，7 个环节的人体模型包括两足、两小腿、两大腿和头—臂—躯干（HAT）。在研究人体的防跌倒问题时，美国伊利诺伊大学芝加哥分校 Yang 等（2010）发表了利用 7 个环节、9 个自由度（图 6-10）的人体模型。

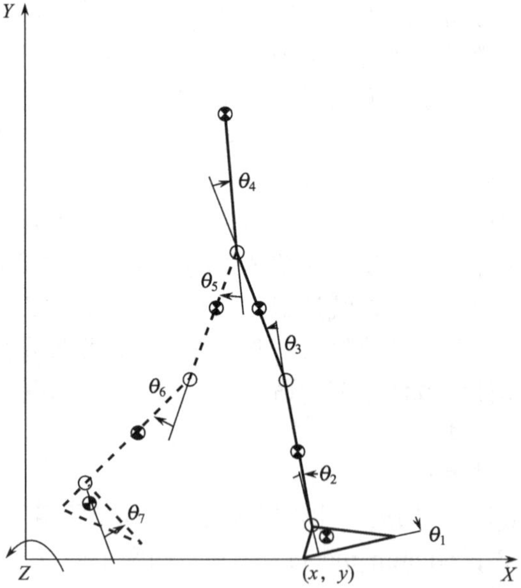

图 6-10　7 环节、9 自由度人体模型（Yang et al., 2010）

在仿真分析过程中，他们首先对人体行走进行模型，利用逆向动力学方法从足底反作用力和下肢各环节惯性参数以及运动学数据中反算出下肢各关节的肌力矩。然后，再利用前向动力学方法通过系统地增加或减小支撑下肢髋、膝、踝关节的肌力矩来观察人体质心和支撑面的位移、速度以及质心稳度的变化趋势，以确定支撑下肢各关节肌力矩对下肢单支撑阶段重获稳定性和阻止突然滑倒的影响。这个仿真过程是从左足尖离地开始到左足跟触地结束，右侧为支撑腿，左侧为摆动腿。研究结果表明：支撑腿各关节肌力矩对人体质心的速度影响较小，但膝关节屈肌力矩和髋关节伸肌力矩可实实在在地减小支撑面的向前速度，并提高质心的稳度，并且膝关节屈肌力矩的作用要比髋关节伸肌力矩大。要获得这样的规律一般需要系统地改变关节肌力矩的大小来看引起的变化，在计算机仿真分析中容易获得，但在人的真实试验中却很难得出这样的结论。

3. 跳跃动作的仿真建模

早在 1989 年，上海交通大学的洪嘉振就公布了利用他们自行研制的“人体腾空运动仿真软件系统”对上海少体校某跳高运动员的过杆动作进行的研究。它采用汉纳范（Hanavan）多刚体人体模型对该运动员进行人体模型的个性化。在建立人体运动多刚体模型时，首先要求获取受试者身体环节的 25 项形态指标，然后运用汉纳范模型计算人体各环节惯性参数，最后运用这些参数建立人体运动的多刚体模型。在利用仿真软件系统对过杆技术进行仿真研究时，他们发现该运动员在过杆阶段的 0.08～0.24s 期间，收腹过早，头部也没有保持后仰，以至于抬头、抬腿均过高，根据人体重心腾空后轨迹不变的原理，势必造成臀部下降，不利于形成良好的背弓技术。然后，对过杆的仿真动作进行修改，减少过杆时头与腿抬起的高度，修改后的过杆动作明显抬高了过杆时臀部及背部的高度，从图 6-11 可以看出，修改后的过杆动作较修改前身体与横杆的距离明显拉大。

郑秀瑗等（1995）完成了跳远动力学仿真研究与踏跳参数的最优化设计，在该研究中首先建立了一个以 6 个刚体组成的跳远运动员的刚体模型。该模型把头、躯干与上肢视为一个刚体，其他刚体为左、右大腿，左、右小腿及支撑腿的足。由于踏跳为跳远中的关键动作，因此着重分析踏板时的碰撞问题。用 Lagrange 碰撞方程推导出适用多刚体踏跳碰撞的仿真方程。通过改变踏跳的参数，用仿真方程分析出影响跳远成绩的主要因素。结果显示：减小着板角和增大离板角是提高跳远成绩的主要措施。

伍勰（2007）对跳远起跳动作进行了计算机仿真研究。将人体划分为 8 个刚体环节，即起跳腿的足、小腿和大腿，摆动腿的大腿和小腿（含足），上肢的上臂和前臂（含手，左右侧上肢动作对称，故合而为一），以及躯干（含头），足与地面相接触时，地面被处理为一（黏）弹性体。由于起跳具有冲击性，为了能在一定程度上减小刚体模型所带来的误差，故将躯干的一部分质量凝聚为颤摆质

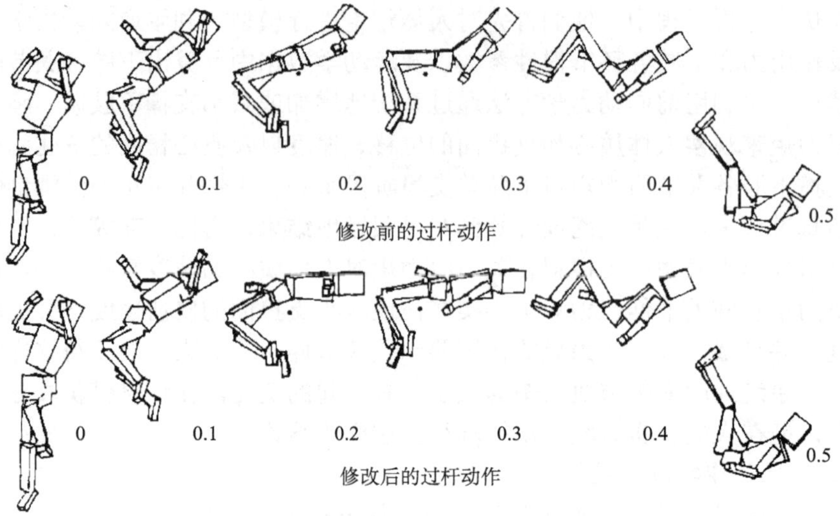

图 6-11　过杆动作仿真研究（洪嘉振，1989）

量以在人体受到冲击时起缓冲作用，并在计算机上进行仿真。结果表明，研究所建立的起跳模型基本反映了人体在受到外界冲击时的缓冲特性，弥补了以往研究中采用力学碰撞理论来解决冲击问题所带来的不足之处。同时，也解决了以往研究不能完全得到地面约束反力或得到的地面力与真实情况相距较远的问题。

主要参考文献

白士红, 李晓雷, 张春林. 2004. 人体动力学模型建立方法的研究. 机械设计与制造, 4:7-9.

弗拉基米尔 M 扎齐奥尔斯基. 2004. 运动生物力学. 陆爱云, 译. 北京: 人民体育出版社.

顾德明, 缪进昌. 2006. 运动解剖学图谱, 第二版. 北京: 人民体育出版社.

洪嘉振. 1989. 运动生物力学计算机仿真研究. 体育科学, 3: 56-60.

姜启源. 1993. 数学模型. 北京: 高等教育出版社.

金季春, 刘卉. 2007. 运动生物力学高级教程. 北京: 北京体育大学出版社.

李良标, 吕秋平、谭订,等. 1991. 运动生物力学. 北京: 北京体育学院出版社.

李世昌, 马楚虹, 王和平,等. 2006. 运动解剖学. 北京: 高等教育出版社.

李世明, 刘学贞, 许全盛. 2002b. 沙滩排球与室内排球扣球起跳阶段人体重心运动特征的生物力学对比研究. 中国体育科技, 38 (2):32-34,49.

李世明, 刘学贞. 2002a. 沙滩排球扣球起跳动作协调性特征的运动生物力学研究. 西安体育学院学报, 19 (1): 62-64, 67.

李世明, 石凤莉. 2007. 不同走步姿态的运动生物力学对比分析. 天津体育学院学报, 22 (6): 504-508.

裘艺, 伍勰, 张胜年, 等. 2007. 用系统辨识研究人体落地冲击时身体组织的被动缓冲特性. 医用生物力学, 23 (3): 208-215.

王倩. 1997. 1995 年世界田径锦标赛掷标枪技术生物力学分析. 田径, 2: 16-19.

伍勰. 2007. 跳远起跳动作的计算机模拟. 体育科学, 25 (11): 92-95.

徐立, 郭巧, 陈海英. 2004. 虚拟人体运动系统建模方法研究. 系统仿真学报, 16 (8): 1789-1793.

严波涛. 2001. 一种程序化运动技术诊断和评定指标确定方法的探讨. 体育科学, 21 (6): 82-87.

袁士杰, 吕哲勤. 1992. 多刚体系统动力学. 北京: 北京理工大学出版社.

郑秀瑗, 吴艾宁, 孙国光, 等. (1995). 跳远动力学仿真与踏跳参数的最优化设计. 体育学刊, 2: 65-67.

Arend S, Higgins J R. 1976. A strategy for the classification, subjective analysis and observation of human movement. Journal of Human Movement Studies, 2:36 52.

Benno M N, Liu W. 1999. The effect of muscle stiffness and damping on simulated impact force peaks during running. Biomechanics, 32: 849-856.

Brown E W. 1982. Visual evaluation techniques for skill analysis. Journal of Physical Education, Recreation and Dance, 53(1):21-26, 29.

Burton A W. 1998. Movement skill assessment. Champaign, IL: Human Kinetics.

Chapman A E, Fraser S. 2008. Biomechanical analysis of fundamental human movements. Champaign, IL: Human Kinetics.

Gard S A, Miff S C, Kuo A D. 2004. Comparison of kinematic and kinetic methods for computing the vertical motion of the body center of mass during walking. Human Movement Science, (22):597-610.

Gruber K, Denoth J, Stuessi E, et al. 1987. The wobbling mass model. In: Jonsson B (Ed.), Biomechanics X-B. Champaign, IL: Human Kinetics Publishers, 1095-1105.

Hatze H. 1981. A comprehensive model for human motion simulation and its application to the take-off phase of the long jump. Biomechanics 14,135-142.

Hay J G. 1984. The development of deterministic models for qualitative analysis. In Shapiro R, Marett J R (Eds.). Proceedings: Second National Symposium on Teaching Kineiology and Biomechanics in Sports. Colorado Springs: NASPE. 71-83.

Hemami H, Farnsworth R L. 1977. Postural and gait stability of a planar five link biped by simulation. IEEE Trans. Autom. Control AC-22,452-458.

Hemami H. Weimer F C, Koczekani S H. 1973. Some aspects of the inverted pendulum problem for modelling of locomotion Systems. IEEE Trans. Autom, Control, AC-18, 658-661.

Knudson D V. Morrison C S. 1997. Qualitative Analysis of Human Movement. Champaign, IL: Human Kinetics.

Knudson D, Morrison C. 1997. Qualitative Analysis of Human Movement. Champaign, IL: Human

Kinetics.

McGinnis P. 1999. Biomechanics of sport and exercise. Champaign, IL: Human Kinetics.

Onyshko S, Winter D A. 1980. A mathematical model for the dynamics of human locomotion. Biomechanics, 13:361-368.

Osu R, Gomi H. 1999. Multi-joint muscle regulation mechanisms examined by measured human arm stiffness and EMG signals. Neurophysiology, 4: 1458-1468.

Winter D A. 2005. Biomechanics and motor control of human movement, Third Edition. New York. A Wiley- Interscience Publication. John Wiley & Sons, Inc.

Yang F, Pai Y C. 2010. Role of individual lower limb joints in reactive stability control following a novel slip in gait. Journal of Biomechanics, 43:397-404.

第七章　运动技术诊断的数据处理

定性指导的背后是精确的定量分析，运动技术诊断需要各种各样的数据处理方法。常规的统计学只适用于“大样本不确定性问题”，对于“少数据不确定性问题”则需要采用灰分析的方法；对于给出实际问题，从众多的方案中选出最优方案的求最优解问题，则需要采用最优化方法；对于线性回归、曲线拟合无法很好解决的复杂非线性问题，可尝试建立具有自学习功能的人工神经网络模型。当然，数据处理的方法有很多，并且在不断地发展中，本章仅举几例以作示例。希望通过大家的共同努力，能够把更多的数据处理方法科学、合理地引入运动技术诊断领域。

第一节　统　计　学

通常，对于样本量大、数据多但缺乏明显规律的问题，即“大样本不确定性”问题，适合采用数理统计的方法对运动技术诊断数据进行各种统计学处理。

一、统计学的基本原理

一般来讲，统计学包括研究设计、描述统计和推断统计。

（一）研究设计

在运动技术诊断开始前，应对受试者的选择、待测项目、测试手段、控制因素及试验后的数据处理等问题都要进行周密的设计。譬如：显著性水平的预确定、样本含量的预确定、统计方法的预选择等都需要在研究设计中完成。

1. 显著性水平的确定

统计学并不能够避免抽样误差和小概率事件的发生，因此，每一个统计学问题都有它的显著性水平。首先，要明确显著性水平应当是在研究设计中确定，而不是事后根据计算结果再确定，这是一个程序和概念问题；其次，显著性水平的大小应如何确定。我们都知道，显著性水平确定的依据是准备冒多大判断错误的风险，习惯上定在 0.05 或 0.01 水平上。但这不应是固定的，对发生判断错误的后果严重性愈大，所冒的风险应愈小，显著性水平也应愈小；反之，显著性水平可以定得大一些。有些问题，如可能产生运动创伤，定义在 0.01 水平上也不够，还应定得更小一些；相反，有一些研究，如仅为动作技术优劣的判定，定在 0.10 或

0.20 水平上也是可以的，前面可以说是十拿九稳，后者是有八成把握。

2. 样本含量的确定

预先确定样本含量意义重大。一般来说，样本愈大愈近似总体，但样本太大则需要投入更多的人力、物力，样本太小又不能满足可靠性的要求。样本含量的确定原则是以满足实验结果的可靠程度要求为准则。目前的运动技术诊断，有些测试手段还没有达到完全的自动化，譬如，影像解析系统，关节点坐标的获取需要人工判读，如果盲目地增大样本含量，无疑增大了数据采集与处理的工作量；另外，有些研究最好能以高水平运动员为研究对象，而由于条件限制，许多研究的样本含量又太小，不足以揭示高水平运动群体的动作技术原理。根据 Cohen（1988）和 Li（1999）的研究表明：在运动技术方面，5 人的样本含量已包含了运动员整体技术特点的 80%以上。因而，即使要对高水平运动员进行技术分析，样本含量也不应低于 5，对高水平运动员的个案分析除外。

样本含量的确定需要考虑两方面的因素：一是总体标准差（σ）的估计值大小，它是反映总体中个体分散程度的统计量，σ 值愈大抽得的样本的统计量对总体参数估计的可靠性愈低，则需较大的样本，反之，样本含量可以降低；二是要求犯第一类错误（α）和第二类错误（β）的概率（p）允许误差的大小。

3. 统计方法的选择

统计方法种类繁多，要根据拟解决的问题选择合适的统计方法，避免统计方法的滥用、误用。在进行统计方法的选择时，应注意以下两点：

（1）变量层次。从测量的角度看，变量的层次由低到高依次为定类变量、定序变量、定距（或定比）变量。不同层次的变量之间需要采用不同的数学模型进行数据处理，譬如，在相关分析中，定距变量之间可采用 Pearson 相关系数，定序变量之间可采用 Spearman 和 Kendall 相关系数，Kendall 项主要用于计算定类变量间的秩相关。变量的层次可由高向低转换，反之则不宜。

（2）适用条件。每一种统计方法都有适用条件，例如，t 检验和方差分析的适用条件是“服从正态分布”且“具有方差齐性”，如果数据不满足这两条，则需要采用修正公式。再如，因子分析是从众多的原始变量中构造出少数几个具有代表意义的公因子，这里面有一个潜在的要求，即原有变量之间要具有比较强的相关性。如果原有变量之间不存在较强的相关关系，那么就无法从中综合出能反映某些变量共同特性的少数公因子来。因此，在因子分析时需要对原有变量作相关分析。适用条件与统计方法同等重要，不可厚此薄彼，因为“真理向前迈出一小步就会变成谬误”。

（二）描述统计

描述统计主要是将试验或调查所获得的大量数据，经过归纳、压缩、简化和整理后，从中找出这些数据的分布特征，制成图表，或借助这些数据的分布特征，如集中趋势、离中趋势、分布特征、相关程度等，计算出一些具有概括性的统计数字，如平均值、中位数、众数、极差、标准差、变异系数、峰度、偏度、相关系数等。借助这些概括性的数字，即可从庞杂无章的数据中获得具有实用意义的信息，以便对不同总体进行分析比较，做出合乎客观规律的结论。

（三）推断统计

推断统计是在正确的描述统计的基础上，通过样本的数据来推断总体的性质，并标明这种推断可能发生的误差范围。在实际工作中，人们常需要进行这种由已知推论未知，由样本的性质来推断总体性质的统计推断工作。

1. 参数检验

区分两组数据均值的差异是由抽样误差造成的还是由系统误差造成的，常用的方法是 t 检验，包括单样本、独立样本和配对样本 3 种 t 检验方法。t 检验对样本含量的大小并无特别要求，其理论基础是小概率事件原理，基本原理是将由差值构造出来的 t 值与 α 水平的临界值进行比较。基本思路是：先作无效假设 H_0，即无差异假设，如果比较的结果是 $p\leqslant \alpha$，则拒绝 H_0，认为差异具有显著性，推断差异的原因是系统误差，反之则不具有显著性，推断差异的原因是抽样误差。

区分 3 组及以上的数据差异原因则需要采用方差分析的方法，包括单因素、多因素和协方差分析等。其基本原理是将组间差异和组内差异的比值 F 与 α 水平的临界值进行比较，以区分差异是由抽样误差还是由系统误差造成的。

2. 非参数检验

非参数检验是指“对分布类型已知总体、进行参数检验”之外的所有检验方法的总称，它的适用范围很广，因为非参数检验方法对总体分布无须加以限制。例如，定类-定类列联表中的 χ^2 检验，定序-定序变量的等级相关都属于非参数检验的范畴。此外，当样本很小，对定距变量的总体无法断言是否满足假定所要求的某种分布（例如正态分布）时，也可使用非参数检验法，包括独立样本和相关样本的非参数检验。例如，适用于定类-定距变量的方差分析，它要求各类子总体满足正态分布，当这些假定不被满足时，定类-定距变量就可使用非参数检验法。相比参数检验，非参数检验利用的不是直接的原始数据，而是利用原始数据所对应的符号、秩次等进行计算。非参数检验的检验精度要低于参数检验。

3. 回归分析

回归分析的目的是针对变量之间存在的相关关系，通过大量的样本数据，确定变量之间的数学关系式，根据一个或几个自变量的值来预测或控制因变量的取值，并给出这种预测或控制的精确度。

线性回归分析是描述一个因变量或称响应变量 y 与一个或多个自变量 x 间的

线性依存关系，当$f(x)$为线性函数时称为线性回归，线性回归方程的一般形式为

$$\hat{y}=b_0+b_1x_1+b_2x_2+\cdots+b_px_p \quad (7\text{-}1)$$

式中，y为因变量，x_i为自变量，b_0为回归方程的常数项，b_i为回归系数。

建立线性回归方程实际上就是求解回归方程常数和系数b_i（$i=0, 1, \cdots, p$）。求解的方法就是利用最小二乘法使$Q=\sum_{i=1}^{n}(y_i-\hat{y}_i)^2$（$n$ 为样本含量）达到极小值时的b_i（$i=0, 1, \cdots, p$）。

为减小自变量的个数，可采用逐步线性回归；对于自变量出现定类变量的情况，可采用含虚拟自变量的线性回归。另外，还有曲线拟合、非线性回归、逻辑回归等多种回归分析方法。

4. 类别分析

聚类和判别都是分类学的基本方法，而分类学是人类认识世界的基础科学。统计学中常用的分类统计方法主要是聚类分析和判别分析。聚类分析是直接比较各事物之间的性质，将性质相近的归为一类，将性质差别较大的归入不同的类，根据分类对象的不同将聚类分析分为样品聚类（Q 型）和变量聚类（R 型）。判别分析则先根据已知类别的事物的性质，利用某种方法建立函数式，然后对未知类别的新事物进行判断以将之归入已知的类别中。聚类分析和判别分析的不同之处在于：前者事先并不知道对象类别的面貌，甚至连共有几个类别也不确定；判别分析事先已知对象的类别和类别数，它正是在这样的情形下总结出分类方法，即判别式，用于对新对象的分类。

5. 因子分析

在大多数情况下，许多变量间存在一定的相关关系。因此，有可能用较少的综合指标分析存在于各变量中的各类信息，而各综合指标之间彼此是不相关的，代表各类信息的综合称为因子。因子分析就是用较少几个因子反映原资料的大部分信息的统计学方法。因子分析的特点为：①因子变量的数量远少于原有的指标变量的数量；②因子变量不是对原有变量的取舍，而是根据原始变量的信息进行重新组构，它能够反映原有变量大部分的信息；③因子变量之间不存在线性相关关系；④因子变量具有命名解释性，即该变量是对某些原始变量信息的综合和反映；⑤因子分析中的原始变量地位相同，没有自变量和因变量之分，变量的排列顺序也不会对结果产生实质性影响。

二、统计学的应用介绍

统计学作为运动技术诊断数据处理的基本方法，得到了广泛的应用，但同时也出现了很多误用统计学的现象，以下仅对几组统计学应用时易混淆的概念进行

辨析。

1. 均数的假设检验与标准差的假设检验

均数和标准差分别反映数据资料的两种相反的趋势：集中趋势和离散趋势，是一个问题的两个方面。因此，在进行假设检验时，均数的假设检验和标准差的假设检验是相关联的。一般要求，进行均数的假设检验的前提是方差齐性，即标准差的假设检验是无显著性差异的。如果不进行方差齐性检验，均数假设检验的结果是不可靠的。例如，对新旧两种技术进行比较研究，如果通过均数检验判定二者均数属同一总体，即新旧技术之间不具有显著性差异。但是在检验离散程度时发现二者方差不具有齐性，很可能是新技术使适合的人成绩好，而使不适合的运动员成绩差，说明新技术具有适用的范围。由此可见，在进行均数假设检验时还需要进行标准差的假设检验。

2. 单侧检验与双侧检验

在对运动技术进行分析时，经常要比较优秀组与一般组的某些技术指标的差别。事实上，这类研究有时候需要进行单侧检验，利用双侧检验有可能导致错误的结论。如果单侧检验与双侧检验在使用中不能正确的区分，将直接影响到检验的结果。假设双侧检验的结果为 0.10，无显著性，而采用单侧检验即为 0.05，就变为有显著性。总之，如果预知某一均数不可能大于（或小于）另一均数时，就需要把 α 全部放在分布的一侧，采用单侧检验。双侧检验无显著性时，单侧检验却可能有显著性，犯错误的概率减少了一半。

3. 有显著性差异与无显著性差异

在统计学分析时经常遵循这样的标准：当 $p<0.05$ 时为“显著性差异”，当 $p>0.05$ 时为“无显著性差异”，研究者往往根据统计学的有无显著性差异来作为所下结论有无质的区别的依据。事实上，这里的“有”和“无”是统计学中的概念，与日常语言中的概念不同，只是说明在否定无效假设 H_0 时否定错了的概率有多大。所以 0.05 和 0.06 只是量上的差别，即犯第一类错误的概率只差了 1%而已，并非质的差别。

4. 相关系数的显著性水平与相关的密切程度

相关系数的显著性水平达到0.01，是说明两变量间有99%的可能性存在相关，有 1%的可能性估计不准，即两变量间可能不相关。所以不能把相关有高度显著性说成是相关的密切程度高，这是两回事。相关的密切程度是由相关系数绝对值的大小来说明的。从“相关系数显著性界值表”中看到，当 $n'=10$ 时相关系数须大于 0.576 才有显著性，当 $n'=100$ 时相关系数大于 0.254 即有非常显著性，但也会是低度相关。因此，相关系数的显著性水平和相关的密切程度是两个概念。

5. 统计学与运动技术诊断

运动技术诊断按递增的研究层次也可分为描述、预测、解释和控制，对运动技术的因果关系进行描述、预测和控制可借助统计学，而试图解释这个因果关系则需要把统计学与专业理论相结合才能达到目的。运动技术诊断是研究目标，统计学是研究手段之一，不应将二者本末倒置。如果离开运动技术诊断中各相关专业理论，统计学仅仅是一种数字游戏的科学。

以计算相关系数为例，不仅不能计算没有关系的两事物之间的相关系数，而且即使有关系也应结合具体情况进行具体分析，不能只根据统计结果妄下结论。例如，在推铅球的3个出手变量中，若出手高度与铅球投掷远度的相关系数较小，我们不能由此则妄下“出手高度与铅球成绩无关”的结论，因为，力学分析早已证明推铅球出手越高、投掷越远，出现这种情况的原因只不过是由于出手高度在这组测试样本中是相对稳定的变量，实验数据无法体现出出手高度对铅球成绩的影响而已。再如，若计算铅球投掷远度与出手速度的线性回归方程，其做法也缺乏相关专业的理论基础，因为经典力学证实铅球的飞行远度与出手速度的平方成正比关系。

第二节　灰　分　析

在运动技术诊断时，我们经常会遇到小样本的情况，譬如，就某一个专项而言，可能测到的优秀运动员数量会很少，往往达不到统计学分析所应具备的样本量。对于这种“少数据不确定性”的问题，在不适宜进行统计学分析的情况下，如何进行数据处理呢？我们建议可以尝试采用灰色系统理论（简称灰理论，grey theory）进行数据分析。

一、灰分析的基本原理

“灰”是介于“白”与“黑”之间的概念。灰色系统（grey systems）是指系统的信息部分确定、部分不确定的系统，是邓聚龙教授在20世纪70年代末、80年代初提出的。1982年，北荷兰出版公司出版的*Systems & Control Letters*杂志刊载了我国学者邓聚龙教授的第一篇灰色系统论文*The Control Problems of Grey Systems*，同年《华中工学院学报》刊载了邓聚龙教授的第一篇中文灰色系统论文《灰色控制系统》。这两篇开创性论文的公开发表，标志着灰色系统理论的诞生。灰理论分析与统计学分析的最大区别就是前者分析的对象是少数据，而后者分析的对象则是大样本。例如，灰关联分析模型的建立，每一个序列可少到3个数据；灰动态模型的建立，可少到4个数据。而这样少的数据则不适宜进行统计分析。由于灰理论研究的是少数据，既然是少数据，就不可能构成某种分布，因此，灰色允许数据为非典型分布，而统计学分析则要求大量的数据符合某种典型分布。

（一）灰关联

灰关联分析是灰理论中的一个重要内容，它是一种用灰色关联度顺序来描述因素间关系的强弱、大小、次序的数学分析方法。分析的实质是比较，灰关联分析的实质是整体比较，是有参考系的、有测度的比较。灰关联分析的几何意义是将参考函数称为母序列，比较函数称为子序列，将母序列与子序列在直角坐标系中作动态曲线图，凡是子序列几何形状与母序列几何形状越接近的关联度越大，关联度即函数的相似程度。灰关联分析利用了动态信息——动态曲线图，实际上也是一种动态指标的量化分析，充分体现了动态的含义。

既然灰关联分析是一种比较序列（子序列）与参考序列（母序列）之间的比较分析，就应当知道二者之间的差异信息，当然原始数据需要经过转换。

设原始数据已经过转换，x_0 为母序列，即 $x_0=\{x_0(k)|k\in K=(1,2,\cdots,n)\}=\{x_0(1),x_0(2),\cdots,x_0(n)\}$，$x_i$ 为子序列，即 $x_i=\{x_i(k)|i\in I,k\in K=(1,2,\cdots,n)\}=\{x_i(1),x_i(2),\cdots,x_i(n)\}$，且 $I=(1,2,\cdots,m)$ 则子序列与母序列之间的差异序列记为 Δ_{0i}，即

$\Delta_{0i}=\{\Delta_{0i}(k)|i\in I,k\in K=(1,2,\cdots,n)\}=\{\Delta_{0i}(1),\Delta_{0i}(2),\cdots,\Delta_{0i}(n)\}$，且 $I=(1,2,\cdots,m)$，$\Delta_{0i}(k)=|x_0(k)-x_i(k)|$

就两个序列中某一相对应的两点 $x_0(k)$和 $x_i(k)$ 来说，差异 $\Delta_{0i}(k)$ 越小，则说明二者之间的空间距离越接近，也就是灰关联系数越大，记 $\gamma(x_0(k),x_i(k))$ 为灰关联系数（grey relational coefficient），即

$$\Delta_{0i}(k)\downarrow \Rightarrow \gamma(x_0(k),x_i(k))\uparrow$$

灰关联系数为

$$\gamma(x_0(k),x_i(k))=\frac{\min\limits_i\min\limits_k\Delta_{0i}(k)+\zeta\max\limits_i\max\limits_k\Delta_{0i}(k)}{\Delta_{0i}(k)+\zeta\max\limits_i\max\limits_k\Delta_{0i}(k)} \tag{7-2}$$

式中，ζ 为分辨系数，且 $\zeta\in[0,1]$，即分辨系数允许在 0 与 1 之间进行适当调整，ζ =1 表示有最大上界参考系，ζ =0 表示无上界参考系。一般地，在"最少信息原理"下，分辨系数取 ζ =0.5。这里提到的"最少信息原理"是邓聚龙教授提出的灰理论的基本原理之一，其内容为：在没有其他更多信息可利用的情况下，则尽量充分利用现有信息。"对称"、"均衡"、"直线"是"最少信息原理"的体现。"对称"相对于"非对称"是最少信息，"均衡"相对于"非均衡"是最少信息，"直线"相对于"曲线"是最少信息。有文献论证指出：$\zeta\in[0.1,0.3]$ 范围内，灰关联度的计算结果变化幅度较大，排序很不稳定，说明在分辨系数取值偏小的情况下，对评价过程的稳定控制能力较弱；当 ζ >0.4 时，灰关联度计算值的变化幅度逐渐减少，在接近

1 时，变化值变得很小。更有意义的是，当 $\zeta \in [0.5,1.0]$ 这一区间内，分辨系数的变化对评价排序结果没有影响，因此，我们在计算灰关联度时一般取值为 0.5 是较为适当的。

从灰关联系数的计算公式来看，$\gamma(x_0(k),x_i(k)) \in [0,1]$。

从两个数列的整体来讲，差异越小，说明子序列与母序列的动态曲线图在几何上越接近，也就是关联度越大，记 $\gamma(x_0,x_i)$ 为灰关联度（grey relational grade）

$$\gamma(x_0,x_i)=\frac{1}{n}\sum_{k=1}^{n}\gamma(x_0(k),x_i(k)) \tag{7-3}$$

且 $\gamma(x_0,x_i) \in [0,1]$，灰关联度计算值越大的子序列表示它与母序列的相似程度越高，也说明了该子因素对母因素的影响越大。

（二）灰建模

1. GM（1,1）模型

在序列的基础上，建立近似微分方程模型，称为灰建模（grey modeling）。灰模型属少数据模型，建立一个常用的灰模型 GM（1,1）允许数据少到 4 个。GM（1,1）的含义为 1 阶（order）、1 个变量（variable）的灰（grey）模型（model）。当随时间变化的序列无明显趋势时（如：1、2、4、8、6、10），采用累加的方法可建立一个随时间变化趋势明显的时间序列（如：1、3、7、15、21、31）。设原始时间序列为

$$X^{(0)}=\left\{x^{(0)}(1),\ x^{(0)}(2),\ x^{(0)}(3),\cdots,\ x^{(0)}(k),\cdots\right\} \tag{7-4}$$

累加生成的序列为

$$X^{(1)}=\left\{x^{(1)}(1),\ x^{(1)}(2),\ x^{(1)}(3),\cdots,\ x^{(1)}(k),\cdots\right\} \tag{7-5}$$

按累加序列建立近似微分方程模型为

$$\frac{\mathrm{d}X^{(1)}}{\mathrm{d}k}+aX^{(1)}=b \tag{7-6}$$

该近似微分方程所对应的时间序列响应函数为

$$\hat{X}^{(1)}(k+1)=(X^{(0)}(1)-\frac{b}{a})\mathrm{e}^{-ak}+\frac{b}{a} \tag{7-7}$$

确定参数 a、b，按模型递推便得到预测的累加序列，进行检验后再累减便可得到预测值，即

$$\hat{X}^{(0)}(k+1)=\hat{X}^{(1)}(k+1)-\hat{X}^{(1)}(k) \tag{7-8}$$

2. GM（1，N）模型

GM（1，N）是在 GM（1,1）基础之上的一种多维灰模型，包含了 1 个行为

变量 x_1 和 $N-1$ 个引子变量 x_i，$i=2$，3，4，…，N。GM（1,1）是基本预测模型，具有全信息，而 GM（1，N）为因子模型，不具有全信息，一般不适合用于预测，只能用来分析因子间的相互关系，可以对多因子的系统做整体的、全局的、动态的分析。通过 GM（1，N）模型中因子变量 x_i 的权系数的大小与符号，可以了解因子对行为变量 x_1 影响的大小与影响的极性（“+”为促进，“–”为抑制），进而判定各因子变量的协调关系。在运动技术诊断领域，利用 GM（1，N）模型可判断各技术要素间的协调关系，实现各技术要素的最佳组合与匹配，促进各技术要素的均衡发展，以取得最佳成绩。

3. 灰色 Verhulst 模型

GM（1，1）和 GM（1，N）形式均为线性模型，而事物的发展规律多呈现非线性特性。1837 年，德国生物学家 Verhulst 提出了一种非线性的生物生长 Verhulst 模型。该模型要求原始数据是 S 型的，否则效果不佳。灰色 Verhulst 模型的优点在于：对近似的单峰型数据做序列累加可得到较好的 S 型序列数据，而且即使原始数据序列不是完全的单峰型，经过序列累加后也可生成较好的 S 型。

二、灰分析的应用介绍

施海波等（1996）收集了中（6 名）、外（6 名）12 名优秀男子撑竿跳高运动员的技术参数，分别计算了中外以及所有的运动员的技术参数的灰关联度，并进行了比较分析。选择的技术参数有 6 个：身体重心上升最大高度、握竿高度、握点-横杆高度、腾起高度、超过横杆高度、助跑速度。

谢慧松等（2003）利用影片拍摄与解析的方法获得了第十届全国运动会男子 100m 跑前 6 名运动员途中跑着地瞬间、垂直缓冲瞬间以及后蹬瞬间的运动学指标，并通过计算灰关联度的方法对这三个瞬间的运动学指标进行了重要性大小排序。例如，在途中跑着地瞬间按灰关联度由大到小排列的 10 个运动学指标为：支撑腿踝关节角、脚着地时的水平速度、大腿夹角、支撑腿髋关节角、支撑腿膝关节角、前支撑距离、摆动腿膝关节角、着地角、摆动腿髋关节角、躯干角。

李世明（2006）收集了著名的乌克兰男子撑竿跳高选手布勃卡初期训练的专项成绩与主要技术训练参数，计算了各主要技术训练参数的灰关联度，按由大到小依次排序为：跳远、立定三级跳远、100m 跑、抓举、立定跳远、60m 跑、卧推。

姜秀国等（2002）收集了我国优秀女子速滑运动员于净 1994～1999 年 500m 和 1000m 两个速滑项目的比赛成绩和身体素质指标，通过计算灰关联度对身体素质指标的重要程度进行了排序，依次为：100m 跑（速度）、800m 跑（一般耐力）、400m 跑（速度耐力）、三级跳远（身体协调用力能力）、立定跳远（爆发力）。同时，还分别建立了 500m、1000m 的 GM（1,1）预测模型，并利用预测模型制定于净的训练目标。

夏玲（1999）通过对陈尊荣、黄庚为代表的中国优秀跳远运动员（成绩7.50~8.26m）有关技术参数的计算，建立了我国优秀男子跳远运动员专项成绩与助跑起跳技术参数的GM（1, N）动态协调模型，以分析运动员助跑、起跳技术与专项成绩的协调程度，找出影响成绩提高的技术环节，并提出决策方案。作者将起跳技术分成着板、离板和综合三个部分，建立GM（1, N）的着板模型、离板模型和综合模型。例如GM（1, N）的着板模型有7个因子变量：起跳腿着板角、起跳腿膝角、上体后倾角、起跳腿髋角、两大腿间夹角、摆动腿的摆速、重心水平速度；1个行为变量：跳远成绩。

徐明(1992)收集了从1952年到1987年36年的三级跳远成绩以及第一、二、三跳的远度，建立了三级跳远成绩以及三跳成绩的Verhulst模型，求极值后得到如下结论：世界三级跳远的成绩发展最终可逼近20.68m，其中第一、二、三跳最大值分别为759.6cm、611.4cm、696.8cm。既支持了强调第一跳距离大的苏联“高跳”技术，又兼顾了强调第三跳距离大的波兰“平跳”技术。

第三节　最　优　化

一、最优化的基本原理

最优化理论是一门应用性很强的年轻学科，随着科学技术尤其是计算机技术的不断发展，最优化理论在工程技术、科学研究和经济管理等诸多领域中得到了广泛的应用。最优化方法研究某些数学上定义的问题的最优解，即对于给出的实际问题，以众多的方案中选出最优方案。其核心问题是定义目标函数和给出约束条件，采用的手段是求极值和迭代法。

建立最优化问题的数学模型，首先要确定实际问题的决策变量，用 n 维向量表示 $x=(x_1,x_2,\cdots,x_n)^{\mathrm{T}}$ ，然后构造模型的目标函数 $f(x)$，和允许 x 取值的范围 $x\in\Omega$ ，Ω称可行域，常用一组不等式（也可以有等式）来界定，称约束条件。一般地，这类数学模型可表述成如下形式

$$\min_{x}\quad z=f(x),\qquad x\in R^n \tag{7-9}$$

$$\text{s.t.}\quad h_i(x)=0,\qquad i=1,2,\cdots,m \tag{7-10}$$

$$g_j(x)\leqslant 0,\qquad j=1,2,\cdots,l \tag{7-11}$$

满足约束条件式（7-10）、式（7-11）的解 x 称为可行解，同时满足目标函数和约束条件即式（7-9）～式（7-11）的解 $x=x^*$称为最优解。

当可行域 $\Omega=R^n$ 时，即仅由式（7-9）组成的数学模型属于无约束优化，否则，

由式（7-9）～式（7-11）组成的数学模型属于约束优化。

如果式 f、h_i、g_j 中有非线性函数，则上述问题为非线性规划（nonlinear programming，NLP）。

事实上，上述问题是多元函数的条件极值问题，微积分已经给出了求解析解的基本原理和方法。但是，大多数实际问题归结出的优化模型很难用解析方法求解，所以必须寻求有效的数值解法。

二、最优化的应用介绍

在运动技术诊断中利用最优化方法最困难的是构造技术模型的目标函数，其次，还要找到合适的约束条件。例如，Seireg 等（1973）首先利用线性优化来预测肌肉力，目标函数为各个肌肉力之和最小或关节合力矩最小。Pedotti 等（1978）利用非线性优化来开展该领域的研究，目标函数为肌力的平方和最小，Crowninshield 等（1981）研究表明目标函数为应力三次幂的和最小，与肌肉的最大耐力有关。Patriarco 等（1981）选择的目标函数为能量消耗最小，Dul 等（1984）选择的目标函数为疲劳最小。Karim 等（2004）利用人体动作最小波动原则（minimum jerk theory），以 B 样条曲线描述关节的运动轨迹，用优化方法替代逆向动力学理论，对人体上肢的动作进行了预测分析。

李世明等（2004a）采用平衡板测量法获得了“前臂手”、“小腿足”和“躯干”的重量矩、重量和重心半径，之后又采用最优化方法进一步获得了前臂和手、小腿和足、上躯干和下躯干的重量参数。最优化的数学模型包括目标函数和约束条件，模型的建立是基于如下两点考虑：

（1）目标函数应以郑秀瑗数据模型计算值为基础达到最优化；

（2）约束条件应以实际测量为准则规定决策变量的可行解。

以构造二维向量平面最优化计算的目标函数为例，用二维向量表示 $x=(x_1,x_2)^{\mathrm{T}}$，则目标函数为

$$\min_{x} f(x)=\sum_{j=1}^{3}(x_1-a_j)^2+(x_2-b_j)^2 \tag{7-12}$$

其中，a_j、b_j 是 2 个最优化计算的基准常数，共同规定了二维向量平面中的 1 个平面基准点；选择郑秀瑗的 3 种人体环节惯性参数模型分别进行计算，共有 3 对基准常数产生，因此，在二维向量平面内规定了 3 个基准点的位置。该目标函数的几何意义是在二维向量平面内寻找与 3 个基准点的距离平方和为最小时的两个向量的坐标值。

约束条件的确定是基于服从实际测量的考虑，选择重量或重量矩的合成来构建该问题的约束条件。约束条件规定了向量空间内目标函数所必须满足的条件，

二者共同构成了最优化问题的数学模型。

例如，对在重量（a_j）和重心半径（b_j）构成的二维向量平面内构建的目标函数，其相应约束条件为

$$\text{s. t.} \qquad x_1 \cdot x_2 = M \tag{7-13}$$

式中，M 为重量矩（重量和重心半径的乘积）。

张丽君等（2004）利用最优化方法针对铅球投掷的优化问题进行了研究。把铅球投掷远度公式设为目标函数，求极值事实上就是求铅球投掷远度的最大值。约束条件设置了 3 个：能量守恒约束、高度约束和力量约束。能量守恒约束是指投掷臂施加给铅球的力所做的功应等于铅球能量的增加，高度约束和力量约束是基于铅球出手高度 h、推力 F 和出手角度 θ 之间并不是完全独立的假设，它们之间存在如下函数关系

$$h(\theta) = h_1 + l \cdot \sin\theta - r_{\text{shot}} \tag{7-14}$$

$$F(\theta) = F_0 - a \cdot \theta \tag{7-15}$$

式中，h_1 为运动员的肩高；l 为手臂长度；r_{shot} 为铅球的半径；F_0 为出手角度为 0° 时的水平推力大小，a 为推力随出手角度增大而下降的速率。在已知人体测量数据和力量数据的前提下，通过对非线性优化问题的求解，便可计算出最佳投掷模式（最佳出手角、出手速度、出手高度）和最远的投掷距离。该研究利用 Matlab 6.5 开发了铅球投掷优化软件，并给出了一个实例验证了该软件的有效性。

钟运健等（2010）利用最优化方法由已知的关节力矩优化求解肌力。根据地面反作用力和人体运动学数据采用逆向动力学算法可求得人体下肢踝、膝、髋三大关节的关节力矩。该研究把人体简化为在矢状面内的 4 刚体（脚、小腿、大腿、躯干）模型，踝、膝、髋 3 个关节都是 1 个自由度的旋转关节。同时，选取了与下肢相关的 9 组主要肌肉，即臀大肌、髂肌、腘绳肌（股二头肌长头、半腱肌和半膜肌）、股二头肌短头、股四头肌群（股中肌、股外肌和股内肌）、股直肌、腓肠肌、比目鱼肌、胫骨前肌。围绕每个关节构成关节力矩的肌肉数量多于关节的自由度，即围绕每个关节的肌肉力量的未知数多于形成关节力矩的方程数。因此，该研究采用最优化方法由已知的关节力矩求解各肌肉的力量。①定义目标函数，以肌肉应力平方和最小化来度量肌肉疲劳；②给出约束条件，一要满足下肢关节运动时的关节力矩方程，二要满足每块肌肉的力量大于 0 且不能超过肌肉承受的生理最大值。得到结论：下肢双关节肌腘绳肌、股直肌和腓肠肌受两个关节复杂的交互作用导致应力值偏高，在快速跑时被拉伤的风险较大。

李翰君等（2011）在基于肌电信号的膝关节肌肉力分布模型的研究中，为了获取肌肉等长收缩最大力，建立目标的函数为实验数据与模型模拟的关节合力矩的方差和最小，即

$$\sum_{\alpha=0^\circ}^{90^\circ}(M_\alpha - M_{m,\alpha})^2 \to \text{Min} \tag{7-16}$$

其中，α 表示膝关节角度，从 0°~90°每 5°计算一次，M_α 表示膝角 α 下实验数据的关节合力矩。

约束条件:将肌肉应力范围设定为 10 ~150 N/cm^2（Chang et al., 1999; Koo et al., 2002）。

第四节　ANN 模　型

一、ANN 模型的基本原理

科学研究发现，人的大脑中大约含有 10^{11} 个生物神经元，它们通过 10^{15} 个连接被联成一个系统。每个神经元具有独立的接受、处理和传递电化学信号的能力。神经元之间的连接强度决定信号传递的强弱，这个连接强度不是一成不变的，可以随着系统受到的训练而被改变。这种传递经由构成大脑通信系统的神经通路所完成。

人工神经网络（artificial neural networks，ANN）是受生物神经网络的启发构造而成的，它由一系列的神经元及其相应的连接构成，具有良好的数学描述，不仅可以用适当的电子线路来实现，更可以方便地用计算机程序加以模拟。由于人工神经网络是基于模拟、抽象、简化人类大脑结构和功能而构成的一种信息处理系统，反映了人脑功能的若干基本特征，具有自学习功能、联想存储功能、高速寻优功能三大方面的特点。自 1982 年美国加州理工物理学家 Hopfield 完成的突破性工作时起，随着计算机技术和人工智能的飞速发展，这种将智能模拟中的“心理学派”和“生理学派”有机结合起来的人工神经网络模型研究受到全世界科学界的重视，现已有感知器神经网络、反向传递神经网络、回归神经网络以及径向基函数神经网络等各种模型。

本章通过介绍应用较为广泛的反向传递（back propagation，BP）神经网络模型来说明神经网络模型的基本原理：BP 神经网络包括输入层、输出层以及二者之间的 1 个或多个隐含层，图 7-1 所示为 3 层 BP 神经网络结构图。图中圆圈表示处理单元，即神经元，是一种带阈值的非线性运算单元，是对人脑神经细胞的兴奋、抑制非线性关系的模拟。大量的神经元排列成层，层内神经元之间无任何连接，相邻层神经元之间有连接，这些连接是各个神经元的输入、输出通道。

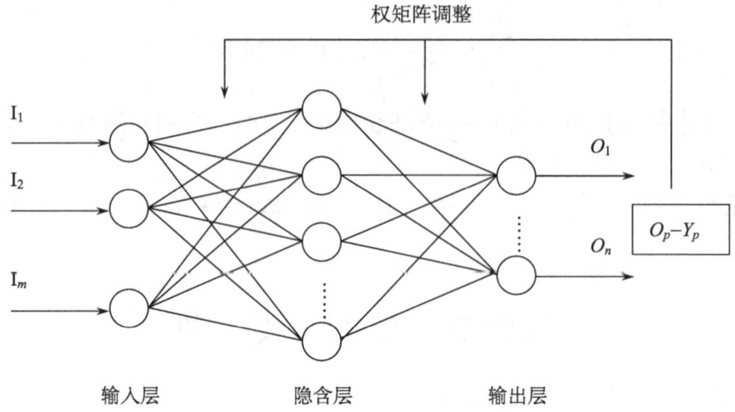

图 7-1　三层 BP 神经网络结构图

BP 网络是一种有导师的多层前馈神经网络。有导师训练（supervised training）要求用户在给出输入向量的同时，还必须同时给出对应的理想输出向量，形成一个训练向量对（输入向量，理想输出向量）。相反，无导师训练（unsupervised training）则不需给出目标——理想输出向量。BP 算法的训练是对网络的权值进行学习和调整，使网络实现给定的输入输出映射关系。该算法主要包括两个阶段，第一个阶段是正向传播阶段，①从样本集中取一个样本（$\boldsymbol{X_p}$，$\boldsymbol{Y_p}$），将 $\boldsymbol{X_p}$（或表示为 $\boldsymbol{I_p}$）输入网络，②计算相应的实际输出 $\boldsymbol{O_p}$。在此阶段，信息从输入层经过逐级的变换，传送到输出层。如果输出层不能得到期望的输出，则进入第二个阶段——反向传播阶段，①计算实际输出 $\boldsymbol{O_p}$ 与相应的理想输出 $\boldsymbol{Y_p}$ 的差，②按极小化误差的方式调整权矩阵。在此阶段，误差信号沿原来的路径反传，通过反复修改各层神经元的权值，使误差逐步减小到允许的范围内。人工神经网络训练就是通过这种正向计算输出，反向传播误差的多次迭代，系统误差将随着迭代次数的增加而减小，最终将收敛到一组稳定的权。

二、ANN 模型的应用介绍

Sepulveda 等（1993）利用 BP 神经网络模型建立了人走步过程中下肢 16 块肌肉的肌电信号与下肢髋、膝、踝关节力矩以及肌电信号与上述三个关节角度变化之间的关系。经过神经网络训练，两个网络模型均能较好地将输入向量映射为输出向量。

严波涛等（1999）利用 BP 神经网络对 3 类因果关系进行了网络训练：①出手参量与理论成绩；②铅球出手速度（V_x，V_y）与最后用力期间的整体技术因素量之间的关系；③铅球出手速度（V_x，V_y）与最后用力期间的局部技术因素量之间的关系。由于出手参量与理论成绩之间存在明确的解析关系，因此，第一类因果关系网络训练的目的是为了验证神经网络技术应用于运动技术分析的可能性。后两类因果关系的网络训练是分析铅球投掷过程中运动员在最后用力期间的动作技术对运动效果的影响。

蔡立羽等（2000）利用 BP 神经网络根据人体掌长肌和肱桡肌采集的两道表面肌电信号对展拳、握拳、前臂内旋、前臂外旋 4 种运动模式进行了识别，为肌电假肢的控制奠定基础。为了提高假肢分类训练的速度和准确率，张海虹等（2000）采用了一种高阶神经网络——Pi-Sigma 网络对上述 4 中运动模式进行识别研究，发现该网络比 BP 网络训练速度更快、精确到更高、鲁棒性更好。

庄明谦等（2001）利用 BP 神经网络建立了跳远技术参量（踏板速度、起跳水平速度、起跳垂直速度、腾起角、倒数第 1 步步幅、倒数第 2 步步幅和倒数第 3 步步幅）与跳远成绩的关系模型。

刘宇等（2008）利用 BP 神经网络建立了纵跳时地面反作用力参数（支撑时间百分比、地面反作用力、重心垂直位移、重心速度和功率）与下肢各关节力矩（踝、膝、髋关节力矩）之间的关系模型。

主要参考文献

蔡立羽, 王志中, 张海虹. 2000. 基于小波变换的肌电信号识别方法研究. 数据采集与处理, 15 (2): 255-258.

邓聚龙. 2002. 灰理论基础. 武汉: 华中科技大学出版社.

姜秀国, 袁建国. 2002. 对速滑运动员于净的优势分析及灰色 GM (1, 1) 建模预测. 高师理科学刊, 22 (1): 55-59.

蒋宗礼. 2001. 人工神经网络导论. 北京: 高等教育出版社.

李翰君. 2011. 基于肌电信号的膝关节肌肉分布模型. 北京体育大学博士学位论文.

李世明. 2004a. 人体运动环节重量参数测量新思路. 北京: 北京体育大学出版社.

李世明. 2004b. 体育科研中的统计学概念辨析. 南京体育学院学报 (自然科学版), 4: (3): 7-9, 18.

李世明. 2006. 运动生物力学理论与方法. 北京: 科学出版社.

李世明. 2007. 实用体育多元分析方法. 北京: 人民体育出版社.

李世明, 刘学贞, 徐迪生. 2004. 运动生物力学研究中统计方法应用的几个问题. 广州体育学院学报, (24) 1: 39-41.

刘思峰, 党耀国, 方志耕, 等. 2004. 灰色系统理论及其应用. 第三版. 北京: 科学出版社.

刘炜. 2004. 体育科研常见统计误用 (一) ——比较组间差异时的问题. 体育科研, 1: 60.

刘学贞, 李世明. 2002. 体育科研中统计学概念应用的若干误区. 体育科学, (22) 2: 117-119.

刘宇, 史世民, 钟运健. 2008. 神经网络模型预测纵跳时下肢关节内力矩. 体育科学, 28 (7): 45-50.

卢德明、王云德、严波涛, 等. 2001. 运动生物力学测量方法. 北京: 北京体育大学出版社.

施海波，李殿芳．1996．对影响男子撑竿跳高成绩的运动技术参数分析．武汉体育学院学报，30 (4): 25-27.

孙志强，葛哲学，廖剑利，等. 2005．神经网络理论与 Matlab7 实现．北京：电子工业出版社.

夏玲. 1999．我国男子优秀跳远运动员助跑起跳技术 GM (1, N) 模型应用研究．武汉体育学院学报, 33 (5): 62-64.

谢慧松. 2007．中、外优秀男子百米途中跑运动学研究及模型的构建．体育科学, 27 (6): 17-23.

徐明．1992．对未来三级跳远的极值和各跳远度及比例发展趋势的建模和探索．体育科学，12 (3): 62-65.

严波涛. 1999．运动技术分析的神经网络模型研究．上海体育学院博士学位论文.

张海虹，蔡立羽，王志中．2000．基于高阶神经网络的肌电信号识别方法的改进．中国康复医学杂志, 15 (1): 34-37.

张力为. 2002．体育科学研究方法．北京：高等教育出版社.

张丽君，钟平．2004．基于 Matlab 6. 5 的铅球投掷优化软件开发．哈尔滨体育学院学报, 22 (4): 130-132.

钟运健，刘宇，裘艺，等．2010．快速跑完整步态中下肢肌肉的应力变化及肌肉功能探讨．体育科学, 30 (10): 31-35, 61.

庄明谦，杨磊. 2001. BP 神经网络及其在跳远技术中的应用．广州体育学院学报, 21 (3): 27-29.

Chang Y W, Su F C, Wu H W, et al. 1999. Optimum length of muscle contraction. Clinical Biomechanics, 14(8): 537-542.

Cohen J. 1988. Statistical Power Analysis for the Behavior Science. London: Lawrence Erlbaum.

Crowninshield R D, Brand R A. 1981. A physiologically based criterion of muscle force prediction in locomotion. Journal of Biomechanics, 14(11): 793-801.

Dul J, Johnson G E, Shiavi R, et al. 1984. Muscular synergism-II. a minimum- fatigue criterion for load sharing between synergitic muscles. Journal of Biomechanics, 17(9): 675-684.

Karim A M, Yang J Z, Mi Z, et al. 2004. Human upper body motion prediction. Proceeding of conference on Applied Simulation and Modeling (ASM), 28-30.

Kaufman K R, Au K N, Litchy W J, et al. 1991. Physiological prediction of muscle forces—II. Application to isokinetic exercise. Neuroscience, 40(3): 793-804.

Koo T K, Mak A F, Hung L K. 2002. In vivo determination of subject-specific musculotendon parameters: applications to the prime elbow flexors in normal and hemiparetic subjects. Clinical Biomechanics, 17(5): 390-399.

Li L, van den Bogert EcH, Caldwell G E, et al. 1999. Coordination Patterns of Walking and Running at Similar Speed and Stride Frequency. Human Movement Science, (18): 67-85.

Patriarco A G, Wann R W, Simon S R, et al. 1981. An evaluation of the approaches of optimization models in the prediction of muscle forces during human gait. Journal of Biomechanics, 14(8):

513-525.

Pedotti A, Krishnan V V, Stark L. 1978. Optirnization of muscle-force sequencing in human locomotion. Mathematical Biosciences, 38(1-2):57-76.

Seireg A, Arvikar R J. 1973. A mathematical model for evaluation of force in lower extremities of the musculo-skeletal system. Journal of Biomechanics, 6(3): 313-326.

Sepulveda F, Wells D M, Vaughan C L. 1993. A neural network representation of electromyography and joint dynamics in human gait. Biomechanics, 26(2):101-109.

第八章　运动技术诊断的案例解析

运动技术诊断的实践性很强，既需要熟练掌握运动技术诊断的基本理论与一般方法，也需要在实践中不断熟悉运动技术、理解运动技术。本章以铅球、足球、健美操以及脑瘫步态的运动技术诊断为案例，从每个项目诊断的背景与目的、对象与方法、结果与分析、结论与建议四个方面进行解析，以期能使读者加深对运动技术诊断过程的理解，进而抛砖引玉，产生更好更多的运动技术诊断案例。

运动技术诊断案例很多，本章选择几个有代表性的案例进行详细解析，以期能够对运动技术诊断的方法、步骤、过程有一个全面的概括，以加深对运动技术诊断的理解。

第一节　铅球的技术诊断

一、背景与目的

女子铅球项目原来是我国的优势项目，但近些年来该项目出现了低谷，成绩停滞不前，与世界高水平运动员存在一定的差距。要使运动成绩有所提高，一方面可以完善背向滑步推铅球技术动作，另一方面需要采用新技术以提高运动成绩。长期以来，旋转推铅球技术一直仅是男子的使用技术，而女子使用此项技术的运动员较少，女子铅球成绩还有很大的增长空间，要实现女子铅球成绩的飞跃，技术上的突破是一个非常关键的因素，旋转技术作为一种新技术，为女子铅球运动员提供了进一步提高成绩的可能性。然而，现在国内对旋转技术的研究还很少，对旋转式推铅球潜力认识不足。本研究的目的有二：一是系统地分析我国现役优秀女子铅球运动员滑步技术方面存在的不足之处；二是进一步探索旋转技术，找出旋转技术优于滑步技术之处，为女子铅球项目的教学与训练提供理论参考。

二、对象与方法

（一）实验方案

共包括两个实验：一是对女子背向滑步推铅球技术的测试，测试对象是2008年全国田径大奖赛（萧山站）前8名优秀运动员，其目的是对女子背向滑步推铅球技术运动学特征进行技术诊断。如果背向滑步推铅球技术动作不够完善，运动员一方面可以通过完善滑步技术动作来提高成绩，另一方面也可以通过引进新技术来提高运动成绩。如果在技术动作比较完善的情况下，成绩的大幅度提高是非常困难的，只有引进新技术以提高运动成绩。因此，我们进一步做了实验二，对旋转推铅球技术与背向滑步推铅球技术进行了对比分析，选取的实验对象是一名二级运动员，该运动员前期是运用背向滑步推铅球技术，后期换用了旋转推铅球技术。该研究可为女子铅球运动员后备人才的培养奠定理论基础。

（二）实验过程

实验一：对女子背向滑步推铅球技术的测试

（1）实验对象

以 2008 年全国田径大奖赛（萧山站）前 8 名优秀运动员为研究对象，运动员等级都是国家健将级。

（2）实验方法

研究方法是采用了 2 台摄像机，分别置于投掷圈右侧位和后侧位定点拍摄，机高 1.20 m，拍摄频率为 50 f/s，快门速度 1/600 s，两台摄像机主光轴夹角为 90°。比赛前开机拍摄辐射型三维框架，辐射型三维框架共计 24 个控制点，比赛开始时移开框架，对滑步推铅球技术进行拍摄，中间不停机，完整记录了运动员比赛全过程。拍摄现场示意图如图 8-1 所示。

对拍摄的录像，通过德国的 Simi Motion 7.3 进行三维录像解析，人体标志点的解析通过手动完成，解析共计 24 套，模型采用汉纳范（Hanavan）人体模型，使用 DLT 法计算得到解析点的三维坐标，所得每个标志点的三维坐标，使用巴特沃兹二阶低通滤波法对其进行平滑处理，截断频率为 6。

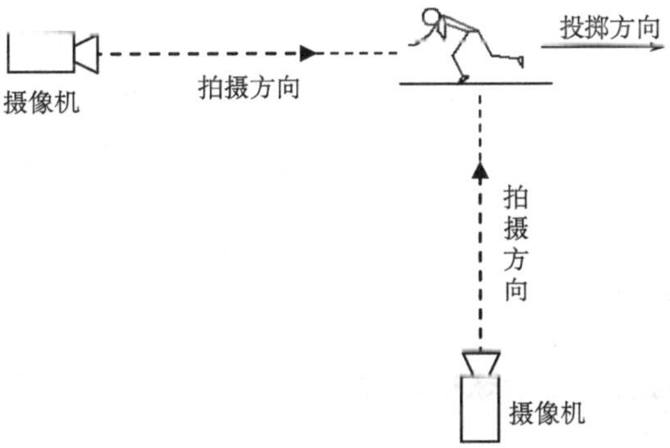

图 8-1　拍摄现场示意图

在进行运动录像解析前，采用 Simi Motion 7.3 系统提供的三维标定精度验证功能，可对计算得到的控制点的坐标与实际坐标的一致性进行检验，控制点通过计算得到的坐标相对于实际坐标平均相对误差小于等于 0.11，三维标定的精度可以满足分析的需要。

实验二：对女子旋转推铅球技术的测试

（1）实验对象

选取一名二级运动员作为研究对象，身高 169cm，体重 80kg，该运动员前期是运用滑步推铅球技术，训练了 3 年，由于成绩很难提高，后期换用了旋转推铅球技术，训练时间 1 年，成绩有了明显的提高。

（2）实验方法

使用 3 台常速 SONY 摄像机对运动员的铅球技术动作进行拍摄（图 8-2），机高 1.05m，拍摄频率 50f/s，快门速度 1/600s，3 台摄像机之间夹角约为 120º，与运动空间距离约为 10m。

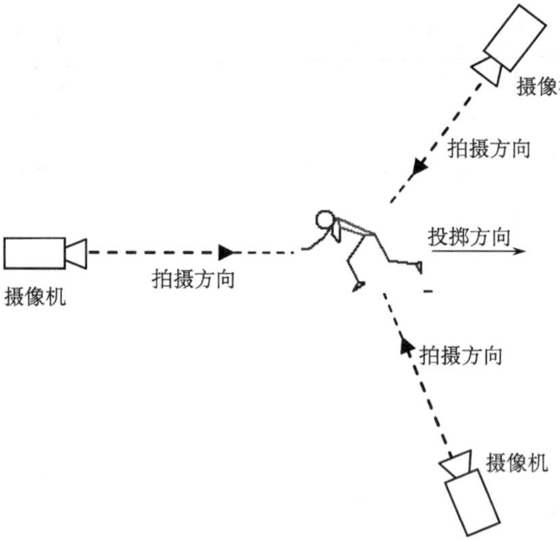

图 8-2　实验现场图

三、结果与分析

（一）女子背向滑步推铅球技术诊断

1. 时相分析

依照滑步推铅球动作的顺序划分为 4 幅特征画面，即右腿离地时刻、右脚着地时刻、左脚着地时刻和铅球出手时刻；相应地就把滑步推铅球技术过程划分为 3 个阶段，即滑步阶段、过渡阶段和最后用力阶段（图 8-3）。

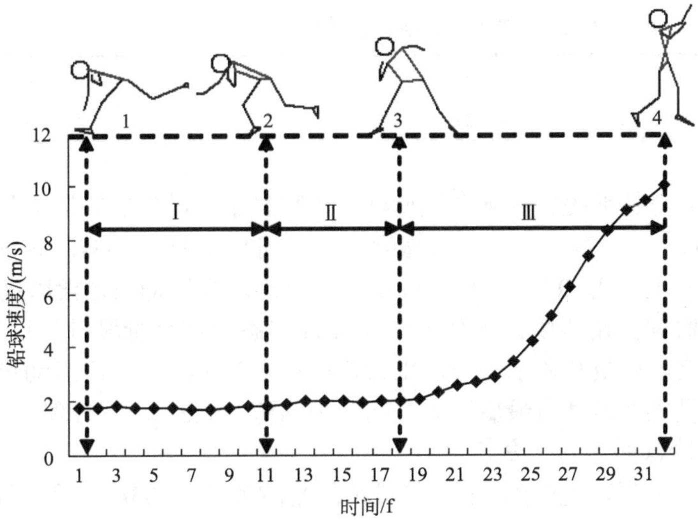

图 8-3　滑步推铅球技术的时相划分图

1.右腿离地时刻；2.右脚着地时刻；3.左脚着地时刻；4.铅球出手时刻；Ⅰ.滑步阶段；Ⅱ.过渡阶段；Ⅲ.最后用力阶段

滑步推铅球各阶段的时间占用特征由短至长依次是滑步阶段、过渡阶段、最后用力阶段（图 8-4、表 8-1）。其中。过渡阶段时间的长短一直是学界争论的焦点，一种观点认为过渡时间越短越好，换句话说，他们认为两脚几乎同时落地效果最好，运动员应尽可能缩短这一阶段的时间，因为它对铅球的加速度没有作用。另一种观点认为，两脚落地的时间间隔对保持铅球的持续加速，避免人—球系统的水平速度明显下降是必要的，这种作用在左脚制动活动中表现得更明显。事实上，过渡时间应是既有利于保持铅球已有的水平速度，又有利于为最后用力形成

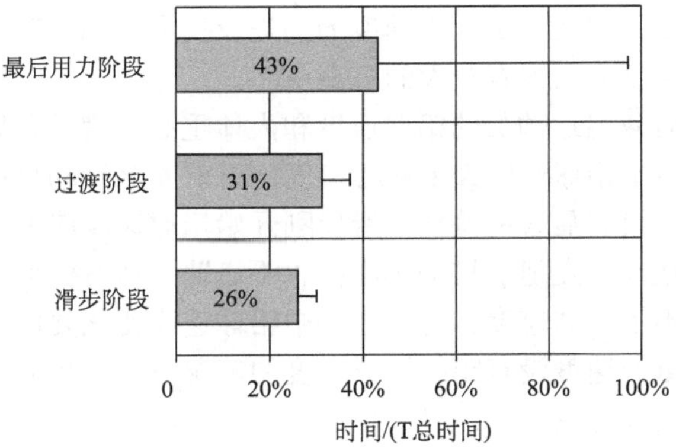

图 8-4　推铅球各阶段的时间结构图（n=20）

表 8-1　滑步推铅球各阶段的时间对比表（n=20）　（单位：s）

	滑步阶段	过渡阶段	最后用力阶段
$\bar{x}\pm s$	0.14±0.03	0.16±0.05	0.23±0.03

合理的投前姿势的前提条件下愈短愈好。资料显示，国外优秀运动员过渡时间平均为 0.0725s，国内黄志红、隋新梅的过渡时间平均为 0.085s，而我国现役运动员的过渡时间平均为 0.16s，从而可以看出我国现役运动员过渡时间过长，应适当缩短过渡时间。滑步阶段人体处于无支撑状态，这个阶段时间过长会降低人-球向前的速度。有资料显示，最后用力阶段在 0.2~0.4s 有助于运动员的爆发式用力，我国现役优秀运动员最后用力时间的平均值为 0.23s，较合理。

2. *滑步阶段的运动学分析*

8 名女子铅球运动员中，前 4 名成绩的平均值是 18.33m，后 4 名成绩的平均值是 16.31m，相差 2.02m，具有非常显著性差异（$p<0.01$），因此可认为，前 4 名运动员的技术要明显优于后 4 名运动员。后面将对推铅球的 3 个阶段进行前 4 名与后 4 名动作技术的运动学比较分析。

（1）速度分析

滑步阶段的主要任务是使人—铅球系统获得预先的加速，尽管不是推铅球的关键阶段，但是它的节奏、速度和技术的好坏对后继技术和效果起着举足轻重的作用。

蹬摆技术是滑步阶段的关键，右脚蹬离支撑点瞬间人体重心水平速度的大小是评定蹬摆技术优劣的一个重要标准。测试发现，前 4 名运动员的重心水平速度在右脚离地瞬间和右脚着地瞬间均值分别为 2.15 m/s 和 2.13 m/s，相应地后 4 名运动员的分别为 1.97 m/s 和 1.85 m/s，前 4 名和后 4 名的重心水平速度在右脚离地和右脚着地时都存在着显著性差异，前 4 名的重心水平速度显著大于后 4 名的；并且，前 4 名和后 4 名运动员水平速度的损失及损失率都存在着显著性差异，说明后 4 名在水平速度方面很有较大的提高空间。

右脚离地时后 4 名运动员的铅球速度和人体重心速度具有显著性差异，均差是 0.38 m/s，表现出铅球速度大于重心速度，而前 4 名运动员在右脚离地瞬间铅球速度和重心速度没有显著性差异。滑步刚开始铅球速度就大于人体重心速度，这说明了后 4 名运动员左腿的摆动不积极、不迅速，使得臀部不能积极后移，从而使重心速度跟不上铅球速度。滑步过程中铅球速度变化要以身体重心速度变化为基础，在身体重心速度没有跟上铅球速度的情况下，盲目追求铅球速度的提高是不正确的。

（2）位移分析

对滑步阶段人体重心垂直位移指标的分析包括对两种类型高度差的分析，一种是右脚离地和右脚着地两个特征画面之间的高度差，它可以说明滑步结束时上体是否过早的抬起；另一种是滑步过程中最大高度和最小高度之间的差值，它可以说明滑步阶段人体重心起伏情况。

测试发现，前 4 名运动员右脚离地、右脚着地人体重心高度（/身高）均值分别为 0.485、0.489，后 4 名运动员的分别为 0.504、0.521，前 4 名和后 4 名的重心均差分别为 0.004 和 0.017，二者具有非常显著性差异，且后 4 名右脚着地时刻的重心高度远高于前 4 名，具有显著性差异，这说明后 4 名运动员滑步时上体抬起过早，造成超越器械不够，后 4 名运动员在平时的训练中应该注意在身体重心降落时，上体前屈，向右转，扣左肩，拉紧左侧背部肌肉，并将这种姿势保持到滑步结束。

前 4 名运动员在滑步过程中人体重心最大高度（/身高）均值为 0.49，最小高度（/身高）均值为 0.48，后 4 名的分别为 0.52、0.50，前 4 名和后 4 名的均差分别为 0.01、0.02，二者具有非常显著性差异，这说明后 4 名运动员滑步过程中身体重心起伏比较大。

（3）角度分析

腾起角可以反映滑步阶段人体重心起伏的大小。前 4 名运动员右脚离地瞬间人体重心腾起角均值为 14.42°，而后四名的为 19.40°，二者具有非常显著性差异，这进一步说明后 4 名在滑步过程中人体重心起伏较大。

人体姿态可以由关节角和环节角来表征。前 4 名右髋角均值从滑步开始到结束由 78.98°增加到 87.83°，增幅为 8.85°，二者无显著性差异；而后 4 名的右髋角均值由 81.20°增加到 99.35°，增幅为 18.15°，二者具有非常显著性差异。这说明后 4 名在右脚着地时上体抬起引起的，没有继续保持原来的上体前倾姿态，不利于拉紧身体左侧的相关肌群。资料显示，右脚着地时右髋角应在 80°~90° 为宜，很显然，后 4 名的右髋角不在这一区间之内。从躯干角来看，前 4 名躯干角均值从滑步开始到结束由 28.24°增加到 32.22°，增幅为 3.98°，二者无显著性差异；而后 4 名的躯干角均值由 31.94°增加到 40.29°，增幅为 8.35°，二者具有显著性差异。这也说明了后 4 名上体抬起过早。

3. 过渡阶段的运动学分析

（1）速度分析

过渡阶段铅球速度的增加是以身体重心速度的增加为基础的，人体重心速度和铅球速度的吻合度（人体重心速度与铅球速度之间的比值，比值越接近 1，吻合度越好）可以区分前 4 名和后 4 名运动员的技术动作差异。右脚着地瞬间前 4 名人体重心速度与铅球速度吻合度均值为 0.96，后 4 名为 0.98，二者无显著性差异。左脚着地瞬间前 4 名和后 4 名的吻合度均值分别降为 0.85、0.75，二者具有显著性差异。这说明后 4 名运动员在左脚着地瞬间人体重心速度与铅球速度分离程度要远大于前 4 名。有研究指出在左脚着地瞬间铅球速度与身体重心速度差值越大，运动员超越器械姿势越充分，从这个角度来看，后 4 名运动员超越器械要比前 4 名充分，成绩应比好于前 4 名。而事实并非如此，原因何在？

从动作结构来看，左脚刚刚着地的瞬间，人体重心速度不可能迅速下降，因为左脚着地瞬间，是前脚掌的一个积极主动的着地，着地瞬间左腿几乎是伸直的，这时候身体还没有形成“满弓”状态。从左脚落地到形成“满弓”，这个过程是最后用力阶段的准备部分，此时，达到满弓状态人体重心速度才迅速下降，在没有形成“满弓”之前，铅球速度的增大依然是随着人体重心速度的增加而增加的，如果人体重心速度的增加跟不上铅球速度的增加，就会出现技术上的问题，影响到铅球的最终成绩。当达到“满弓”时铅球速度急剧上升，人体重心速度急剧下降，这时候吻合度就会急剧降低，吻合度越低，超越器械越充分。在左脚着地时，前 4 名的人体重心速度均值为 2.54 m/s，后 4 名的为 2.36 m/s，二者具有显著性差异。其原因是后 4 名运动员右脚落地时上体抬起过早，造成铅球过早的加速，再加上右脚落地后，右腿没有及时地推动右髋向投掷方向移动，从而使得人体重心速度也没有跟上。

（2）位移分析

测试发现，前 4 名从右脚着地到左脚着地重心高度（/身高）由 0.49 增加到 0.50，而后 4 名却从 0.52 降到 0.49，之前后 4 名由于上体抬起过早身体重心高度较高，在过渡阶段身体重心高度不升反降，这说明过渡阶段后 4 名没有积极向前送髋，使得髋轴超越肩轴不够充分。

（3）角度分析

后 4 名运动员的躯干角在左脚着地瞬间大于前 4 名，也说明了后 4 名运动员在过渡阶段上体抬起过早。

4. *最后用力阶段的运动学分析*

（1）速度分析

铅球出手速度是影响铅球成绩的最重要指标。前 4 名铅球出手速度均值为 13.11 m/s，后 4 名为 12.44, m/s，二者具有显著性差异。其原因可能与肩关节点的速度有很大关系，前 4 名肩关节点速度均值为 4.85 m/s，而后 4 名仅为 4.15 m/s，二者具有非常显著性差异。

（2）位移分析

铅球出手瞬间前 4 名人体重心高度均值 1.12 m，后 4 名的为 1.07 m，二者具有显著性差异。从录像上还可以看到，前 4 名运动员在铅球出手瞬间人体有明显的腾空。

（3）角度分析

铅球出手角度是影响成绩的第二位因素，前4名运动员的出手角均值为34.81°，后4名为32.93°，二者具有显著性差异。

5. 滑步推铅球运动学指标的灰关联分析

以铅球成绩为母序列，以运动学指标为子序列，通过灰关联分析可以对影响铅球成绩的运动学指标根据关联度进行排序。本研究筛选出了右脚离地、右脚着地、左脚着地和铅球出手瞬间4个特征画面影响铅球成绩的主要运动学指标，并构建了推铅球的技术结构模型（略）。

（二）女子背向滑步与旋转推铅球技术的对比

滑步推铅球技术与运动员的身高和体重有很大的关系，相比较而言，旋转技术对运动员身高和体重要求就比较低，由于旋转技术能使身体肌肉在投掷前保持紧张状态，因此它能够提高器械出手的高度，从而弥补了身高和体重的不足，旋转技术将会为身材矮小的铅球运动员提供一个挤进世界先进行列的机会。它把原来力量性要求很强的项目，变成技术性要求很高的项目。我国运动员的身高和体重与国外运动员相比往往不占优势，旋转技术对我国铅球运动员来说很可能是一条捷径。

1. 时相对比分析

图8-5示出了旋转推铅球技术的时相划分。依照旋转推铅球动作的顺序划分为5个特征画面，即右脚离地、左脚离地、右脚着地、左脚着地和铅球出手；相

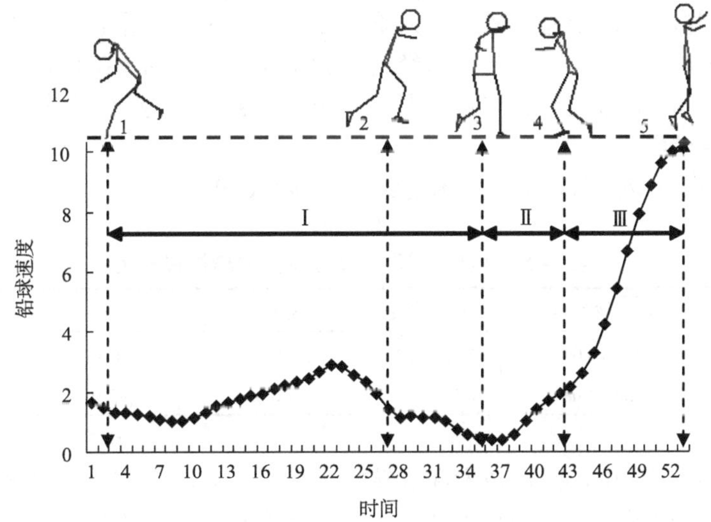

图8-5　旋转推铅球技术的时相划分

1.右脚离地；2.左脚离地；3.右脚着地；4.左脚着地；5.铅球出手；Ⅰ.旋转阶段；Ⅱ.过渡阶段；Ⅲ.最后用力阶段

应地就把旋转推铅球技术划分为 3 个阶段，即旋转阶段、过渡阶段和最后用力阶段。其中旋转阶段是从右脚离地时刻到右脚着地时刻，中间经历一个左脚离地时刻。

2. 速度对比分析

该名运动员在滑步和旋转技术的投掷中，成绩存在着显著性差异，速度方面的原因是至关重要的因素，其中，出手速度是直接的原因。表 8-2 为滑步和旋转推铅球技术的铅球速度比较表。

表 8-2　滑步和旋转推铅球技术的铅球速度比较

	滑步/(m/s)	旋转/(m/s)	均差/(m/s)	t	p
右脚离地	2.02±0.10	1.76±0.57	0.26	0.804	＞0.05
右脚着地	1.87±0.03	1.03±0.32	0.84	4.483	＜0.01**
左脚着地	1.92±0.27	1.55±0.34	0.37	1.513	＞0.05
铅球出手	9.71±0.27	10.67±0.56	−0.96	−2.679	＜0.05*

从表中可以看出，滑步和旋转在右脚离地时铅球的速度均值分别为 2.02m/s、1.76m/s，二者无显著性差异。经过滑步/旋转这一启动阶段后，分别降至 1.87m/s、1.03m/s，二者具有非常显著性差异。虽然启动阶段旋转技术铅球速度损失比较大，但是通过旋转能够使人体获得较高的转动动能和人体重心位移速度，并通过身体的扭转和“超越器械”等方式“储备”起来，在最后用力中再将其“释放”并充分作用于铅球上，这将有助于通过最后用力阶段在铅球出手时获得较大的出手速度。实际测试也证实了这一点，旋转技术经过过渡阶段、最后用力阶段后，铅球速度均值增至 10.67 m/s，超过了滑步投掷技术的 9.71m/s，二者具有显著性差异。

3. 位移对比分析

表 8-3 是滑步技术和旋转技术的铅球位移对比表。

表 8-3　滑步技术和旋转技术的铅球位移对比

	滑步技术/m	旋转技术/m	差值/m	t	p
出手高度	2.02±0.00	2.08±0.02	−0.06	−6.483	＜0.01**
经过路程	2.00±0.08	2.63±0.12	−0.63	−7.396	＜0.01**

从表中可以看出，滑步技术和旋转技术的出手高度具有非常显著性差异，旋转技术的铅球出手高度大于滑步技术，出手高度与运动员的身材、出手时的姿态有关，从而可以看出技术的改变引起了出手时身体姿态的改变。

滑步技术和旋转技术的铅球总位移存在非常显著性差异，旋转技术的总位移大于滑步技术，背向滑步推铅球技术为直线性技术，其加速路线为直线加速，旋转推铅球技术则为旋转加速，因此，相对于直径为2.135m的投掷圈而言，背向滑步用力的总位移根本没有增加，而旋转技术由于旋转的缘故，总位移增至2.63m。总位移大，对铅球做功距离大，有利于增加铅球的速度。

4. 动作协调性对比分析

图8-6是滑步技术和旋转技术关节点达到速度峰值至铅球出手的时间差。从图中可以看出，旋转技术各关节的活动顺序是膝关节首先达到速度峰值，然后依次是髋、肩、肘、腕、手达到速度峰值，而滑步技术各关节的活动顺序是膝、髋、肩、腕、肘、手依次达到速度峰值，在前面对优秀运动员的测试时也发现滑步技术的腕关节达到速度峰值早于肘关节，有时候腕关节和肘关节几乎同时达到速度峰值。很显然，这两种技术的关节活动顺序性在肘和腕两关节处有明显的不同。

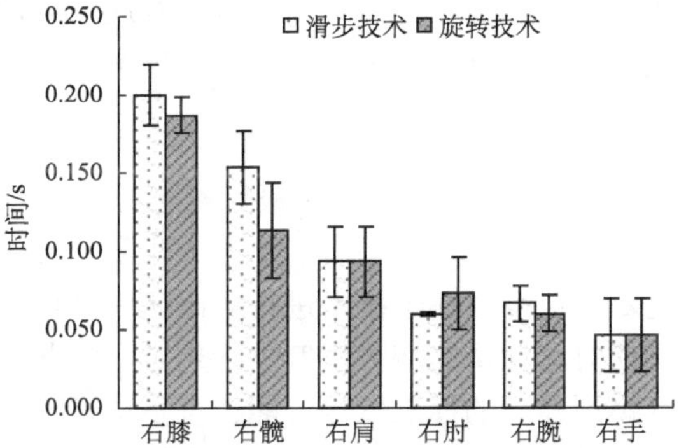

图8-6　滑步技术和旋转技术关节点达到速度峰值至铅球出手的时间差的柱状图

四、结论与建议

（1）对我国现役的8名优秀背向滑步推铅球运动员的技术分析发现，过渡阶段时间过长，应适当缩短。后4名运动员与前4名相比较，在滑步阶段、过渡阶段以及最后用力阶段都有明显的差距。

（2）对女子背向滑步和旋转推铅球的技术进行对比分析发现，旋转推铅球技术在铅球的出手高度、经过路程以及出手速度方面都有较大优势，旋转技术的关节活动顺序性也优于背向滑步技术。

第二节　足球的技术诊断

一、背景与目的

踢球技术是足球技术中最重要的技术之一，踢球方法主要包括正脚背、脚背内侧、脚背外侧以及脚内侧四种踢球方法。在世界杯射门进球统计中，正脚背踢球运用次数最多、进球数也最多；脚背内踢球与脚背外侧踢球次之，因此，对正脚背踢球技术进行研究显得颇为重要。

在足球比赛过程中，技能的发挥还要受制于体能状况，既存在疲劳前的踢球技术，又存在疲劳后的踢球技术，所以，踢球技术在比赛过程中是一种以体能为基础的非常复杂的足球技术，体能在很大程度上决定了技能的发挥，在不同的身体机能状态下其运动学、动力学、肌电学特征表现也不尽相同。因此，对疲劳前后踢球技术进行对比研究，将会为足球踢球技术的发展与合理运用提供坚实的理论基础，为运动员疲劳后运动感知觉重建提供理论参考。

二、对象与方法

（一）实验方案

本研究的目的是对疲劳前后踢球技术进行对比研究。第一个难点就是如何使运动员产生疲劳及如何对运动员的疲劳程度进行判定，因此，先要建立足球运动员的疲劳模型。疲劳模型建立的标准以尽可能符合足球运动中运动员疲劳产生方式为原则，以 1982 年的第五届国际运动生物化学会议上疲劳定义为判定标准进行建立，并辅助于常规生理、生化指标，避免进行复杂的生理、生化指标测试。

实验共分四部分：实验一为运动员疲劳模型的建立，该部分实验对象共 5 名，其目的就是探索产生疲劳的方式及其疲劳判定的一般规律，为后续研究提供依据，与运动员的运动专项与水平无直接关系。实验二为疲劳前踢球技术的研究，该部分实验对象为 8 名高水平足球运动员，其目的是得到运动员在未疲劳状态下的运动生物力学特征。实验三为运动员的疲劳实验，该部分实验对象为实验一中的 8 名运动员，根据实验一建立的疲劳模型与疲劳的判定标准促使运动员产生疲劳并对其进行判定。实验四为疲劳后踢球技术的研究，该部分实验对象仍为实验一中的 8 名运动员，其目的是得到运动员疲劳后踢球技术的运动生物力学特征，结合实验二对运动员疲劳后踢球技术的变化特征进行研究，揭示疲劳对踢球技术影响的内在因素。

（二）实验过程

实验一：疲劳模型的建立

（1）实验对象

受试者为体育学院男生 5 名，身体健康，测试前 24h 未从事剧烈运动，未在空腹下进行实验，室温 22℃左右。

（2）实验方法

采用世界卫生组织（WHO）推荐的踏车方案（瑞典产 MONARK824 型功率自行车），受试者手戴芬兰产 S410 心率遥测表，负荷顺序分为一级负荷、二级负荷、三级负荷、四级负荷以及五级负荷。在每一负荷末期（5s）对股外肌、股二头肌、腓肠肌内、外侧的肌电信号进行同步采集，同时，记录每次负荷末的主观体力感觉等级（rating of perceived exertion，RPE）及心率。踏车前后分别采集受试者的指血及尿液用于血乳酸（日本产 Lactate Pro™ 血乳酸分析仪）、血糖（日本产 II™GT-1640 血糖测试仪）及尿蛋白（日本产 PU-4210 尿十项分析仪）的测试。

（3）肌电的采集

中国产 JE-TB0810 八通道肌电采集系统所有通道配备一阶高通滤波器和二阶巴特沃斯低通滤波器，以消除环境噪声和运动伪迹的影响。

（4）电极的贴放

3 个中国产 Ag/AgCl 一次性电极成等边三角形分别贴于股外肌、股二头肌、腓肠肌内、外侧上，贴电极前用电极上自带细砂纸轻擦皮肤表面去除角质。为了减少肌肉的交叉干扰，将电极贴放在肌肉肌腹沿肌纤维走向的方向上，电极圆心间距 3～3.5cm。

（5）疲劳的判定

疲劳判定采用定性与定量相结合的方法，采用常用判定标准：①达到预期最大心率(220-年龄)或与预期心率相差小于 5～10 次/min；②血乳酸超过 9mmol/L；③RPE≥18。

受试者经鼓励督促仍不能按照规定强度运动持续 10s 以上，并同时满足以上标准，认为达到极度疲劳状态，停止运动。

实验二：疲劳前正脚背踢球技术的测试

（1）实验对象

以 8 名成年男子足球运动员为研究对象，均接受过长时间系统训练，其中，国家一级运动员 4 名，二级运动员 4 名。

（2）实验方法

采用 4 台日本产 SONY 摄像机对运动员踢球技术进行拍摄，分别置于运动员运动空间正前的左右两侧及正后的左右两侧约 45°。每两台摄像机之间主光轴约为 90°。运动员要将球踢入距其 20m 的圆内，圆的直径为 4m，为了便于运动员瞄准，在圆内置一黄色圆，构成一个内圆为黄色的圆环。运动员踢球时可以进行 2～3 步助跑。

为了便于进行三维录像解析时观察主要关节的运动轨迹，将反光标志球贴于主要关节的中心上，包括左、右肩关节，左、右髋关节，左、右膝关节，左、右踝关节，左、右脚后跟，左、右脚尖，为了获得逆向动力学计算所需的数据还增加了左、右髂前上棘，骶骨，右大腿最大隆起处，右小腿最大隆起处 5 处标志点。标志点的贴放位置见图 8-7 及表 8-4。

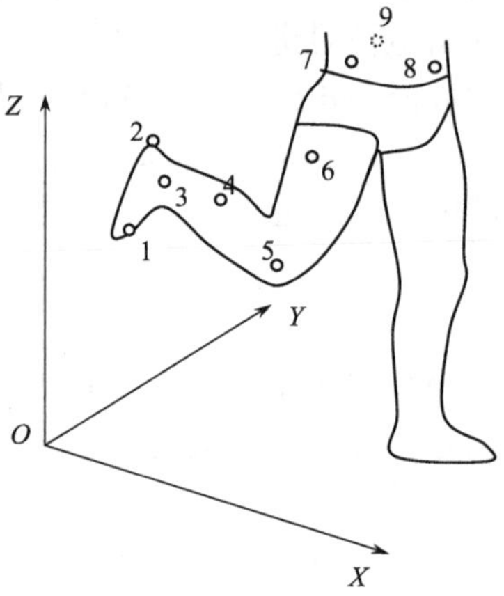

图 8-7　三维空间下标志点示意图

图中虚线圆环 9 点为骶骨点

表 8-4　标志点名称及固定位置

	名称	位置
1	右脚尖	第五跖骨处
2	右脚后跟	脚后跟中心
3	右踝关节	外侧踝关节中心
4	右胫骨点	外侧最大粗隆处
5	右膝关节	外侧膝关节中心
6	右股骨点	外侧最大粗隆处
7	右髂前上棘	髂骨突起处
8	左髂前上棘	同右侧
9	骶骨	骶骨中心

（3）摄像机与肌电采集仪的同步过程

摄像机与肌电采集仪同步系统主要包括信号发射器和同步器，实验现场如图8-8所示。

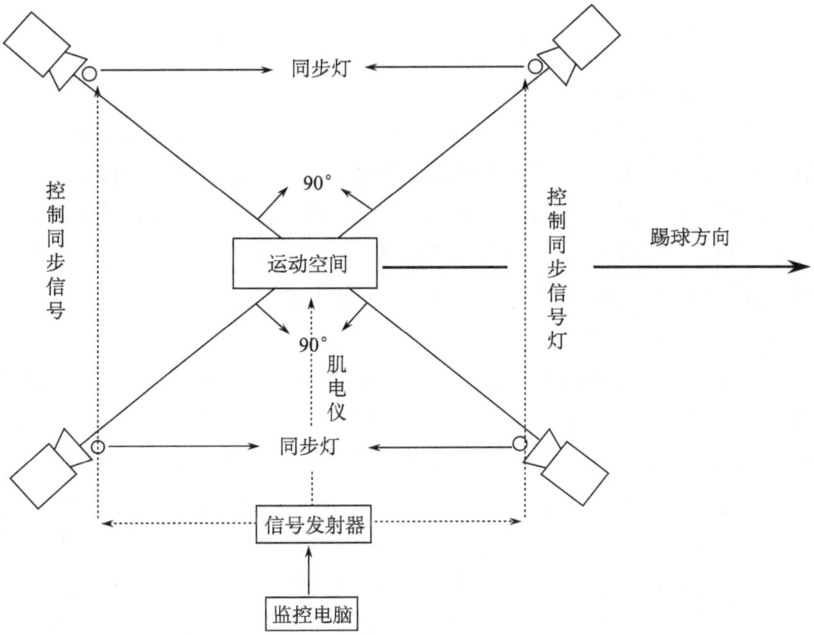

图 8-8　实验现场示意图

（4）肌电的采集

肌电仪的采集参数同实验一。

（5）电极的贴放

测定的肌肉共计8块，即股直肌、股内肌、股外肌、股二头肌、半腱肌、腓肠肌、内外侧、胫骨前肌。

实验三：足球运动员的疲劳生成与判定

使8名足球运动员分别进行疲劳运动，生成疲劳的方式按照实验一提供的疲劳模型进行，即采用功率自行车依次递增负荷的方法。踏车前后分别取运动员的指血，尿样，测定运动员的乳酸水平、尿十项部分指标，在递增负荷过程中，记录每级负荷末期的心率和RPE等级作为判断运动员程度的参考标准。同时，踏车过程中用肌电仪采集股外肌、股二头肌、腓肠肌内、外侧四块肌肉在疲劳过程中肌电信号。

对运动员疲劳的判定采用整体与局部相结合的判定方法，疲劳标准参见实验一。

实验四：疲劳后正脚背踢球技术的测试

运动员疲劳运动结束后立刻进行踢球测试，测试时间控制在10min以内，避免运动员体能恢复或部分恢复后影响测试结果，倘若运动员 10min 以内不能完成预定的测试内容则视为测试失败，间隔 24h 后对运动员进行重测。本环节所需测试仪器与设备、测试方案、测试过程同实验二。

（三）研究方法

1. 三维录像拍摄与解析法

采用 4 台 SONY 摄像机对运动员踢球技术进行拍摄。对拍摄的录像，通过德国的 Simi Motion 7.3 进行三维运动解析，模型采用汉纳范（Hanavan）人体模型。在进行运动录像解析前，采用 Simi Motion 7.3 系统提供的三维标定精度验证功能，可对计算得到的控制点的坐标与实际坐标的一致性进行检验，控制点通过计算得到的坐标相对于实际坐标平均相对误差小于等于 0.10。

2. 逆向动力学法

对于人体而言，逆向动力学是指根据测量所得到的各种运动学数据以及人体惯性参数，来推算人体各关节的反作用力和肌力矩。前述的三维录像解析可获得人体下肢的运动学数据，根据中国成年人人体惯性参数和 Chandler 给出的回归方程可计算出大腿、小腿、足的惯性参数，采用基于牛顿-欧拉法建立的下肢多刚体模型对下肢鞭打动作各关节的受力和净力矩进行逆向动力学计算，以揭示下肢鞭打动作的动力学原因。整个逆向动力学计算过程共分如下 6 个步骤。

（1）人体下肢鞭打模型的建立：将下肢简化为大腿、小腿和足 3 个刚性环节，下肢的物理模型共有 3 个刚体、7 个转角。髋关节有 3 个：收展角、屈伸角、旋内旋外角；膝关节有 2 个：屈伸角、旋内旋外角；踝关节有 2 个：屈伸角、内翻外翻角。

（2）关节中心的计算：一个物体在三维空间中的运动有 6 个自由度，为了确定这 6 个坐标，必须在每个环节上设置至少 3 个不相关的标志点。骨盆部的 3 个不相关的标志点分别位于：右髂前上棘、左髂前上棘、骶骨；右小腿的为：右脚外踝、右小腿外侧粗隆处、右股骨外上踝；右足的为：右脚第二跖骨前端、右脚外踝、右脚脚跟。基于各环节 3 个不相关标志点所建立起来的坐标系以及立体 X 射线实验得出的经验公式，可以分别计算出右髋、右膝、右踝 3 个关节的中心坐标。

（3）环节重心的计算：基于 Chandler 等研究得出的各环节重心平均估计参数以及上一步骤得出的各关节中心位置，就可以计算出各环节重心的位置坐标。由位移、速度和加速度之间的关系可知，已知各时刻环节重心的坐标，对位移进行微分可以得出环节重心运动的速度，再对速度进行微分可以得出环节重心运动的加速度。

（4）环节坐标系的建立：为了描述环节在三维空间中相对于大地坐标系 XYZ 的位置及运动，需要在大腿、小腿、足下肢三环节上建立环节坐标系 $x_iy_iz_i$，其原点均位于环节重心位置。

（5）环节运动学的计算：确定大腿、小腿、足下肢三环节的欧拉角，并利用欧拉角进一步计算环节的角速度和角加速度。

（6）关节动力学的计算：对下肢三刚体、七自由度的物理模型进行逆向动力学反算。对下肢足、小腿、大腿进行隔离分析，从踝关节到膝关节再到髋关节逆向计算各关节反作用力和关节力矩。由于足在触球前处于游离状态，因此，只受到自身重力和踝关节施加给足的反作用力和力矩，结合前面通过三维录像解析系统得到的足的运动学数据，完全可计算出踝关节反作用力和力矩，依次向上可计算出膝、髋两关节的反作用力和力矩（限于篇幅，公式推导略）。

逆向动力学计算采用自行研发的下肢鞭打动作 Matlab 语言程序包，可计算踝、膝、髋下肢三关节的关节力与关节力矩。在进行计算时由于不同运动员完成动作时间不同，因此对运动员完成动作时间进行归一化处理，以便进行统计分析。

3. 肌电信号分析法

采用肌电采集系统自带 JAnalysis E100C 软件对肌电信号进行单一频谱分析和平均化分析。

三、结果与分析

（一）疲劳模型的建立及足球运动员疲劳的判定

1. 疲劳模型的建立（实验一）

（1）机体整体的疲劳模型

1982 年的第五届国际运动生物化学会议上将疲劳定义为：机体生理过程不能持续其机能在一特定水平上和/或不能维持预定的运动强度。其中，精疲力竭（cxhaustion）是指：肌肉或器官完全不可能维持运动。实验一的标准是：运动员运动能力开始下降，经反复鼓励受试者达不到 50 转/分的运动速度。从疲劳的定义来看，运动员达到了疲劳状态。在实验一中，所有受试者运动后心率均达到预期最大心率内，均值达到 188.60 次/分，RPE 指数均达到 19，血乳酸浓度均超过 9mmol/L，根据常用判定标准也可以判定，运动员达到极度疲劳状态。此外，运动后血糖浓度还出现了下降趋势，运动后每个受试者的尿液中也都不同程度地出现了尿蛋白。综上二方面分析认为，采用此种方式能够使运动员达到深度疲劳状态。实验结果表明，运用心率、RPE 指数及血乳酸指标，从生理学、心理学、生物化学三个角度能对机体整体疲劳状况进行较好的判断。

（2）肌肉局部的疲劳模型

本研究中运动员疲劳的产生是在递增负荷条件下产生的，在蹬踏功率自行车过程中主要是下肢肌群进行工作，因此疲劳产生的部位除运动员身体机能疲劳外，还有运动员局部肌肉的疲劳，即运动员下肢的疲劳。在递增负荷过程中，对运动员每一负荷末期骨骼肌的肌电信号进行采集，得到骨骼肌肌电信号随运动负荷增加而变化的曲线特征，从而判定局部肌肉疲劳的程度。

研究表明，在运动员渐增负荷至疲劳过程中，骨骼肌肌电信号特征表现出了较好的规律性。中位频率 MF、平均功率频率 MPF 随着运动负荷中强度的增大而增大，当疲劳已经产生时表现出下降趋势，频谱左移；平均肌电 AEMG、积分肌电 IEMG 随着运动负荷的增大而增大，当疲劳已经产生时表现出增大缓慢趋势或稳定在一定水平。

2. 足球运动员疲劳的判定（实验三）

根据在实验一中建立的机体整体疲劳标准和肌肉局部疲劳标准，对在实验三中经过递增负荷实验后的足球运动员进行了疲劳判定，机体整体疲劳和肌肉局部疲劳均达到了实验一所建立的标准。

（二）疲劳前后踢球技术的运动学对比分析

依据第四章对下肢鞭打动作的论述，确定踢球腿动作的特征画面，即“摆动腿脚尖离地时刻”、“大腿最大后摆幅度时刻（髋最大伸展）”、“小腿最大后摆幅度时刻（膝最大屈曲）”、“大腿前摆最大角速度时刻”以及“小腿前摆最大角速度时刻（脚触球）”5 幅特征画面，相应地就把踢球动作划分为了 4 个阶段，即大腿后摆阶段、小腿后摆阶段、大腿加速前摆阶段、小腿加速前摆阶段。

1. 角位移对比分析

测试发现，疲劳前大、小腿的后摆幅度均值分别为 3.62°、76.07°，疲劳后大、小腿分别降至 1.87°、68.63°，二者具有显著性差异。肌肉的疲劳使肌肉收缩力量下降，从而使克服“主动肌力量性不足”的能力降低，最终导致了疲劳后的摆动腿后摆不充分，进而引起前摆效果的降低，一方面，摆动腿后摆不足为其留下了较小的前摆空间，特别是影响了小腿的加速前摆空间；另一方面，摆动腿较小幅度的后伸，对摆动腿前摆肌群的牵拉不够充分，摆动腿前摆进行向心收缩前，肌纤维不具有最佳初始长度，影响肌肉收缩效果，进而影响到摆动腿的摆动速度。

2. 角速度对比分析

测试发现，疲劳前脚尖离地时大、小腿后摆角速度均值分别为 126.95(°)/s、298.25(°)/s，而疲劳后分别降至 73.50(°)/s、240.84(°)/s，均具有非常显著性或显著性差异。疲劳前大、小腿最大前摆角速度均值分别为−473.49(°)/s、−1113.64(°)/s，而疲劳后分别降至−457.64(°)/s、−963.00(°)/s，疲劳前后小腿前摆最大角速度具有非常显著性，而大腿前摆最大角速度均差不具有显著性，但是，疲劳后大腿开始前摆初期前摆的速度较慢，速度梯度变小，而不像疲劳前大腿前摆角速度表现出急剧增大的特点（图 8-9 阴影部分）。由上可知，疲劳对摆动腿的摆动存在较大的影响，一方面影响到了大腿快速前摆的能力，主要表现为大腿前摆初期的速度梯度变小；另一方面影响小腿的爆发式前摆，主要表现为小腿的最大前摆速度显著降低。

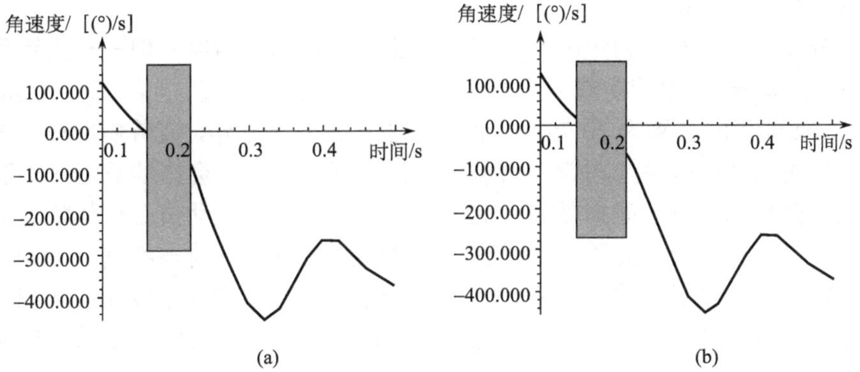

图 8-9　疲劳前后大腿前摆角速度对比图

(a)疲劳前；(b)疲劳后

3. 动作协调性对比分析

疲劳前后正脚背踢球摆动腿的摆动都体现出了典型的由近端至远端(髋、膝、踝）关（环）节依次加速活动顺序性特征，但是，疲劳后髋关节速度峰值到膝关节速度峰值出现时间延长，膝关节速度峰值出现延迟；膝关节速度峰值到踝关节速度峰值出现时间减少，踝关节速度峰值提前；大腿角速度峰值到小腿角速度峰值出现时间减小，小腿角速度峰值出现提前（图 8-10）。说明疲劳后环节间的动作配合模式发生了改变，环节间运动的协调性遭到破坏。

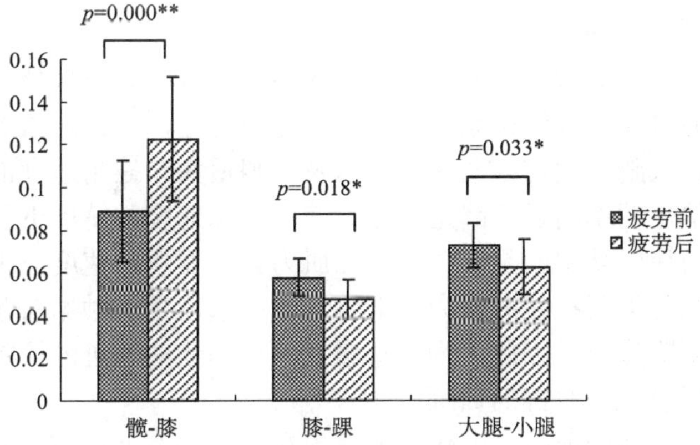

图 8-10　疲劳前后摆动腿关（环）节速度峰值间隔变化图（n=8）

（三）疲劳前后踢球技术的动力学对比分析

1. 关节力矩对比分析

（1）髋关节力矩

疲劳前、后髋关节力矩随时间变化的曲线形状基本相似，但是在力矩数值上存在较大的差异性。疲劳前髋关节旋外峰值力矩均值为31.52（单位：100(N·m)/kg，下同），疲劳后的分别为20.75，二者具有非常显著性差异。疲劳后旋外力矩峰值的减小说明疲劳后髋关节与踝关节的配合协调能力下降，会影响到触球前脚的脚型，进而影响球—脚的碰撞效果。此外，明显的是多数运动员在机体疲劳后，触球前髋关节没有表现出旋内力矩，值得注意的是在脚触球前，特别是有两例运动员即使在机体未疲劳状态下，触球前也没有表现出明显的旋内力矩（n=8），而这两名运动员运动水平恰巧低于其他运动员，上述说明了脚触球髋关节的旋内力矩起着重要作用。

（2）膝关节力矩

疲劳前膝关节屈、伸峰值力矩均值分别为42.14、45.88，疲劳后的分别为32.14、38.02，均具有非常显著性或显著性差异。疲劳后膝关节屈、伸力矩下降说明了疲劳对肌肉收缩力量的影响，可解释疲劳后小腿最大后摆角速度与最大前摆角速度出现显著性下降的原因。

（3）踝关节力矩

疲劳后踝关节背屈力矩降低、内翻力矩减小，表明疲劳后踝关节的固化程度较低，一方面会造成球—脚碰撞时动量的损失；另一方面，减小了摆动腿的有效质量，降低了摆动腿的初始动量。因此，疲劳后踝关节的固化程度应引起足够的重视。

2. 关节功率对比分析

测试发现，疲劳后髋关节在摆动阶段的 34%、64%、89%处的输出功率明显小于疲劳前，通过与三维解析系统输出图像对照可知，三处对象的时刻分别为大腿最大后摆前、大腿最大前摆角速度前以及小腿最大前摆角速度前。由此可知，疲劳后肌肉的输出功率明显下降是导致疲劳后踢球速度与精度下降的主要原因之一。影响髋关节屈肌功率的是髋关节的屈肌力臂与屈摆角速度，因此对髋关节屈肌爆发力的训练与加强抗疲劳能力的训练应当引起重视。触球前髋关节的内收和旋外力矩也有下降趋势，因此，为了加强对摆动腿运动轨迹的控制也应该加强对髋关节内收肌群与旋外肌群的训练。

膝关节力矩在疲劳前后的变化主要表现在旋内功率上，疲劳后膝关节的旋内力矩减小。踝关节功率在疲劳前后变化较大，首先是疲劳后踝关节的背伸功率减小甚至消失，对于踢球精度有一定要求的踢球技术中。其次是内翻功率的改变，疲劳前摆动腿摆动末期表现为踝关节内翻功率的增大，而疲劳后则表现为外翻功率的增大。倘若踢球的速度决定于踝关节背屈或跖屈功率，那么踢球的精度就应该取决于踝关节的内翻、外翻力矩，至少对于保持球—脚碰撞时稳定的脚型具有重要作用。

（四）疲劳前后踢球技术的肌电学对比分析

1. 肌肉做功大小对比分析

图 8-11 为疲劳前后大腿前摆阶段主要肌群 AEMG 对比图（大腿前摆阶段为从大腿达到最大后摆开始前摆到达到其最大角速度时段）。

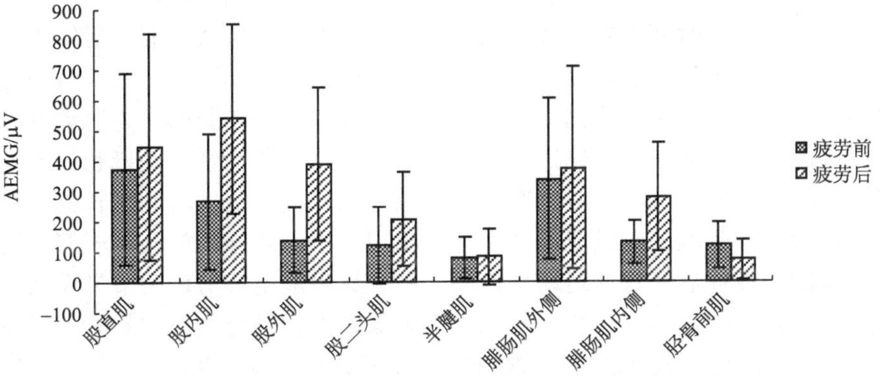

图 8-11　疲劳前后大腿前摆阶段主要肌群 AEMG 对比图

疲劳后大腿前摆肌群的 AEMG 出现了不同程度的增大现象，只有胫骨前肌表现出了下降的趋势。说明疲劳后大腿前摆过程中肌肉的做功增大，肌肉做功增大的原因可能是：①肌肉疲劳后为完成额定负荷募集到更多肌纤维，更多肌纤维的参与收缩使得 AEMG 增大；②肌纤维的放电同步化程度提高，多肌纤维的放电同步化使得 AEMG 增大。由此看来，相对于运动员未疲劳时，运动员为完成中、长距离的传球或射门，大腿前摆肌群完成额定负荷（快速前摆）是依靠肌纤维的募集来实现的。在完成同等负荷（同样距离的传球或射门）条件下，参与收缩肌纤维增加，每一运动单位所支配的肌纤维数量就会增大，肢体运动的准确性、协调性就会下降，进而影响到踢球的质量。

2. 肌肉激活顺序对比分析

利用肌电图可以很好地评价某个动作肌肉激活的先后顺序和肌肉发力顺序以及停止活动的先后顺序，从而可以判断肌肉间相互配合的协调性及顺序性关系，还可以判断训练程度的高低。疲劳前肌肉的激活顺序是股直肌、股内肌、胫骨前肌、腓肠肌内侧、腓肠肌外侧、股外肌、股二头肌、半腱肌，以疲劳前肌肉激活顺序为标准化个体模型，疲劳后肌肉激活顺序发生了较大的改变，股内肌、股外肌、股二头肌以及腓肠肌内侧首先被激活，而作为主要屈髋原动肌的股直肌被激活时间较晚，股直肌与股二头肌分别作为屈髋的原动肌与对抗肌直接影响着屈髋的速度与幅度，因而，股直肌激活时间的推迟与股二头肌激活时间的提前，会阻碍髋关节屈，影响大腿的前摆速度，可解释图 8-9 中髋关节第一速度峰值出现推迟的原因。

从肌肉的失活顺序来看，由于疲劳后肌肉的激活顺序改变较大，所以导致肌肉的失活顺序改变更大。主要表现在股直肌失活顺序推迟，而股内肌失活顺序提前，这可能导致大腿出现过度前摆，不仅会影响到小腿的主动前摆，还会影响到近端环节角动量的传递效果，进而影响到肢体末端的摆动速度。

从肌肉的活性时间来看，疲劳前、后各肌肉的改变较大。疲劳后股直肌的活性时间延长，会出现大腿过度前摆现象；股内肌活性时间减小，活性时间减小可能是造成肌力下降的主要原因。但是，同为伸膝主要原动肌的股外肌活性时间出现了延长的现象还无法给予确定的解释，然而，在股外肌活性时间延长的情况下，股二头肌活性时间却减小，股外肌作为伸膝原动肌出现活性时间延长的同时，股二头肌作为伸膝肌群的对抗肌活性时间却出现减少，这样的配合形式极大可能造成膝关节的过度伸展，致使运动损伤的产生，这可能是疲劳后关节易受伤的重要机理所在。对于踢球前屈膝肌群出现收缩现象的原因学界进行过长时间讨论，对其进行最合理的解释就是这是一种保护机制，避免膝关节过度伸展，造成关节损伤。

四、结论与建议

（1）采用蹬踏功率自行车方式使运动员生成疲劳程度深，容易控制，运动员生成的疲劳方式与实际足球运动中运动员生成的疲劳方式在供能上较为相似，人体疲劳后对运动技术产生较大影响，采用脚踏功率自行车生成疲劳的方式能够满足研究需要。

（2）疲劳前、后的踢球动作在运动学特征上表现出明显的差异，采用逆向动力学计算下肢各关节的肌力矩可解释其动力学原因，采用肌电仪进行的肌电测试和分析可解释其肌肉力学机理。

（3）运动员疲劳后的踢球技术与运动员最佳机能状态时的踢球技术动作结构相比略显不同，应该参照运动员最佳机能状态下的踢球技术模型加强疲劳后踢球技术的训练。

第三节　健美操的技术诊断

一、背景与目的

对于任何竞技体育项目，训练和比赛的直接目的就是运动成绩。竞技健美操亦是如此，决定竞技健美操比赛成绩的影响因素包括：技术水平、心理因素、环境因素、裁判因素等。在诸多影响因素中，运动员技术水平的高低对运动成绩起到关键作用。

一般在竞技健美操比赛中，运动员使用的难度动作大多集中在0.4~0.7的分值段，高难动作也在编排之列，但比重相对较小。依据《2005～2008竞技健美操规则》，屈体分腿跳成俯撑动作（C425）是竞技健美操C组跳跃成俯撑动作中的难度动作之一，是难度动作中编排比重较高的动作，也是竞技健美操男、女单人二级套路中的规定动作，分值为0.5。因此，从生物力学的角度对优秀竞技健美操运动员屈体分腿跳成俯撑动作的技术进行研究，可以为运动员的训练和教练员的教学提供有价值的运动学参数和动作特征规律，为进一步完善竞技健美操动作技术的理论体系提供一定的参考。

二、对象与方法

（一）诊断对象

以某体育学院竞技健美操队6名运动员作为研究对象，年龄(20±0.6)岁，身高(1.70±0.62) m，体重(60±2.56) kg。其中一级运动员3名，曾参加过全省和全国健美操比赛，并获得优异成绩，有一定的比赛经验，身体素质良好，熟悉实验方法和要求。

（二）诊断方法

采用三维摄像和录像解析的方法，用4台SONY摄像机，拍摄频率为25f，拍摄速度为50f/s，机身高度1.2m，夹角为90°，拍摄距离10m，选用H-24型HX0708三维辐射框架进行空间坐标标定，对动作进行拍摄。测试前，要求运动员首先进行20min左右准备活动，准备活动包括热身运动、拉伸肌肉运动和要求测试的动作，运动员准备活动结束后，开始进行规定动作的测试，每人完成动作6次。通过德国的Simi Motion 7.3进行三维解析，模型采用汉纳范（Hanavan）人体模型。使用DLT法计算得到解析点的三维坐标，所得每个标志点的三维坐标，使用巴特沃兹二阶低通滤波法对其进行平滑处理，截断频率为6。

三、结果与分析

（一）时相分析

屈体分腿跳成俯撑主要包括两个部分的动作：屈体分腿跳和落地成俯撑。因此，我们又可以根据动作的技术特点划分为：起跳阶段、屈体分腿阶段、下落阶段、落地成俯撑阶段。起跳阶段又可以划分为缓冲和蹬伸两个阶段，重心速度负向减小到零再正向增大；屈体分腿阶段是运动员在空中形成屈体分腿位，分腿角最大，髋关节角最小，重心速度减小，屈体分腿位时刻重心速度为零。下落阶段是从运动员重心最高点到双手着地瞬间，重心速度开始由正向负方向变化；落地成俯撑阶段是指从双手着地开始到动作结束，包括落地缓冲和撑起两个阶段，重心速度先负向减小到零再正向增大，时相划分如图 8-12 所示。

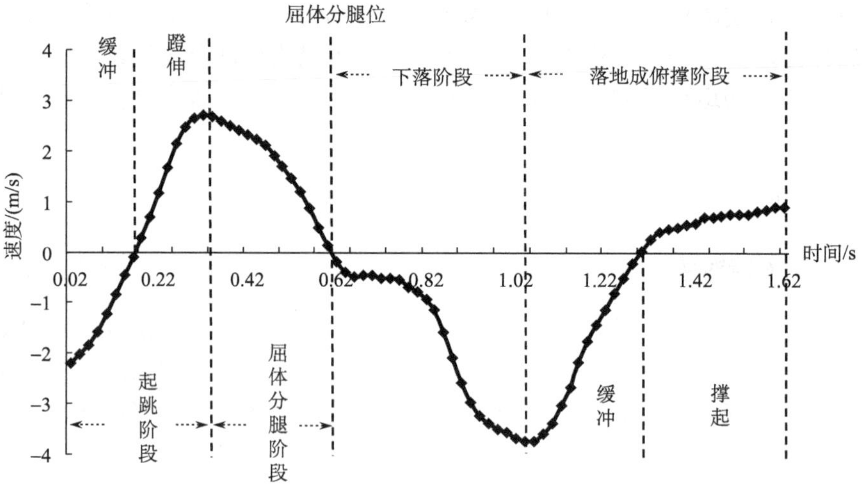

图 8-12　时相划分示意图

（二）起跳阶段的运动学分析

起跳是以远端环节为固定的一种爆发性肌肉用力的过程，目的是获得腾空，通过人体动作关节的屈和伸做预蹲动作，然后踝、膝、髋关节依次迅速弯曲，通过牵引关节的肌肉用力，带动关节角度变化，从而获得一定的速度，使身体克服重力获得腾空。

起跳包含了缓冲和蹬伸两个时相的技术特征。缓冲是指运动员双脚齐肩宽，做下摆预蹲的动作，髋、膝、踝三关节依次弯曲，双臂加速下摆的过程；蹬伸则通过各个关节的合理屈伸以及上下肢的协调配合来完成的起跳动作，见表 8-5、

表 8-6。

表 8-5　缓冲阶段关节角度参数(n=24)

	髋关节角		膝关节角		踝关节角	
	LH	RH	LK	RK	LA	RA
$W_{重心最低}$	105.4±9.5	108.0±10.0	103.3±9.6	104.3±9.6	86.6±4.7	85.2±4.2

注：$W_{重心最低}$ 表示重心最低时关节角度，L 表示作左关节角，R 表示右侧关节角，单位（°），下同。

由于在比赛中竞技健美操的每个动作不是单一完成的，前后都会有连接动作。因此，屈体分腿跳成俯撑动作的起跳动作不属于原地起跳。从起跳的膝关节角度来看，平均值在 103°～104°，符合上步纵跳的膝关节最适宜缓冲角度 100°～110°的要求。

表 8-6　蹬伸阶段关节角度和速度峰值变化(n=24)

	髋关节角		膝关节角		踝关节角	
	LH	RH	LK	RK	LA	RA
$T_{速度峰值}$	0.27±0.07	0.27±0.08	0.28±0.08	0.28±0.07	0.29±0.06	0.28±0.07
$W_{蹬离时刻}$	164.3±2.8	172.2±4.8	167.3±3.0	171.8±3.1	155.5±5.6	159.8±4.6

注：$T_{速度峰值}$ 表示关节角速度峰值出现的时间，单位 s，下同；$W_{蹬离时刻}$ 蹬离时的关节角度。

缓冲角度的大小决定了肌肉被牵拉的长度，肌肉被牵拉一定长度时，肌肉中的串联弹性成分才能被充分拉伸从而储存大量弹性势能，提高肌肉的收缩效果。因此，我们说，在肌肉所能承受的一定负荷范围内，牵拉速度越快，拉伸长度越适宜，弹性利用率越高，起跳效果越好。除此以外，三关节在蹬伸过程中的活动顺序也极大程度地影响起跳效果。根据动作协调性理论：运动目标重或是封闭链，关节运动应表现为同步性；运动目标轻或是开放链，关节运动应表现为顺序性。按照这一理论，运动员在起跳时，人体属于重目标、封闭运动链，因此，下肢三关节髋、膝、踝关节应该表现为同步性较好，从表 8-6 关节运动速度峰值来看，两个动作三关节几乎同时达到速度峰值，活动顺序相对同步，起跳效果较好。

（三）屈体分腿阶段的运动学分析

起跳结束后，双脚离地动作进入屈体分腿阶段，屈体分腿阶段作为过渡阶段其动作完成质量的好坏直接影响动作的整体评分。在这个阶段中，包含了重心上升阶段和重心上升至最高点成屈体分腿位两个部分。在重心上升阶段即双腿上举过程中，关节角度的控制是影响身体姿态的关键因素，尤其是下肢膝、踝关节角度的控制。因此，我们对重心上升过程中的踝、膝关节角度变化进行了对比分析，如图 8-13、图 8-14 所示。

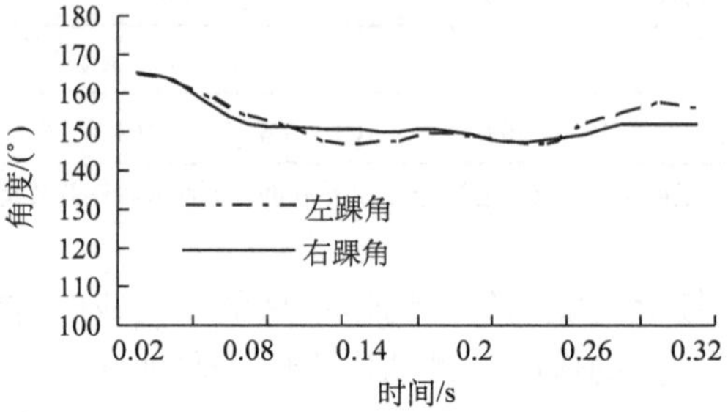

图 8-13　重心上升阶段左右踝角变化趋势

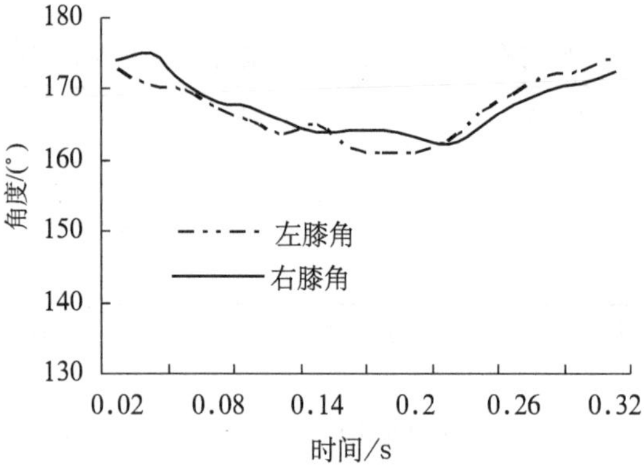

图 8-14　重心上升阶段左右膝角变化趋势

1. 重心上升阶段踝、膝关节角度变化特征

在重心上升过程中，正确的下肢姿态要求双腿和脚尖处于绷直状态，然后将双腿举止最高点。从图 8-13、图 8-14 可以看出，运动员的踝、膝关节并未完全伸展，并且角度的控制相对不稳定，踝关节角度基本控制在 156°左右，变化差值约 21°。膝关节相对踝关节的角度控制较为稳定，约 165°左右，变化差值 15°。普遍的原因的是，运动员发展的下肢力量较好，尤其是大腿前侧股四头肌（股直肌、股中肌、股外肌和股内肌）在近固定收缩时，更容易使膝关节伸，当运动员双腿举止空中时，由于同时大腿前侧肌肉的胫骨前肌、趾长屈肌、拇长屈肌在股四头肌的作用下很容易发生近固定收缩，致使踝关节伸（勾脚尖），此时，运动员应注意控制小腿前侧肌肉而主动收缩小腿三头肌、胫骨后肌等小腿后侧肌肉群做近固定收缩，使踝关节屈（绷脚尖），从而使姿态更稳定。因此，在健美操动作的

姿态控制中，运动员在注意大关节的姿态控制的同时，更应该注重小关节控制的稳定性。

另外，从左右两侧关节角度的变化来看，左右两侧膝、踝关节的同步性相对较差，说明运动员对左右两侧下肢肌肉的控制不够稳定。

2. 屈体分腿位姿态控制变化和动作结构特征

《2005～2008 竞技健美操竞赛规则》中"整组难度动作必须最大极限的展示爆发力和最大的动作幅度，身体在空中的姿态必须清晰可辨"。"屈体分腿姿态：双腿举至空中成分腿屈体位置（夹角 90°），双腿平行或高于水平位置，躯干与双腿的夹角不大于 60°"。

根据《2005～2008 竞技健美操竞赛规则》要求运动员在起跳至空中最高点，也就是重心速度为零时刻成屈体分腿位，此时要达到双腿分腿角大于 90°，双腿平行，膝关节尽量伸展，髋关节角度小于 60°的最低要求。有研究指出，高水平运动员在完成屈体分腿跳动作（分值 0.3）时分腿角能达到 138.4°，左腿与水平面夹角 12.76°，右腿与水平面夹角 4.69°。所以，我们对在屈体分腿跳基础上增加难度的动作 C425 的空中姿态控制规律和动作结构进行了分析，见表 8-7。

表 8-7　屈体分腿位空中姿态控制　　单位：(°)

	分腿角	髋关节角		膝关节角		双腿与 XY 水平面夹角	
		LH_a	RH_a	LK_a	RK_a	L_{XY}	R_{XY}
韩　×	139.56	48.33	43.46	170.47	177.80	21.62	22.47
刘　×	131.71	53.33	47.85	166.68	167.84	21.72	19.34
张　×	139.45	52.55	51.07	177.06	177.63	10.27	3.51
王××	148.53	55.46	53.58	177.23	177.25	−4.92	−1.19
杨　×	150.75	55.74	54.98	172.93	174.18	2.09	1.039
杨××	141.56	52.32	50.89	166.58	173.79	20.50	11.89
$\overline{X}\pm SD$	141.93±6.89	52.96±2.67	50.30±4.1	171.83±4.77	174.75±3.82	11.88±11.37	9.50±9.92

注：LH_a 为左髋关节角度；RH_a 为右髋关节角度；LK_a 为左膝关节角度；RK_a 为右膝关节角度；L_{XY} 为左腿与水平面的夹角；R_{XY} 为右腿与水平面的夹角。

从表 8-7 屈体分腿位的姿态控制来看，运动员的动作基本上都远远超过了《2005～2008 竞技健美操竞赛规则》的最低要求，但也存在下肢两侧关节角度的不一致，造成这种现象的原因：一是起跳阶段双腿用力不同步，因此造成双腿起跳速度不一致，从而导致在屈体分腿位时两侧关节角度出现差异；另外一点就是下肢两侧肌肉力量的不均衡，往往右侧肌肉力量要优于左侧肌肉，因此，出现了左腿与水平面的夹角＜右腿，差值 2.38°；左髋角＞右髋角，差值 2.66°；左膝角

＜右膝角，差值 2.92°。

图 8-15 为屈体分腿阶段重心速度变化曲线，图 8-16 为屈体分腿阶段各关节角度变化曲线。

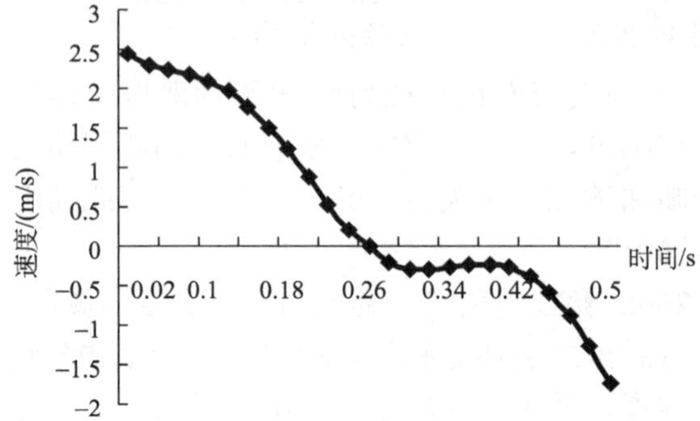

图 8-15　屈体分腿阶段重心速度变化曲线

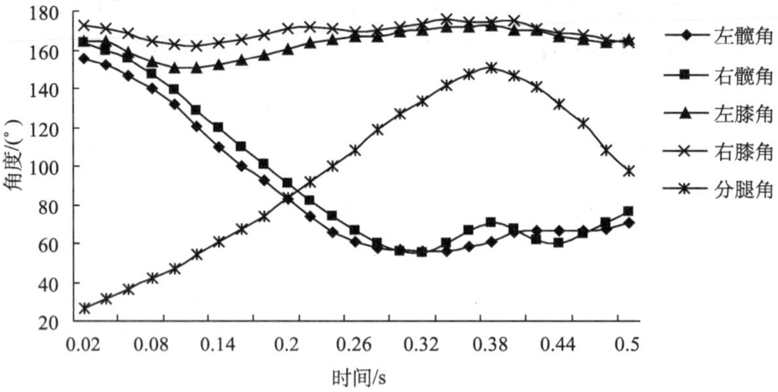

图 8-16　屈体分腿阶段各关节角度变化曲线

从图 8-15 和图 8-16 分析，运动员的重心最高点出现在屈体分腿阶段的第 0.26s，而左右髋关节角度的最小值出现在第 0.32s，分腿角最大出现在 0.40s。屈体分腿位要求运动员处于中心最高点，此时的髋关节最小，双腿伸直，分腿角最大。而从以上数据来看，重心最高点与最小髋角和最大分腿角出现的时间并不一致，重心最高点与最小髋角出现的时间差值为 0.06s；与最大分腿角出现的时间差值为 0.14s。也就是说，运动员的动作结构顺序为：首先重心上升至最高点，然后出现最小髋角，继而形成最大分腿角。这显然是动作不合理的表现，即使时间差值较小。

从以上数据和三维录像分析可知，运动员出现上述动作结构不合理性的原因可能有两种：一是由于双腿的上举与躯干的前屈动作顺序不合理；二是由于支持双腿上举的主动肌力量不足，尤其是股四头肌。当运动员的重心上升到最高点时，双腿迅速向两侧和向前上方伸展的同时，躯干主动前屈，动作迅速时间短暂。但是，由于支持双腿向前上方和向两侧伸展的主动肌力量相对不足，运动员为了达到《2005～2008 竞技健美操竞赛规则》的要求，形成较小的髋角，就会尽力使躯干前屈，致使双腿在未达到上举高度时，躯干已经开始前屈，躯干的过早前屈导致双腿上举的幅度相对减弱。因此造成髋关节的最小值与分腿角的最大值未能够出现在重心最高点，使各关节角度的最佳值出现在重心下降的阶段。

（四）下落阶段的运动学分析

下落阶段是屈体分腿动作与俯撑动作的过渡部分，在下落阶段肘关节应主动前伸接触地面，双腿在成最大分腿角以后迅速向下和向两侧侧后方滑动，以便合理迅速地形成并腿姿态，同时伸展髋关节使身体形成一条直线，然后双脚双手同时落地缓冲。

从三维录像分析来看，运动员往往会出现双手或双脚先落地的现象。从运动损伤的角度来看，无论是双手或者双脚先落地，都极容易对运动员造成损伤，尤其是初学者对动作结构不明确，肌肉力量相对较差的情况下。

双手先落地的原因是：由于在空中形成屈体分腿位时，躯干的前倾角度较大，在下落阶段躯干部分的下落会早于下肢，加之双手的主动前伸致使双手先落地缓冲，双腿随即落地不参与下落的缓冲作用，整个身体的重量和落地的冲击力全部加载于上肢，极容易对上肢尤其是腕关节造成损伤。因此，运动员在空中形成屈体分腿位时要注意保持适当的躯干前倾角，前倾角度过大、过早都会造成双手先落地的现象。

而双脚先落地的原因是：身体姿态成屈体分腿位后，在下落阶段双腿向下向侧后方滑动速度较慢，尤其是向下方滑动幅度较大，髋关节未能够完全伸展，整个身体以髋关节为顶点形成的角度较大，双脚的水平位置低于双手位置，致使双脚先落地缓冲。另外，形成并腿姿态的过程中，臀大肌、臀中肌以及股后肌群迅速做近固定收缩，髋关节伸展。如果肌肉力量不足，同样会使髋关节伸展不充分，导致上述现象的出现。双脚过早的落地缓冲，不仅是错误的动作表现，影响动作姿态，而且极容易使趾关节和踝关节受伤，使落地不稳定。因此，运动员在认真体会动作结构的同时，还要注意发展主动肌力量。

（五）落地成俯撑阶段的运动学分析

屈体分腿跳成俯撑动作的落地成俯撑阶段是整个动作的结束部分，是运动员由动态到短时静态的过程。动作结束后，运动员能否保持良好的静态姿态和空间位置，落地成俯撑阶段的完成质量都起到极为重要的作用。

这个阶段是从双手双脚同时着地时刻开始，到上肢的主要缓冲结束成俯撑状态结束。虽然双脚也参与落地缓冲作用，但起到主要缓冲作用的是上肢，因此，上肢的缓冲与最后撑起成短时静态的连接就很重要。所以，我们对上肢的缓冲和撑起的部分参数（主要是肘关节）进行了分析，见表 8-8。

表 8-8　落地成俯撑阶段左右肘关节的参数特征(n=24)

	$A_{缓冲}$	$A_{撑起}$	$A_{缓冲}-A_{撑起}$	$T_{缓冲}$	$T_{撑起}$	$T_{缓冲}-T_{撑起}$
左肘关节	159.3±8.3	64.3±10.0	95.0±15.4	0.25±0.02	0.45±0.03	0.19±0.05
右肘关节	151.0±11.2	66.60±6.1	84.4±16.8	0.24±0.02	0.44±0.02	0.21±0.04
t	1.460	0.471	1.136	1.135	0.000	0.605
p	0.175	0.648	0.282	0.283	1.000	0.558

注：$A_{缓冲}$ 表示缓冲角度；$A_{撑起}$ 表示撑起角度，单位（°）；$T_{缓冲}$ 表示缓冲时间；$T_{撑起}$ 表示撑起时间，单位 s；$A_{缓冲}-A_{撑起}$，$T_{缓冲}-T_{撑起}$ 分别代表角度差值和时间差值。

在缓冲阶段重心速度的变化受肘关节角度的变化影响最大，缓冲是从双手着地起到重心最低点结束。此时，控制肘关节角度变化主要发力肌肉为肱三头肌，在这个过程中，肱三头肌首先做离心收缩，肘关节屈，肱三头肌被动拉长，做退让性工作，为撑起阶段储存最大的弹性形变。在撑起阶段，肱三头肌远固定做向心收缩，使肘关节伸，形成俯撑状态。整个过程，肌肉用力从大到小，肌肉按照拉长—等长—缩短的顺序收缩。缓冲与撑起动作的衔接，取决于主动肌超等长收缩的能力，主动肌的退让工作能力越差，缓冲时的关节角度屈曲越大，肌肉被拉伸的长度越大，则收缩遇到的负荷也就越大。因此，肱三头肌超等长收缩的能力是这个阶段动作高质量完成的关键。

从上表我们可以看出，运动员的左右肘关节在缓冲和撑起的角度和时间上不存在差异，说明运动员的上肢左右侧肌肉收缩同步性较好，左右两侧的肌肉的工作能力相对均衡。但从缓冲时间和撑起时间来看，两者还是有很大不同，撑起时间是缓冲时间的 2 倍左右，其原因可能是由于运动员的上肢肌肉力量较差，无法支撑落地时地面对上体甚至全身的冲击力。尤其是肱三头肌，缓冲时肌肉做退让工作的能力差，肌肉被拉伸的长度增加，肘关节屈曲角度过大，致使收缩速度大幅度减慢。

因此，在练习和完成此类动作时，运动员应该重点发展上肢肱三头肌的力量和超等长收缩的能力，从而使动作更加迅速有力、干净利落，进而提高整体动作的完成质量。

四、结论与建议

（1）重心上升阶段，膝关节和踝关节的关节控制不够，出现了角度的小幅度变化；屈体分腿阶段关节角度的控制基本都能高质量完成，身体姿态保持较好，但是动作结构相对不合理，出现了重心高度、分腿角度、髋关节角度的最佳值不能同步出现的问题；下落阶段出现膝关节角度变化不稳定，双手和双脚落地不能同步的情况。不论是哪一部分先落地都会极大程度的对运动员造成损伤；落地俯撑阶段表现为缓冲时间和撑起时间的差异性，其最主要的原因可能是主动肌力量欠佳，超等长收缩能力较差。

（2）竞技健美操是一项对身体综合素质要求很高的运动，并且要求运动员在完成动作的同时保持身体的完美姿态。所以，肌肉力量的发展是保证高难动作完成的前提，因此，注意上肢与下肢、肢体左右侧力量的均衡性发展是运动员完成高质量动作的保证。

第四节　脑瘫步态的技术诊断

一、背景与目的

脑瘫是指从出生前到新生儿期间各种原因导致的非进行性脑损伤引起的中枢性运动功能障碍与姿势异常为主的综合征，常伴有智力低下、癫痫、语言障碍、听力低下、视觉异常、行为异常等多种症征。脑瘫几乎是一种终身疾病，如果在小儿时期没有得到应有的治疗，就会留下伴随终生的后遗症。

步行对正常人来说是一个十分简单的活动，但对脑瘫人群来说，步行障碍却是困扰其回归正常生活的重要障碍之一。本研究拟利用三维摄像拍摄与分析系统、足底压力分布测试系统采集脑瘫青少年平地行走的下肢运动学参数和动力学参数，以分析脑瘫青少年异常步态的发生机理，为脑瘫青少年的康复训练奠定理论基础。

由于脑瘫的症状差异较大，不宜进行统计分析，因此，本节选择一个典型的脑瘫步态案例进行个案分析，以说明运动技术诊断在康复领域中的应用。

二、对象与方法

（一）诊断对象

受试者为痉挛型脑瘫，16 岁，身高 172cm，体重 54kg。出生时因脑缺氧造成脑细胞坏死，左右侧肢体都有不同程度的残疾，站立时左侧肢体膝、髋关节不能伸直，右侧踝关节外翻。

（二）诊断方法

采用日本产 4 台 Panasonic NV-MX300EN 摄像机，分别摆放在正方形区域（8m×8m）的四个顶点位置，相邻两台摄像机主光轴的夹角约为 90°，对脑瘫步态进行拍摄以获取运动录像；采用德国产 Simi Motion 7.3 运动解析软件对录像进行三维解析以获取步态的运动学参数；采用中国产 Bioforcen 足底压力分布测试系统对脑瘫步态进行测试以获取足底的动力学参数。

三、结果与分析

（一）运动学参数分析

1. 时间参数分析

由表 8-9 可知，受试者整个步态周期的时间为 1.76s，右腿支撑期占总周期的 35.23%，而左腿的支撑期占整个步态周期的 79.55%。双肢共同支撑期占总周期的 46.59%，且前共同支撑期所占总周期的比例较大。可见受试者步态时相不合理，左右不对称，行走时肢体不稳定、动作不流畅。分析原因主要是由于受试者左右下肢残疾程度不同，在左脚着地时，出现了试探性的反应，由双肢共同着地来增加稳定性，造成了左腿支撑期和共同支撑期占总周期的比例增大。

表 8-9　步态时间参数

步态周期/s	右腿支撑期/总周期/%	左腿支撑期/总周期/%	共同支撑期/总周期/%
1.76	35.23	79.55	46.59

2. 空间参数分析

由表 8-10 可以看出，受试者左步长为 52.00 cm，右步长为 69.00 cm，相差 17cm，说明受试者行走时左右下肢步长极其不对称；步频为 68 步/分，并不在正常的范围之内，这是由于受试者两侧下肢的残疾造成的步频小于正常人；左脚的步偏角为 4.01°，右脚的步偏角为 62.03°，说明右脚处于“外八”状态，左右脚步偏角相差较大，左脚较正常人的值偏小，右脚较正常值偏大很多。

表 8-10　步态空间参数

左步长/cm	右步长/cm	步频/（步/分）	步向角/（°）	
			左脚	右脚
52.00	69.00	68	4.01	62.03

3. 时空参数分析

（1）支撑期髋关节角度变化特征。

由图 8-17 可看出，在整个支撑期，髋关节一直处于屈曲状态，这与受试者在行走过程中躯干位置有关，在行走过程中其躯干前倾明显，造成髋关节不能够充分的伸展，影响步行的稳定性，右髋关节的最大活动范围约为 50°，左髋关节的最大活动范围约为 55°；在整个支撑期中，右髋由内收到外展再到内收，内收外展的活动幅度大约为 23°，左髋关节一直处于外展状态，最大的外展角度为 27°，这就导致了受试者在行走过程中的不平衡，容易造成左右摇摆；在整个支撑期中右髋关节都处于旋外的状态，外旋最大角度约为 18°，左髋关节先旋内再旋外，内旋最大角度约为 14°，外旋最大角度约为 26°，右髋关节的外旋可能是造成受试者右脚“外八”的主要原因之一。

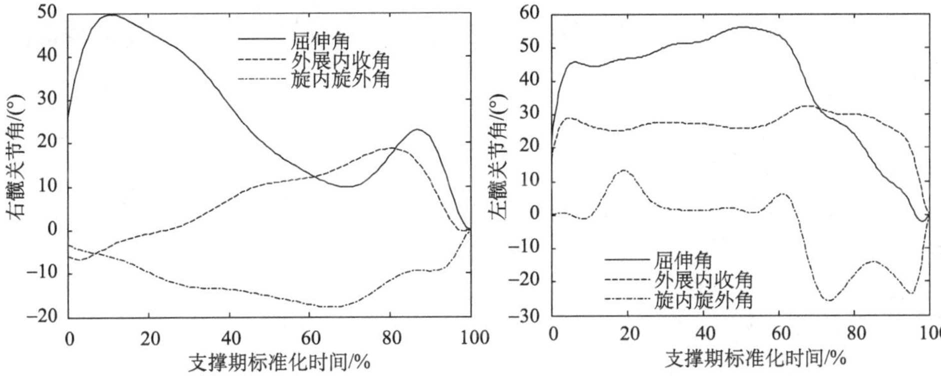

(a)　　(b)

图 8-17　髋关节角度变化特征

（a）右髋；（b）左髋；髋关节屈为正、伸为负，外展为止、内收为负，旋内为正、旋外为负

（2）支撑期膝关节角度变化特征。

由图 8-18 可看出，初始着地时左右膝关节都为屈曲状态，右膝屈曲角度约为 10°，左膝的屈曲角度约为 22°，正常人在初始着地时膝关节也有一定的屈曲角度，但是角度非常小，受试者的左膝关节在初始着地时的角度偏大；由于膝关节的解剖学特点，膝关节在屈膝的时候才可以做轻微的旋内、旋外运动，从上图中可以看出右膝关节内旋幅度约为 10°，左膝关节的旋内旋外动作变化频率较大，说明在左腿支撑时，由于左侧肢体的残疾导致支撑不稳定。

（3）支撑期踝关节角度变化特征。

由图 8-19 可看出，左、右踝关节在整个支撑期中一直处于背屈状态，说明在步态开始初期受试者并不是脚跟先着地而是整个脚掌先着地。在整个支撑期过程

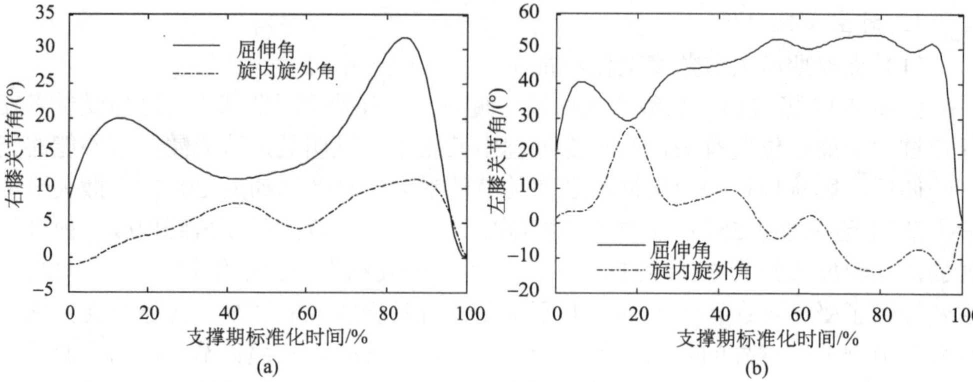

图 8-18　膝关节角度变化特征

（a）右膝；（b）左膝；膝关节屈为正、伸为负，旋内为正、旋外为负

中，左、右踝关节一直处于外翻状态，造成支撑期足内侧着地，容易造成足内侧疼痛。

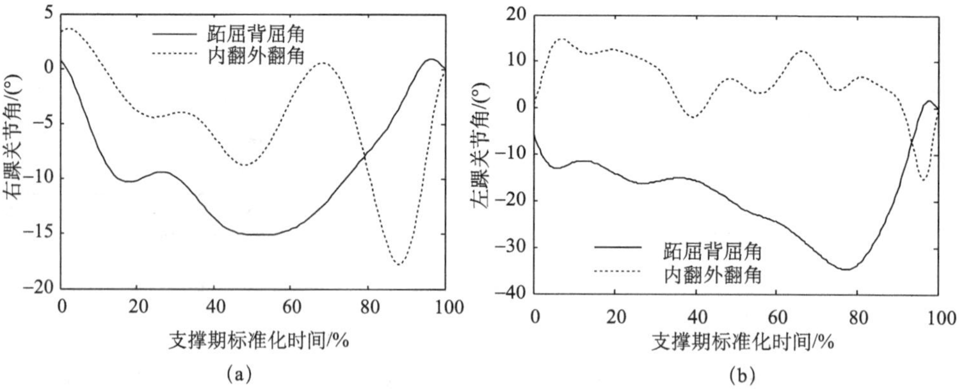

图 8-19　踝关节角度变化特征

（a）右踝；（b）左踝；踝关节跖屈为正、背屈为负，内翻为正、外翻为负

（二）脑瘫步态足底压力分布分析

1. 右足压力分布特征

由图 8-20 可看出，该受试者右足初始着地时脚前掌先着地，而一般人都是脚后跟先着地，说明受试者行走时足下垂导致脚前掌先着地，此时的压力中心和最大压强都集中在脚前掌中间部位；右足在承重反应期末，脚后跟已经着地，压力中心由脚前掌移动至脚跟前部，最大压强集中在第一跖骨前端，此现象表明受试者的右足脚踝外翻；右足在支撑中期期末，最大压强值仍然集中在第二跖骨前端，

脚后跟在微微着地，说明受试者在行走的时候基本上都是脚前掌在用力；右足在支撑末期末，压力中心移至脚前掌，由图可以看出此时期的压力都集中在内侧脚掌，更加说明了受试者在行走过程中踝关节外翻严重，此时的最大压强还是集中在第二跖骨前端；右足在推离期（摆动预期）末，压力中心前移到拇趾后端，最大压强也集中在拇趾中点位置。

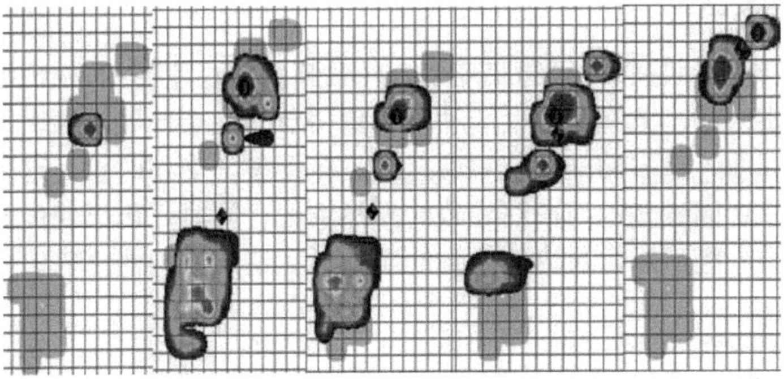

图 8-20　右足特征时刻足底压力分布情况

2. *左足压力分布特征*

由图 8-21 可看出，该受试者左足在初始着地时，脚后跟以及脚前掌内侧先着地，说明受试者在行走时脚尖下垂。此时的最大压强及压力中心集中在脚后跟前端中间部位。在此后的 0.4s 内，受试者一直保持脚前掌轻轻着地，并且压力中心在脚前掌与脚后跟之间来回晃动，由于受试者左腿残疾严重导致左侧足着地时会有试探性的动作，直到觉得稳定了之后才敢往前行走；左足在承重反应期末压力中心位于脚后跟前部，最大压强值也集中在脚后跟前部内侧，压力基本上集中在足的内侧；左足在支撑中期末，压力中心向足中部位移动，最大压强仍然集中在

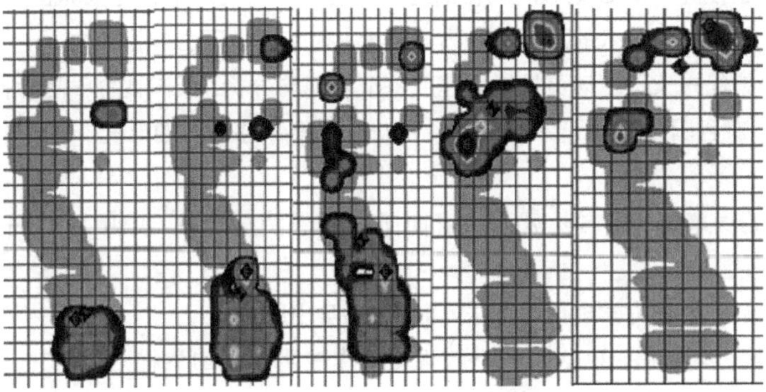

图 8-21　左足特征时刻足底压力分布情况

脚后跟前部内侧；左足在支撑末期末，足底压力中心移动至脚前掌中间位置，最大压强集中在脚前掌第五跖骨前部，此时拇趾的压强增大；左足在推离期（摆动预期）末，压力中心移动到第二趾关节处，最大压强集中在拇趾前端外侧部位。

四、结论与建议

（一）诊断结论

该受试者腘绳肌痉挛，腘绳肌痉挛会导致膝关节过度屈曲，出现屈膝式步态，通常是在迈步末期，腘绳肌过度活动阻止膝关节的完全伸展，从而导致在首次着地时膝关节屈曲，过多的膝关节屈曲持续贯穿于整个支撑时相，这需要增加股四头肌的力量阻止因过多的屈曲而导致的突然倒地，同时还可以使步长变短；此受试者右踝关节外翻严重，足内侧受到的压力过大造成足内侧疼痛，导致了右腿支撑期的异常。

（二）诊断建议

该受试者平地行走步态特征的主要异常是患侧肢体支撑不稳定，摆动相各环节配合模式异常。建议在该受试者康复训练中加强平衡能力的训练，加强肢体运动的协调性练习，加强下肢肌力的练习；鉴于其自身体力问题，在训练过程中一定要合理地安排好训练量和强度；由于该受试者为痉挛型脑瘫，所以在训练过程中可增加振动放松训练。

主要参考文献

部义峰. 2008. 疲劳前后正脚背踢球技术运动生物力学信息变化特征研究. 鲁东大学硕士学位论文.

高金栋. 2010. 竞技健美操 C 组难度动作的运动生物力学研究. 鲁东大学硕士学位论文.

韩静. 2009. 女子推铅球技术的运动生物力学研究. 鲁东大学硕士学位论文.

李坚. 1999. 中国优秀女子运动员推铅球速度特征发现与分析. 天津体育学院学报, 14(2): 42-45.

李建英. 2004. 对我国优秀女子铅球运动员背向滑步推铅球技术的研究. 中国体育科技, 40(6): 7-12.

李青青, 吴宗耀. 2006. 股内肌疲劳时表面肌电信号特征研究. 中国运动医学杂志, 25(5): 547-550.

李世明. 2006. 运动生物力学理论与方法. 北京: 科学出版社.

李世明, 部义峰, 秦玉鹏. 2012.人体下肢鞭打动作技术原理的生物力学研究. 中国体育科技, 48 (4):101-107.

李世明, 高金栋. 2011. 竞技健美操屈体分腿跳成俯撑动作的运动学分析. 天津体育学院学报,

26(1): 37-41.

刘建国, 何增生, 王平, 等. 1995. 对突破 19 米大关的我国三名优秀男选手推铅球技术的分析. 中国体育科技, 31 (4): 12-15.

宋超, 王健, 方红光. 2006. 间断递增负荷条件下肌肉活动的力-电关系. 体育科学, 26 (3): 50-52.

王健, 刘家海. 2003. 疲劳肌肉的表面肌电信号特征研究与展望. 中国体育科技, 39 (2): 4-7.

杨林林.2012a.脑瘫青少年平地行走步态特征研究. 鲁东大学硕士学位论文.

杨林林, 李世明, 王淑荣, 等. 2012b.不同类型智障学生步态特征的运动学分析. 鲁东大学学报(自然科学版) , 28 (1): 92-96.

张培珍. 2004. 血脂异常的中老年人调脂运动处方的研究. 北京体育大学博士学位论文.

张英波. 1994. 旋转推铅球技术特点及其与背向滑步推铅球技术生物力学参数对照. 田径, (4): 15.

Apriantono T. Nunome H, Ikegami Y, et al. 2006. The effect of muscle fatigue on instep kicking kinetics and kinematics in association football. Journal of Sports Science, 24(9):951-960.

Ariel G. 1973. Computerized biomechanical analysis of the world’s best shotputters. Track and Field Quarterly Review 73:199-206.

Asami T, Nolte V. 1983. Analysis of powerful ball kicking. Biomechanics Ⅷ-B.Champaign, IL:Human kinetics, 695-700.

Barber L, Barrett R, Lichtwark G. 2011. Passive muscle mechanical properties of the medial gastrocnemius in young adults with spastic cerebral palsy. Journal ofBiomechanics, 44:2496-2500.

Barfield W R. 1995. Effect of selected kinematics and kinetic variables on instep kicking with dominant and non-dominant limbs. Journal of Human Movement Studies, 29:251-272.

Bartonietz K. 1994. Rotational shot put technique: Biomechanical findings and recommendations for training. Track and Field Quarterly Review ,93(3):18-19.

Bosen K. 1985. A comparative study between the conventional and rotational techniques of shot put. Track and Field Quarterly Review Kalamazoo, 85(1):7-11.

Cairnes S, Dulhunty A F. 1995. High-frequency fatigue in rat skeletal muscle: role of extracellular ion concentrations. Muscle and Nerve, 18:890-898.

Davies N W. 1990. Modulation of ATP-sensitive K^+ channels in skeletal muscle by intracellular protons. Nature, 343:375-377.

Dichiera A, Webster K E, Kuiler L, et al. 2006. Kinematics patterns associated with accuracy of the drop punt kick in Australian football. Journal of Science and Medicine in Sports, 9(4):292-298.

Dimitrova N A, Dimitrov G V. 2003. Interpretation of EMG changes with fatigue: facts pitfalls and fallacies. Electromyogr Kinesiol, 13(1):13-16.

Dörge H C, Andersen T B, Simonsen E B. 2002. Biomechanical difference in soccer kicking with the preferred and the non-preferred leg. Journal of Sports Science, 20:293-299.

Ebenbichler G, Kolimitzer J, Quittan M, et al. 1998. EMG fatigue patterns accompanying isometric fatiguing knee-extensions are different in mono-and bi-articular muscle. Electroencephalogrclin-Neurophysiol, 109(3):256.

Gao J D, Li S M. 2008. The Kinematical Analysis of Straddle Jump of Sports Aerobics. Joint International Pre-Olympic Conference of Sports Science and Sports Enginee, 8:212-215.

Goldberg E J, Requejo P S, Fowler E G. 2010. Joint moment contributions to swing knee extension acceleration during gait in children with spastic hemiplegic cerebral palsy. Journal of Biomechanics, 43:893-899.

Golomb M R, McDonald B C, Warden S J, et al. 2010. In home virtual reality videogame telerehabilitation in adolescents with hemiplegic cerebral palsy. Arch Phys Med Rehabil, 91(1): 1- 8.

Hodgkinson I, Vadot J P, Berard C. 2003. Clinical assessment of spasticity in children. Neurochirurgie, 49(2):199-204.

Ionesku R. 1992. rotational shot put technique. Modern Athlete and Coach, Adelaide 30,41.

Krebs H I, Ladenheim B, Hippolyte C, et al. 2009. Robot-assisted task-specific raining in cerebral palsy. Dev Med Child Neurol, 51 (4): 140- 145.

Lauer R T, Stackhouse C. 2005. Assessment of wavelet analysis of gait in children with typical development and cerebral palsy. Journal of Biomechanics, 38:1351-1357.

Levanon J, Dapena J. 1998. Comparison of the kinematics of the full-instep kick and pass kicks in soccer. Medicine and Science in Sports and Exercise, 30:17-927.

Manivelavan D, Wang W, Gibbs S, et al. 2006. Pattern analysis of kinematic and kinetic characteristics of the lower limb during walking for patients with cerebral palsy. Journal of Biomechanics, 39 (Suppl 1):37

Michael E. 1989. Three-dimension interaction in a two-segment kinetic chain. Part Ⅰ: General Model. Journal of Applied Biomechanics, 5:403-419.

Mohr M, Nordsborg N, Nielsen J J, et al. 2004. Potassium kinetics in human muscle interstitium during repeated intense exercise in relation to fatigue. Pflügers Archive-European Jnoural of Physiology, 448:452-456.

Moritani T, Muro M. 1987. Motor unit activity and surface electromyogram power spectrum during increasing force of contraction. Eur J Appl Physio, l56:260-265.

Morris C, Galuppi B E, Rosenbaum P L. 2004. Reliability of family report for the Gross Motor Function Classification System.Dev Med Child Neurol, 46(7):455-460.

Nunome H, Asai T, Ikegami Y, et al. 2002. Three-dimensional kinetic analysis of side-foot and instep soccer kick. Medicine and Science in Sports and Exercise, 34:2028-2036.

Nunome H, lkegami Y, Kozakai R, et al. 2006. Segmental dynamics of soccer instep kicking with the preferred and non-preferred leg. Journal of Sports Sciences, 24:529-541.

Öberg T. 1995. Muscle fatigue and calibration of EMG measurements. Journal of Electromyography and Kinesiology, 5(4):239-243.

Putnam C A. 1991. A segmental interaction analysis of proximal-to-distal sequential segment motion patterns. Medicine and Science in Sports and Exercise, 23:130-144.

Rodano R, Tavana R. 1993. Three dimensional analysis of the instep kicking in professional soccer players. Science and soccer, 357-361.

Schpenke, J. 1974. Problems of technique and training in the shot put. In: the Throws, Contemporary Theory, Technique and Training (ed. F. Wilt). Tafnews Press, Los Altos, CA.

Susanka P, stepanek J. 1987. Biomechanical analysis of the shot put. Scientific Material presented by IAAF Research Team, II WC Rome. Part 1, Prague, Cologne, Athens.

Wood E, Rosenberg P. 2000. The gross motor function classification system for cerebral palsy: a study of reliability and stability over time.Dev Med Child Neural, 42(5):292-296.

Zatsiorsky V M, Lanka J J, Shalmanov A A. 1981. Biomechanical analysis of shot putting technique. Exercise and Sport Sciences Reviews, 9:353-389.

第九章　展　　望

运动技术诊断在竞技体育和大众健康等领域所起的作用愈来愈重要，引领运动技术诊断的理论与方法也在日新月异地飞速发展。展望未来的运动技术诊断，将会更加以人为本，发挥现代高科技的优势，重点突破标准化测试、实时化反馈、综合化诊断、智能化决策、有效化训练、多元化应用、创新化探索七大发展“瓶颈”，运动技术诊断对人类挑战极限与健康生活的贡献会越来越大。

目前，尽管现代的运动技术诊断已经有了很大的发展，但是，离竞技体育和大众健康两个领域的实际要求还相差甚远，还存在很多发展“瓶颈”。展望未来，只有突破这些“瓶颈”，运动技术诊断的“生命力”才会越来越旺盛。

一、标准化测试

标准化是一门学科发展程度的重要标志，它为学科的发展提供了统一的规范。运动技术诊断作为一门多学科交叉的领域，既涉及力学、解剖学、生理学、体育学等一些传统学科，也涉及现代的一些高科技技术，由于其自身的这种多学科特征，其标准化进程也非常缓慢。

运动技术诊断的标准化测试包括测试指标的标准化、测试方法的标准化以及评定标准的标准化。①测试指标的标准化：是建立能够有效反映运动规律本质特征的指标体系。目前，运动技术诊断在标准化指标体系的建立进程中发展迟缓既有客观上的原因也有主观上的不足。从客观上来讲，运动技术诊断的目的多种多样，既有为取得优异成绩挑战极限的，也有以健康、康复为目的的，指标体系很难统一确定；运动技术诊断的测试手段还很匮乏，有很多有效的指标还无法测试，如关节内力矩的测试还无法直接在人体上实施。从主观上来讲，运动技术诊断中的很多基本命题缺乏有组织、系统、深入的研究，多数研究零散而不系统、浅尝辄止而不深入。②测试方法的标准化：可以规范运动技术诊断的测试方法，是获得有效测试指标的有力保证。目前，运动技术诊断的主要测试方法包括运动学测量、动力学测量以及肌电学测量，其中，测试设备问题很重要。譬如，在运动学测试中往往需要采用录像解析系统，如美国的 Peak 系统、Motion 系统、英国的 Vicon 系统、瑞典的 Qualisys 系统、德国的 Simi 系统、中国的爱捷系统等，但是来自权威部门对于各种系统的标准化测试与认定的报告至今尚未见报道。这种标准化工作的不足，导致了不同来源数据资料的不可比性，极大地影响了运动技术诊断在实际应用中的效果。③评定标准的标准化：是指利用标准化的测试方法所测量的标准化的测试指标，这些指标是评价运动效果的阈值标准。这个标准不一定是一个确定的数值，也可能是一个数值范围。由于人与人之间的体形特征、运动能力、技术特点等均有较大的差异，再加上目前的各种研究缺乏系统性，因而，评定标准的标准化建设工作相对落后。在这一点上，同属运动人体科学学科的运动生理、生化方向则走在了前面。由于人体内环境的稳定性，其各种生化指标在人体不同的负荷强度和负荷量的运动中有较为确定的数值，因而，运动生物化学在人体机能的评定中具有相对标准化的评定标准。

二、实时化反馈

快速反馈甚至实时化反馈对运动技术诊断的重要意义是不言而喻的。作为一门实验性学科，要做到快速反馈，测试仪器与测试方法是关键的因素。目前，接触式测量如三维测力、遥测肌电等在快速反馈方面进展较大，采集软件的不断升级可以达到实时监测人体运动过程中的力、肌电信号的变化曲线。尤其遥测肌电，随着无线传输技术的不断提高，肌电测试可以实现完全无线测试，如 BTS FREEEMG 300 肌电系统可以搭配 16 个无线电极，每个电极重量极轻，与接收器之间不需要线缆连接，而是通过无线信号传输，这样一来受试者身上无需绑线缆，尺寸小且质量轻的电极置于人体体表上，既易贴放，又减少了对测试的干扰。再如，Wave Plus 无线表面肌电系统在小巧、坚固的探头中还集成了 3 轴加速度传感器。而非接触式测量如影像测量则很难实现快速反馈，其中普通的录像拍摄与解析系统需要对人体特征点进行人工判读是制约运动技术录像解析结果快速反馈的“瓶颈”。

以运动技术影像拍摄与解析技术为例，最初主要是采用高速摄影记录技术动作，影片拍摄要求的条件比较高、处理胶片的过程比较复杂，从拍摄到处理完胶片需要很多步骤，安全性也比较差。影片解析只有逐幅解析一种方式，解析速度慢，修改程序烦琐，根本就无从谈起快速反馈问题。后来，随着录像技术的发展，录像解析技术的研究得到高度重视。由于录像拍摄价格低廉、拍摄要求条件低，录像解析增加了逐点跟踪解析、可以任意修改，录像解析反馈速度明显加快。尽管录像拍摄与解析较影片而言已经极大地提升了反馈速度，但离实际需要还相差很远。录像解析对特征点的人工判读，误差大、速度慢，不能够及时反馈测试结果。没有快速反馈，就不能够及时指导训练，也就无法保证运动技术诊断的应用效果。为了解决对特征点自动识别的问题，出现了在特征点处贴放标志点（marker）应用红外镜头拍摄的技术，可以达到对标志点的自动识别，但是有一些系统还无法显示真实的人体运动图像，而且，这种技术也不适合应用于比赛现场。标志点的类型有两种：一种是无源的，如 Qualisys 系统、Motion 系统等；另一种是有源的，如 NDI Optotrak 三维运动测量系统、Coda Motion 主动式红外三维动作捕捉系统以及 AS100/AS200 型红外三维运动捕捉与分析系统等，其标志点是红外发光二极管。近些年来出现的快速图像反馈系统，如德国 Simi 公司推出的 Simi MotionTwin 系统、瑞士产的 Dartfish 系统等，只是在一定程度上实现了在运动训练现场对运动技术进行现场反馈，离真正意义上的快速反馈还有一段距离。目前，在普通的录像上实现对人体关节点自动识别的技术还不成熟，所以，我们还无法实现既对标志点自动识别又可得到真实的人体运动图像。近年来，Simi 系统又推出了带有彩色红外发光二极管标志点的 Simi Aktisys 2D/3D 系统，以实现在视频流中对标志点的实时识别。最近，Simi 利用三维虚拟人体轮廓在无标志点跟踪技术上又有了新的突破。

对某个运动项目开发专用的快速反馈系统是实现实时化反馈的有效途径之一。例如，为了对举重项目进行实时反馈，王向东等（2006）研制了杠铃杆端点轨迹自动识别系统，该系统能够在比赛现场自动跟踪杠铃的运动参数，实时绘制杠铃杆端点的运动轨迹，并能快速给出测试报告。刘国翌等（2006）提出了一种利用多摄像机来重建三维人体运动的新方法。其算法特点是，多种图像特征和运动知识有机地集成于一个基于非线性优化策略的跟踪框架中。具体地，通过定义人体模型，摄像机投影模型，以及相似性度量模型来得到优化框架下的目标函数，并使用牛顿-高斯算法进行求解的同时，基于轮廓匹配来预测二维关节点的算法有效地解决了遮挡和跟踪错误积累这一关键问题。伍勰（2010）利用 Vicon 红外光点捕获系统，同步采集抓举动作的三维运动学及地面反作用力数据并导入至自编的分析软件进行实时运动模式识别与数据修补，快速再现抓举动作的三维棍图与一系列相关的技术指标。

三、综合化诊断

正是由于运动技术诊断的多学科性特征，才更需要综合化诊断以探索人体运动的真正规律。这里所指的综合化诊断有两方面：一是测试的综合性，二是分析的综合性。

综合性测试往往需要多机同步测试，由于其统一的时序对应关系，因而比单机测试具有无可比拟的优越性，即可将各机所测不同性质的参数在同一时间坐标轴上绘制成同步图，以便更好地分析各种参数的内在对应的函数或相关关系。例如，用三维测力台、高速摄影（或摄像）机和多道遥测肌电仪同步测试某种技术动作，就可以将动力学参数（力—时曲线）、各种运动学参数（包括连续图片）以及生物学参数(肌电图)等不同性质的参数放在同一时间坐标轴上制成同步图，以探索运动的外部特征、动力学原因以及其肌肉力学的机制。如果采用单机测试，就无法获得这样全面的数据材料，使我们对运动规律的认识水平失之偏颇。多机同步测试的关键是同步技术，开始是各科研机构根据需要自主开发同步信号发生器，后来，仪器生产厂商开始意识到综合性同步测试的重要性，在其产品出厂前预留了与其他设备同步的接口。譬如 Qualisys 三维运动分析系统就提前预留了与测力台、肌电仪同步测试的接口；意大利 BTS 公司推出了整合性人体动作分析测量平台，该平台包括：Smart-D 动作捕获系统、Free EMG 八频道表面肌电测量系统、OEP 非接触式呼吸测量系统、SPI 足底压力分布测量系统等，并可运用电脑辅助设计软件 Anybody 作虚拟模拟。另外，综合性测试还应包括与其他学科的设备仪器的综合甚至同步测试，如德国 Biovision 遥测运动生物电测试分析系统是一套以表面肌电图（EMG）为主，还兼容了心电图（ECG）、脑电图（EEG）、眼电图（EOG）等，另外还可同步测试关节角度、加速度、倾斜角度等指标。

综合性分析可以避免错误结论的产生。因为动作技术多种多样，制约因素不一而足，因此，在运动生物力学应用中离不开综合性分析，否则就会陷入误区，甚至导致谬误。譬如，跳远的最佳腾起角为什么不是 45°？短跑的后蹬为什么膝关节不必伸直？举重时为什么杠铃向上的加速度明显滞后于地面反作用力？等等，都需要进行综合性分析，才能够得到正确的答案。另外，在综合性分析时还要借助于一些先进的分析系统，使运动技术诊断更加深入。譬如，Anybody Modeling System 分析软件通过导入完整的人体肌肉骨骼模型可以计算模型中各骨骼、肌肉、关节的受力、变形等，可导入动作分析数据驱动 Anybody 软件模型进行动态模拟，分析膝关节受力及肌肉力量，并进行最佳化分析，所取得的数值后续可导入有限元分析软件进行内应力分析。再如美国 Motion Analysis Corporation 分公司 MusculoGraphics 开发制作的 SIMM 是专门为那些含有骨骼、肌肉、韧带及肌腱系统所设计的软件，能使建模、动画制作以及 3D 肌肉—骨骼分析变得十分简单，可显示外力、肌肉活动以及身体运动之间的关系。US ESA 开发的 DYNMAN 主要用于人体模型的运动学仿真，Pennsylvania 大学计算机人体仿真中心开发的 JACK 仿真人体软件运用于人体的姿态分析/约束优化等方面。这些先进的软件会使综合性分析向纵深发展。

四、智能化决策

运动技术诊断的过程是一个观察、描述、分析和决策的过程。最初的观察是用肉眼进行观察，力学分析大都是原理性的，因而很少涉及运动细节，与狭义的运动技术诊断还有较大的差别。随着科学技术的不断进步，观察是通过仪器完成以获得运动细节，对这些细节进行描述、分析，可以找出问题所在。对运动细节的比较、分析和最后提出决策方案，则是由进行运动技术诊断的人来完成，这是一个智能化的过程。但是，由于个人无法摆脱的局限性致使这个智能化的过程经常并不客观、可靠。

能否摒弃个人分析、决策的主观性和片面性，是关系运动技术诊断是否客观、可靠的关键所在，建立“专家系统”是一条实现运动技术诊断智能化分析的有效途径。“专家系统”中有不可或缺的两个内容，即知识库和推论机。所谓的知识库是指以某种方法把专门知识储存起来的数据库，它是“专家系统”的物质基础；推论机是指利用知识库的数据进行推论的科学机器，它是“专家系统”的方法论，通过科学的推论机可以摒弃个人分析的、决策的主观性和片面性，体现运动技术诊断“专家系统”的智能性和实效性。知识库和推论机，二者相辅相成、相互依存，没有知识库，推论机就成了无源之水、无本之木；相反，没有推论机，知识库也就无法得到充分地利用。因此，二者缺一不可，共同组成了“专家系统”。诊断过程的智能化特征，并不是指依靠某一个人的智能，而是依靠更加客观、可靠的推论机的智能。推论机的实质就是算法，随着数学科学以及计算机科学的发展，各种适合于运动技术诊断的推论机会不断涌现。在这里值得一提的是计算机的人工神经网络技术，尽管业已被引入运动技术诊断领域，但应用的还并不够深入。事实上，神经网络具有很大的潜能，它具有学习、较强适应能力、容错性以及处理模糊的、概率的、含噪的和不相容信息的能力，能够通过样本模式学习获得决策规则，以获得较为可靠的规律，避免个人分析因知识的缺陷而形成主观和片面的结论。

智能化处理以标准化测试、实时化反馈、综合化诊断为基础，有了这些基础，才能建立起“专家系统”，也才能实现智能化处理。标准化测试的内容，即测试指标、测试方法及评定标准三方面的标准化工作是“专家系统”中知识库建立的基础。没有标准化测试，也就谈不上知识库的建立。另外，实时化反馈有助于加速知识库的建立，综合化诊断是推论机的基础。

运动技术诊断在“专家系统”方面也取得了一些成绩，例如，第 11 届国际生物力学大会上，比利时学者柏森介绍了他们的“评定游泳运动员的专家系统”。这一系统是建立在对 600 名优秀游泳运动员的实验研究基础上，使用计算机进行技术诊断并开出运动处方。海等（1993）在一篇有关跳远助跑研究文章中曾提到他们也使用了专家系统，据介绍，只要将录像解析参数输入，系统就会输出一份规则的分析报告，其中还包括适合该运动员个人的计算数值。运动技术诊断“专家系统”的发展需要依赖于多个学科的进步，显然，运动技术诊断在智能化决策方面还有很长的路要走。

五、有效化训练

一般来说，科学研究由浅入深、由表及里分为描述、预测、解释和控制 4 个层次。在运动技术诊断领域，往往是前两个层次描述和预测做得比较多，而深入地解释技术原理就更难，能达到控制的层次就难上加难。运动技术诊断有两个步骤，一是通过测试、分析、决策发现技术问题，二是针对技术问题还应给出有效的训练手段、方法，二者缺一不可，才能真正解决问题，前者仅为描述、预测和解释，后者就是要达到控制的层次。因此，在对运动技术进行诊断时，不能仅停留在测量、分析和评价运动技术的层面上，还应当重视运动技术改进、运动能力发展的方案设计与实施。因为，不切实地解决好如何改进运动技术、如何发展运动能力等可操作性层面上的问题，对于运动技术的测量、分析和评价就是纸上谈兵，没有实用价值。在技术训练方案设计时，重点应当考虑训练手段的改进和训练设备的研制与使用。

利用生物反馈技术来进行运动技术训练是当前研究的一个重要方向。运动技术诊断测试中提供给运动员、教练员的技术动作的速度、幅度、方向、力量等指标的数据，运动员在训练中很难掌握和运用。如将测试的数据转换成声、光等信号直接提示运动员，表示其当前的动作是否达到了要求或某个范围，运动员接受到声、光等信号后，立即做出适当的反应，以调整动作的幅度、速度、方向等，这样一来对运动员技术训练的控制就会容易得多。

为了能够使训练更有效，最好的途径是把训练与游戏结合起来，增加训练的趣味性，这种思路无论对竞技体育还是大众健康，都具有非常重要的实践意义。

六、多元化应用

应用是一门学科发展的引擎，随着运动技术诊断学科的不断成熟，其应用领域必将越来越广阔，具有极强的排他性和不可替代性。事实上，运动技术诊断从一开始就不是竞技体育的专利，但是，运动技术诊断的快速发展却主要归因于竞技体育的需要，可以说竞技体育是运动技术诊断在过去很长一段时间内的主要研究对象，它也为竞技体育的发展起到了极大的推进作用。

随着时代的发展与科技进步，人们对健康提出了更高的要求，这也对运动技术诊断提出了新的要求。运动技术诊断的未来走向，不会仅仅围绕竞技体育的发展，还应该拓展更加广阔的多元化应用领域，为大众健康和特殊群体服务，譬如，小学生背书包、青年女性穿高跟鞋、老年人防跌倒等，这类研究将充分体现现代社会“以人为本”的思想理念。现代社会发展趋势是人的寿命越来越长，工作时间越来越少，休闲时间越来越多。在这种情况下，如果引导大众选择一种健康的朝气蓬勃的生活方式，不仅有利于社会朝正确的方向发展，也有利于提高人民的生活质量，运动技术诊断在该领域将大有用武之地。运动技术诊断还将在人因工程、医疗康复、航空航天等领域具有重要的应用价值。

七、创新化探索

创新同样是运动技术诊断的灵魂，没有创新，它就失去了发展的动力，成了无源之水、无本之木，会极大地阻碍它解决新问题、发现新规律、拓展新领域的能力。运动技术诊断的年轻性、交叉性、应用性决定了它的理论框架还不完善、实验手段也不成熟，新问题层出不穷，这就更加需要创新理论与方法去解决新问题，并不断地完善它的理论与方法。

创新分为原始创新、集成创新、引进消化吸收后再创新，这些创新方式都很重要，是运动技术诊断快速发展的不竭动力，但是，目前在运动技术诊断领域各个层面上的创新性研究都还很缺乏。原始创新固然重要，由于运动技术诊断的交叉性特点，集成创新、引进消化吸收后再创新也应十分重视。从运动技术诊断的发展历程来看，新理论、新方法、新技术、新手段的移植引入对运动技术诊断的发展起到了极大的促进作用。

主要参考文献

李建设. 1999. 略论运动生物力学的研究方法与测量技术. 体育科学, 2:84-87.

李世明. 2004a. 运动生物力学标准化问题的探讨. 沈阳体育学院学报, (23) 2: 269-270.

李世明. 2004b. 现代运动生物力学应用现状的几点思考. 天津体育学院学报, (19) 4: 42-45.

李世明. 2006. 运动生物力学理论与方法. 北京: 科学出版社.

刘国翌, 陈睿, 邓宇, 等.2006.举重运动的人体三维模型重建及仿真.系统仿真学报，18 (2): 301-305.

苗雪兰. 2000. 体育动作量化分析智能系统的设计与实现. 体育科学, 3: 85-87.

王向东. 2006. 抓举技术的生物力学研究及杠铃杆端点的自动识别. 北京体育大学博士学位论文.

伍勰. 2010. 基于红外光点捕获系统实现抓举技术的快速反馈. 体育科学, 30 (8): 73-76.

Cavanagh P R. 1990. Biomechanics: a bridge builder among the sport science. Medicine and Science in Sports Exercise, 22(5): 546-557.

Chaffin D B, Andersosson G B, Martin B J. 1999. Occupational Biomechanics. Third Edition.New York: A Wiley- Interscience Publication, John Wiley & Sons, Inc.

Chapman A E, Fraser S. 2008. Biomechanical analysis of fundamental human movements. Champaign, IL: Human Kinetics.

Griffiths I W. 2006. Principles of Biomechanics & Motion Analysis. Philadelphia: Lippincott Williams & Wilkins.

Kumar S. 1999. Biomechanics in Ergonomics. London: Taylor & Francis Ltd.

Winter D A. 2005. Biomechanics and motor control of human movement. Third Edition.New York. A Wiley- Interscience Publication. John Wiley & Sons, Inc.

附录　仪器设备的供应商

下表是商业化供应商的地址和电话。我们推荐它们作为本书中某些仪器设备的供应商是因为：一、品牌的质量卓越；二、有些仪器设备在市场上难以找到。本表可能没有包括某些重要的供应商。需要完整的列表，可联系本书作者（联系方式：Leesm0503@163.com）。

供应商名称	地址	电话、传真	网址	介绍
中国科学院合肥物质科学研究院	安徽省合肥市西郊科学岛 1130 信箱合肥智能所 邮编：230031	0551-65591104 0551-65595621	www.hf.cas.cn	中国科学院合肥智能所运动与健康信息技术研究中心长期从事运动力学信息获取方法与技术研究，研发了一大批具有自主知识产权的生物力学信息检测分析设备，以及面向竞技体育项目的现场训练指导系统，如数字化跑道/场地/跑鞋，皮划艇训练指导系统、赛艇训练指导系统、跆拳道步法与敏捷度训练仪等
山卫集团-宏卫科技公司(AEC)	北京市朝阳区光华路 7 号 16 楼 16B10 室（汉威大厦） 邮编：100004	010-65610249 010-65610251	www.samwells.com www.deanwell.com.cn	山卫集团-宏卫科技公司(AEC)成立于 1999 年，以光学及光谱技术为基础，自主开发各种检验、测试、分析系统。主要应用于人的运动、健康、亚健康及康复的逆向系统工程，以协助回复健康为目的。开发产品包括：光学式足压检测分析系统、Act Body 动作撷取设备、脊柱状态侦测分析，以及以室内高尔夫运动为基础之人体动态交互式数字量测、诊断、分析、改善系统
奇石乐中国有限公司	北京市朝阳区马甸裕民路 12 号 E1 座元辰鑫大厦 708 室 邮编：100029	010-82251774 010-82252124	www.kistler.com	奇石乐中国有限公司是瑞士奇石乐仪器股份公司全资附属公司。在国际生物力学科研领域上，奇石乐公司直是行业的领导者。奇石乐公司一向积极参与国际生物力学学术活动交流，是国际生物力学组织（ISB）的主要赞助商之一，在中国亦经常参与生物力学的行业活动

续表

供应商名称	地址	电话、传真	网址	介绍
爱尔思康科技（中国）有限公司	北京市昌平区生命科学园创意园1号楼313室 邮编：102206	010-56545300	www.rsscan.com	RSscan公司是欧洲著名运动鞋人体力学设计分析和运动鞋测试系统研发企业，且是第一家进入中国的国际性运动鞋科技企业。全球有6000多个RSscan分析设计系统在个性化服务和科研机构使用。Rscan公司同时致力于打造和建设全面的生物力学测试实验室。其产品主要包括Footscan足底压力测试平板，Codamotion主动式红外动作捕捉，以及fast田径测试解决系统
美国魔神运动分析技术公司北京代表处	北京市朝阳区东三环中路6号富尔大厦805室 邮编：100021	010-81670270	www.motionanalysis.com.cn	美国魔神运动分析技术公司是全球领先的数字光学动作捕捉系统生产商，致力于为用户提供最优秀的三维动作捕捉及分析系统，目前有近千套产品服务于全世界各个行业。产品广泛应用于生物力学分析研究的各个领域
北京健乐世纪体育器材有限公司	北京市朝阳区朝阳门外北大街乙12号天辰大厦905室 邮编：100020	010-65520689 010-65520682	www.jian-le.net	健乐公司是经营人体运动科学仪器、体能训练器材及医疗康复设备的专业公司。致力于向用户提供国际一流的体能检测、体能训练、体能康复产品，同时提供产品安装、培训及维护等一系列售前、售后服务。成立近20年来，健乐公司的客户遍布全国各大院校、体育训练和科研机构及医疗康复领域
维拓启创（北京）信息技术有限公司	北京市朝阳区奥运媒体村C4座2106室 邮编：100107	010-64826310 010-84828917	www.advictor.net	维拓启创（北京）信息技术有限公司长期致力于数字信息技术在运动人体科学、医学教育、卫生健康等领域的应用。产品包括无线表面肌电、步态分析跑台、测力台、PortaMon无线血氧检测系统等，并与加拿大NEODYN公司合作开发了FAB实时无线传感动作捕捉及力学评估系统。近年来，利用FAB系统与北京体育大学等机构合作完成了多个运动科学领域的研究项目，取得了满意的成果

续表

供应商名称	地址	电话、传真	网址	介绍
北京冠一科仪商贸有限公司	北京市朝阳区望京南湖中园知语城311楼1单元803室 邮编：100102	010-64300382 010-64736970-26	www.omgl.com.cn	冠一科仪(集团)有限公司是全国专业的生物力学测量仪器服务供应商，致力于向用户提供国际一流的生物力学设备如Vicon三维运动分析、Novel压力分布测量、AMTI 三维测力平台、Noraxon表面肌电及其综合平台系统，及技术服务。公司自成立以来，一直坚持与世界上最专业的生物力学厂家合作，提供先进、精密的测试及分析仪器。为客户提供全面、完善的生物力学测试领域方案
安徽埃力智能科技有限公司	安徽省合肥市高新区科学大道114号F8幢3楼西半层 邮编：230088	0551-67122317 0551-67122236	www.biomechanicsweb.com	运动生物力学和步态平衡分析领域的设备制造商、系统解决方案的服务商。大中华区自行研发生产多维力传感器、表面肌电、测力台、压力分布测试系统的公司。4大产品线：传感数控、科研分析、康复评估、运动训练，产品已服务国内外科研机构、医院、企业300余家，并出口欧洲、日本、加拿大、新西兰等地，在中国香港、台湾也有销售
BTS S.p.A.	viale Forlanini 40, 20024 Garbagnate Milanese MI Italia	+39-02-36649000 +39-02-36649024	www.btsbioengineering.com	BTS公司源自意大利米兰之工业技术院，拥有最完整运动及生物力学的解决方案，山卫集团自2005年起与BTS公司合作，将该技术引进国内之运动及康复领域应用推广。2007年赞助由中国科技部和意大利卫生部主导-天津中医药大学及位于罗马的健康研究院，共同成立之中意中医药联合实验室计划，将传统的TCM针灸对中风(卒中)病患的治疗成果，与西方的治疗成果，进行系统化的成果比对
Simi Reality Motion Systems GmbII	Postfach 1518 85705 Unterschleissheim German	+49-89-321459-0 +49-89-321459-16	www.simi.com	Simi Reality Motion Systems GmbH是一家独立开发、生产和销售有关运动解析系统的德国公司。Simi从1992年就开始从事运动医学、工业和娱乐等领域的运动捕获和分析。其一直致力于使运动分析更加簡单和透明化，实现高效的动作技术分析。现在最新的产品 Simi Aktisys 系统是目前世界上最快速简单视频分析系统。其可以迅速得到准确的运动学数据，并生成完善的报告